갑상선 브로스

강남세브란스병원 갑상선 내분비외과 장 항석 교수
강남세브란스병원 갑상선 내분비외과 장 호진 교수
유튜브 〈갑상선 브로스〉 채널 MC 장 연지

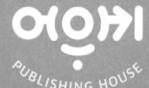

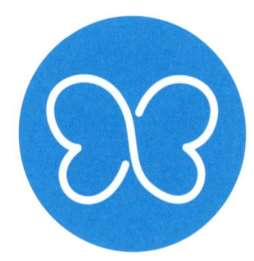

일러두기

맞춤법과 외래어 표기는 국립국어원 맞춤법과 외래의 표기법을 따랐으나, 일부 관례로 굳어진 경우는 예외를 두었다.
단행본, 잡지, 논문 등은 「」, 영화, 프로그램, 창작물은 〈〉로 표시했다.

갑상선 브로스

갑상선 브로스 목차

세상에서 가장 친절한 진료실, 〈갑상선 브로스〉에 오신 것을 환영합니다. 8
〈갑상선 브로스〉를 소개합니다. 10

암에 대해 바로 알기

01 암에 대하여
암의 발생 17
암의 과정 22
암의 원인 25
암의 유전 28

갑상선 바로 알기

02 갑상선에 대하여
갑상선 이름의 기원 33
갑상선의 역할 35
갑상선 질환 조기 진단 37
갑상선 호르몬 이상 40
갑상선 기능 저하 41
갑상선 기능 항진 42

갑상선 질환의 증상과 치료

03 갑상선 기능 저하
갑상선 기능 저하의 증상 47
갑상선 기능 저하의 치료 52

04 갑상선 기능 항진증
갑상선 기능 항진증의 증상 56
그레이브스병의 증상 61
그레이브스병의 치료 62

갑상선 종양과 암

05 갑상선 종양
갑상선 종양의 진단 73

06 갑상선 종양 진단 후
갑상선 종양의 수술 83

07 갑상선 양성 종양의 치료
양성 종양 91
양성 종양의 치료 94
고주파 절제술 96

08 갑상선암의 원인
갑상선암의 원인 101
방사능과 갑상선암의 관계 104
유방암과 갑상선암의 관계 106
갑상선암의 유전 여부 109

09 갑상선암의 종류
갑상선암의 종류 112
갑상선암의 악화 115
유두암의 특징 116
유두암의 종류 117
병기에 따른 예후 119

10 갑상선암 진단 후
암 확인 검사 125
갑상선암의 병기 분류법 130
림프절 전이 검사 133

갑상선 암의 치료

11 갑상선암의 비수술적 치료
비수술적 치료   139
수술을 받아야 하는 경우   142

12 갑상선암의 수술적 치료
갑상선암의 수술   148

13 갑상선암의 수술법
전통적 갑상선 수술 절개법   159
최소 침습, 최소 절개 수술법   161
최소 침습 측경부 청소술   162
내시경 수술   163
로봇 수술   167
경구강 갑상선 절제술   170

14 진행성 갑상선암 수술
진행성 갑상선암   172
난치성 갑상선암   174
국소 진행성 갑상선암   175
불응성 난치성 갑상선암   178

15 갑상선암 수술 부작용
수술 부작용   182
출혈   184
목소리 변성   185
일시적인 변성   187
호너 증후군   188
저칼슘혈증   190
수술 부위 유착   192
수술 부위 감각 이상   195
유미루   196

갑상선 암 수술 후 치료

16 방사성 요오드 치료
방사성 요오드 치료   204
방사성 요오드 치료 방법   207
방사성 요오드 치료 금기   211
갑상선 자극 호르몬   214

17 요오드 제한 식이
요오드 제한 식이   216
방사성 요오드 투약   220
일상 생활 주의사항   223
방사성 요오드 치료의 부작용   226

18 갑상선 호르몬 치료
갑상선 호르몬 치료   228
갑상선 호르몬제의 순차적 조절   233
갑상선 호르몬제의 용량 조절   236

19 특수한 상황의 치료
유, 아동기 갑상선 호르몬 치료   241
사춘기 갑상선 호르몬 치료   244
임신 기간 갑상선 호르몬 치료   244
골다공증과 갑상선 호르몬   248

갑상선 수술의 역사

20 내분비외과학의 역사
갑상선 수술의 역사   255
내분비외과학의 역사   256
갑상선 수술의 시작   260
갑상선 수술 발전의 역사   264
여명의 시대와 한국 내분비외과학의 태동   271

관리로 건강해지기

21 갑상선암 환자의 영양관리
- 수술 후 회복기 식사 — 279
- 고칼슘 식이 — 282
- 칼슘 흡수를 돕는 방법 — 285
- 지방 섭취 제한 가이드 — 286
- 치료가 끝난 후 영양 관리 — 288
- 수술을 받기 위한 준비 — 289

22 갑상선암의 추적 관리
- 혈액 검사 — 291
- 분화 갑상선암 혈액 검사 1 — 293
- 분화갑상선암 혈액 검사 2 — 297
- 분화갑상선암 혈액 검사 3 — 299
- 수질암 혈액 검사 1 — 301
- 수질암 혈액 검사 2 — 303
- 부갑상선 혈액 검사 — 304

23 갑상선암 추적 관찰 검사
- 갑상선암 추적 관찰 검사 — 305

갑상선암 재발과 치료

24 갑상선암 재발과 전이
- 개별 사례로 살펴본 재발과 전이 — 317
- 치료 방침에 따른 재발 — 325

25 특수한 재발과 원격전이
- 국소 재발 — 332
- 뼈 전이 — 334
- 뇌 전이 — 336
- 중입자 치료 — 338
- 종격동 전이 — 339
- 다발성 전이 — 340
- 로봇 수술 후 재발 — 342

특수한 갑상선암

26 난치성 갑상선암
- 난치성 갑상선암 — 347
- 난치성 갑상선암의 치료 — 351

27 갑상선암 표적 치료제
- 표적 치료제의 적응증 — 356
- 표적 치료제의 임상 실험 — 360
- 표적 치료제의 내성 — 362

28 갑상선 수질암
- 수질암 — 367
- 수질암의 특징 — 372
- 수질암 치료 — 378
- 수질암 수술 원칙 — 381
- 가족성 수질암의 위험 — 384
- 수질암 수술 후 추적 관찰 — 386

29 갑상선 여포암
- 여포암의 특징 — 391
- 여포암의 종류 — 396
- 호산성 과립 세포암 (허틀 세포암) — 398

30 미분화 갑상선암
- 미분화암의 특징 — 401
- 미분화암의 치료 원칙 — 405
- 미분화암의 새로운 프로토콜 — 407

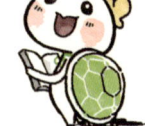

강남세브란스병원 갑상선 암센터 교육 자료

QR 코드를 스마트폰으로 인식하여
〈갑상선 브로스〉유튜브를 확인해보세요.

〈갑상선 브로스〉유튜브
갑상선과 함께해온 시간 도합 42년.
두 갑상선 내분비외과 전문의 형제의
내공이 담긴 진짜 갑상선 이야기!

thyroidbros@gmail.com

Copyright © 2023 INVITT Korea - All Rights Reserved #인비트코리아

🦋 세상에서 가장 친절한 진료실,
〈갑상선 브로스〉에 오신 것을 환영합니다.

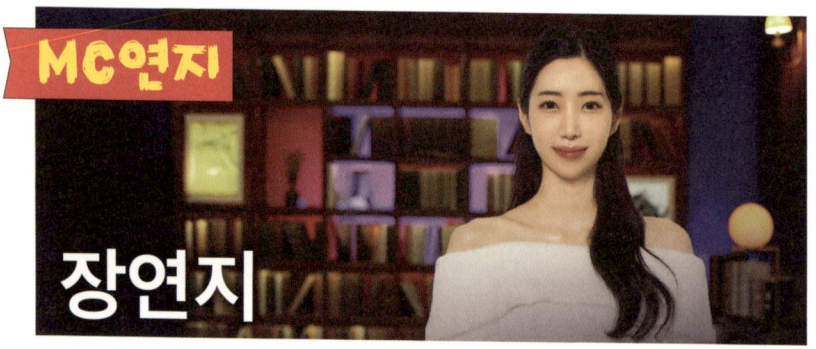

MC연지
장연지

"교수님, 딱 1분만 더 질문해도 될까요?"

대학병원 진료실 문을 나설 때마다, 우리는 늘 아쉬움과 못다 한 질문들을 삼켜야 했습니다. 내 몸에 대한 불안감, 인터넷에 떠도는 부정확한 정보들, 그리고 짧은 진료 시간의 벽. 갑상선 질환을 앓고 있는 수많은 환우와 그 가족들이 느끼는 답답함이었습니다.

〈갑상선 브로스〉 유튜브 채널은 바로 그 아쉬움에서 시작되었습니다. '3시간 대기, 3분 진료'라는 시간의 벽을 넘어, 환자들이 정말 궁금해하는 모든 질문에 대한민국 최고의 전문가가 직접 답해주는, 세상에 없던 소통의 공간을 만들고 싶었습니다.

그동안 방송을 함께 진행하며 제가 본 장항석, 장호진 교수님은 '최고의 명의'이자, '가장 따뜻한 의사'였습니다. 두 분은 단순히 지식을 나열하는 데 그치지 않고, 어떻게 하면 환자들이 더 쉽게 이해하고 용기를 얻을 수 있을지 언제나 함께 고민했습니다. 카메라가 꺼진 뒤에도 댓글 하나하나를 꼼꼼히 읽으며 다음 방송을 준비하시는 모습에서 저는 의사의 진정한 마음, '진심'을 보았습니다.

이 책은 지난 수년간 〈갑상선 브로스〉를 통해 쌓아온 갑상선 질환과 암에 대한 방대한 지식, 그리고 환우분들이 가장 궁금해하셨던 질문들에 대한 두 교수님의 명쾌한 답변을 엄선하여 담았습니다. 그야말로 〈갑상선 브로스〉의 최종판이자 결정판입니다. 유튜브 방송의 핵심 내용을 체계적으로 정리했을 뿐만 아니라, 방송에서는 미처 다루지 못했던 더 깊이 있는 최신 정보까지 남김없이 눌러 담았습니다.

아마 이 책을 손에 드신 분들은 갑상선 질환에 대한 막연한 불안감과 수많은 궁금증을 안고 계실 겁니다. 하지만 괜찮습니다. 더 이상 어렵고 복잡한 의학 정보의 숲에서 길을 잃지 마세요. 이제 이 책이 여러분의 곁에서 가장 든든한 주치의가 되어 드릴 테니까요.

최고의 갑상선 전문가 형제가 당신의 모든 궁금증을 해결해 줄 이 한 권의 '족집게 과외'를 지금 바로 시작합니다!

여러분의 건강 메이트, MC 연지 드림

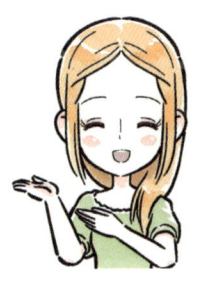

〈갑상선 브로스〉를 소개합니다.

빅브라더

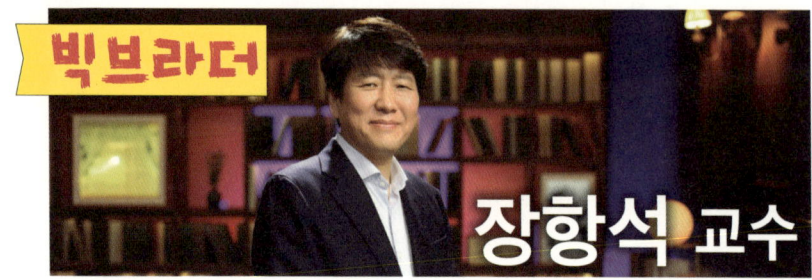

장항석 교수

연세대학교 의과대학을 졸업한 뒤 같은 대학원에서 박사학위를 받았습니다. 현재 연세대학교 의과대학 외과학 교수로 재직 중입니다. 지금까지 2만례 이상의 갑상선암 수술을 집도한 세계적인 권위자 중 한 명으로 알려져 있습니다.

국내외를 통틀어 350여 편의 논문을 발표했으며 현재 대한민국 의학한림원 정회원으로 활동하고 있습니다. 아시아내분비외과학회 회장을 비롯해 대한갑상선학회, 대한내분비외과학회, 대한두경부종양학회 등 국내외 주요 학회에서 이사장 및 회장을 역임하며 학계 발전을 이끌었습니다.

- 강남세브란스병원 갑상선내분비외과 교수
- 연세대학교 의과대학 외과학 교수
- 연세대학교 의과대학 졸업 및 동 대학원 박사 학위 취득
- 강남세브란스병원 암병원장 역임
- 미국 메모리얼 슬론-케터링 암센터 연수
- 대한갑상선-내분비외과학회 이사장 역임
- 아시아내분비외과학회(AsAES) 회장 역임
- 대한두경부종양학회 회장 역임
- 2018년 월간 문예지 〈시사문단〉에 단편소설 〈부에노스아이레스〉로 등단
- 2022년 장편소설 〈론 블레이드〉연재

저서

「판데믹 히스토리」, 「외과의사의 루페」, 「벌거벗은 세계사 9: 인류 최악의 전염병과 바이러스」 공저, 「외과의사 비긴즈」, 「냉장고도 모르는 식품의 진실」, 「진료실 밖으로 나온 의사의 잔소리」, 「내분비외과학 교과서 제1판, 제2판」 공저

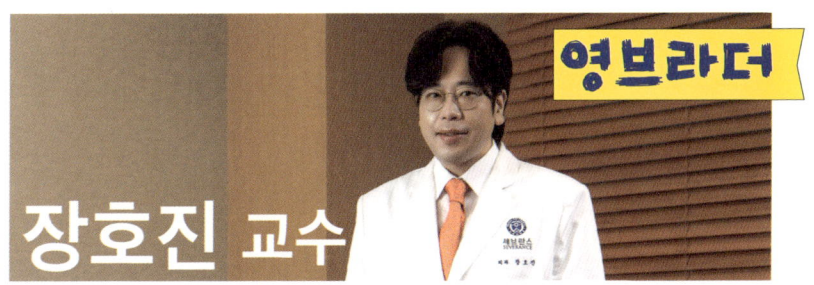

장호진 교수

현재 강남세브란스병원 갑상선내분비외과 교수로 재직 중입니다. '최소침습 수술'과 '난치성 갑상선암 분야의 수술적 치료'를 전문으로 하고 있습니다. 특히 수술 범위를 최소화하고 회복 기간을 단축한 '최소침습 갑상선 절제술'을 국내에서 가장 많이 집도해오고 있습니다.

대한외과학회 내분비외과 분과 지도 전문의, 대한갑상선내분비외과학회 상임이사, 대한두경부종양학회 상임이사, 대한갑상선내분비외과학회 부총무로 활동하고 있습니다. 대한갑상선내분비외과학회, 대한갑상선학회, 대한두경부종양학회, 대한외과학회, 대한외과초음파학회에 소속되어 있습니다 강남세브란스병원 최우수 교수상, 아시아내분비외과학회 Best Award, 추계 대한갑상선학회 우수 연제상, 춘계 대한갑상선내분비외과학회 우수 연제상을 수상했습니다. 환자들과의 적극적인 소통을 위해 형인 장항석 교수와 함께 유튜브 채널 〈갑상선 브로스〉를 운영하고 있습니다. "제 환자는 제가 끝까지 책임집니다"라는 진료 철학을 바탕으로 환자 중심의 진료를 실천하고 있습니다.

강남세브란스병원 갑상선내분비외과 교수
한림대학교 성심병원 유방-갑상선내분비외과 조교수
일본 노구치병원 갑상선센터 연수
강남세브란스병원 갑상선내분비외과 임상연구 조교수
강남세브란스병원 갑상선내분비외과 임상강사
차의과대학교 의학대학원 의학 박사
아시아내분비외과학회(AsAES) 정회원
세계내분비외과학회(IAES) 정회원
아시아-오세아니아갑상선학회(AOTA) 정회원
세계갑상선학회(ITA) 정회원

추천사

장항석, 장호진 두 교수가 아직 젊은 전공의로 내 앞에 나타났던 것이 엊그제 같은데, 어느덧 대한민국을 대표하는 갑상선암 명의(名醫)가 되어 자신의 이름을 건 책을 낸다고 하니, 스승으로서 대견함과 만감이 교차합니다.

지금 우리는 수많은 정보의 홍수 속에서 살고 있습니다. 특히 생명과 직결된 건강에 대한 정보는 옥석을 가리기가 더욱 어렵습니다. 잘못된 의학 상식은 때로 병 그 자체보다 더 위험한 결과를 낳기도 하는 위태로운 시대입니다.

그런 의미에서, 내가 아는 한 가장 치열하고 정직한 두 외과의사인 장항석, 장호진 교수가 갑상선에 대한 올바른 지식을 전하기 위해 책을 낸다는 것은, 환자들에게는 큰 축복이자 행운입니다.

나는 수십 년간 이 두 제자가 수련의 시절부터 최고의 외과의사로 성장하는 모든 과정을 곁에서 지켜보았습니다. 이들은 단순히 병을 치료하는 기술자가 아니라, 환자의 가장 작은 고통에도 함께 아파할 줄 아는 따뜻한 마음을 가진 진정한 의사입니다. 수술실에서는 그 누구보다 냉철하지만, 환자를 마주하는 순간에는 더없이 인간적인 의사, 그것이 바로 내가 아는 '장항석'과 '장호진'입니다.

이 책은 그들의 유튜브 채널 '갑상선 브로스'의 연장선 위에 있습니다. 어려운 의학 지식을 환자의 눈높이에서 가장 쉽고, 가장 정확하게 전달하려는 두 사람의 오랜 고민과 진심이 이 책 한 권에 고스란히 담겨 있습니다. 아마추어의 어설픈 지식이나 과장된 광고가 아닌, 지난 수십 년간 수술대 앞에서 환자들과 함께 싸워온 두 명의 베테랑이 온몸으로 체득한 '살아있는 지식'입니다.

부디 이 책이 갑상선 질환으로 고통받는 환우들과 그 가족들에게는 가장 신뢰할 수 있는 안내서가 되고, 자신의 건강을 지키고 싶은 모든 이들에게는 가장 친절한 지식의 샘이 되기를 바랍니다.

카메라 앞에서 쑥스러워하면서도, 환자를 위해 열정적으로 설명하던 두 제자의 모습을 떠올리니 절로 미소가 지어집니다. 이 책이, 어둠 속에서 길을 찾는 많은 이들에게 한 줄기 따뜻한 빛이 되어 주기를, 스승으로서, 그리고 인생의 선배로서 진심으로 기원합니다.

두 제자의 값진 결실인 이 책의 출간을 진심으로 축하합니다.

- 박정수 (연세대학교 의과대학 명예교수)

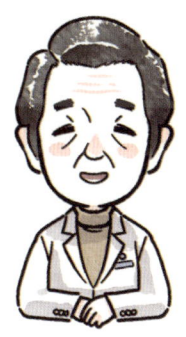

이 책이 나올 수 있도록 도움 주신 (주)인비트코리아 유광윤 대표님, 허윤성 COO님, 조혜진 CBO님, 강남세브란스병원 전담간호사 허지혜님, 김혜림님께 감사드립니다.

갑상선브로스

암에 대해 바로 알기

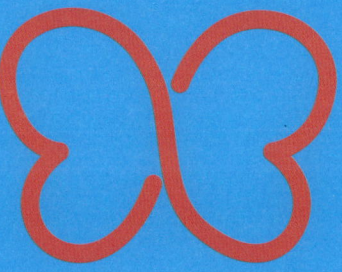

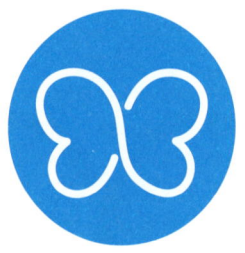

16 - 갑상선 브로스 : 암에 대해 바로 알기

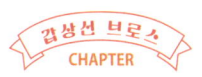

01 암에 대하여

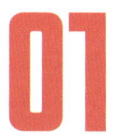 암의 발생

> **MC 연지**
> 요새는 드라마 소재로도 나오고 암이 많이 익숙해졌잖아요. 그런데 암에 대한 정확한 지식은 부족한 것 같아요. 암은 왜 생기나요?

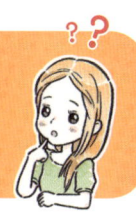

현대 사회에서 암은 인간을 죽음에 이르게 하는 가장 큰 원인입니다.

표 1-1 2020년 통계청 자료 「한국인 사망 원인의 변화 추이」를 살펴보면 심혈관 질환, 뇌혈관 질환, 폐렴 등은 의학이

발전하고 생활 습관을 개선하면서 관리가 잘 이루어지고, 사망률이 감소하고 있다는 것을 알 수 있습니다.

하지만 암은 시간이 지남에 따라서 점차 증가하고 있습니다. 눈부신 의학 발전이 암을 정복하기 위해서 노력하고 있지만, 여전히 어려운 상대라는 것을 알 수 있습니다.

우리 몸에 있는 세포들은 생겨나고, 분열하고, 성장하고, 시간이 지나 노화되면서 소멸해 나가죠. 목욕탕에 가서 때미는 것을 좋아하는 사람들이 있는데, 그 때가 죽은 세포들입니다. 이런 변화는 우리 몸 모든 곳에서 일어나고 있습니다.

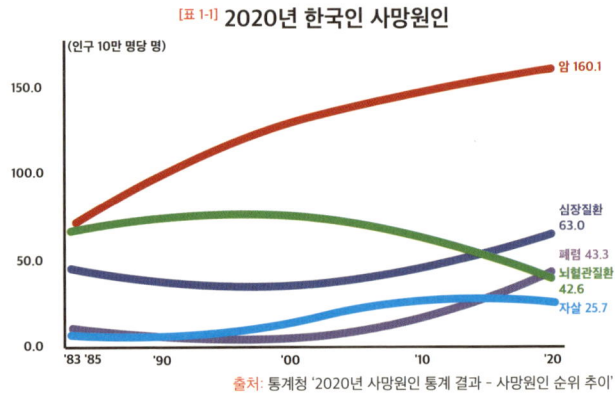

[표 1-1] 2020년 한국인 사망원인

출처: 통계청 '2020년 사망원인 통계 결과 - 사망원인 순위 추이'

그렇게 소멸해야 되는데 갑자기 어떤 세포에 이상한 일이 생긴 거예요. 그리고 죽지 않는 놈으로 변한 겁니다. 노화도 안 되고 계속 분열, 성장을 거듭하는 겁니다. 이런 상태가 바로 암세포입니다. 이런 암세포는 우리 몸에서 하루에 평균적으로 2,000개 정도 생긴다고 해요.

> **MC 연지**
> 네??? 2,000개요?
> 2,000개라면 정말 많은 숫자인데 그럼 저희가 벌써 다 죽었어야 되는거 아닌가요?

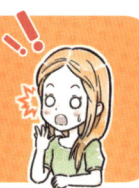

암에 대해서 우리가 아직 모르는 게 많습니다. 그렇지만 암이 어떤 병인지에 대해서 의외로 단순하게 설명할 수 있습니다. 사람의 몸은 오묘한 자연의 조화로 암세포가 생기면 우리 몸에 있는 방어 기전이 작동됩니다. 면역 기능이 암세포를 색출해서 파괴해버리기 때문에 모든 사람에게 흔하게 생기지 않습니다. 하지만 어느 정도 수준까지는 막을 수 있지만 너무 많으면 도저히 막지 못합니다. 그렇게 해서 암이 생기게 되는 것이니까, 실제로는 그렇게 간단한 과정은 아니에요.

암이 생기는 과정을 요약해 보면, 세포가 죽지 않게 되고, 이것을 불멸성을 획득한다고 합니다. 그리고 암세포가 잘 자랄 수 있는 환경에 자리를 잡아야 합니다. 그 후, 그 자리에서 성장하면서 새로운 혈관이 생겨서 영양을 공급받게 되면 주변 조직으로 침투해나가는 전이가 일어납니다. 표 1-2

[표 1-2] **암이 생기는 과정**

- **1단계** 불멸성의 획득 Immortalization
- **2단계** 적절한 배지에 정착 Seed And Soil Theory
- **3단계** 성장 및 신생혈관 생성 Growth And Angiogenesis
- **4단계** 조직 침투 및 전이 발생 Invasion And Metastasis

[그림 1-1] 암 생성 기전과 관련 분자들

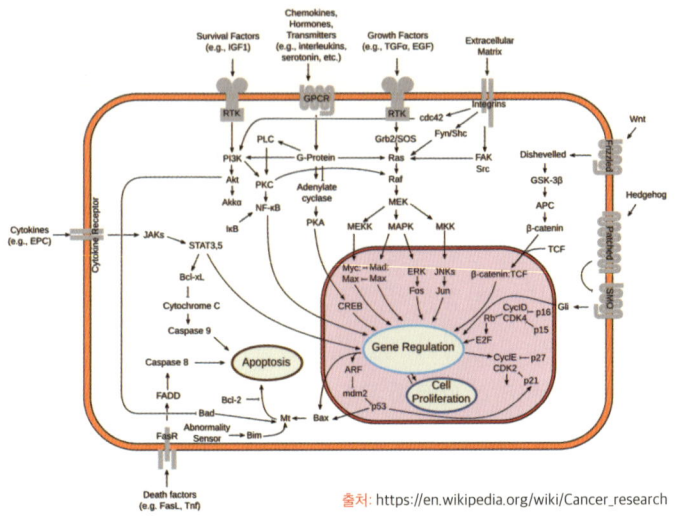

출처: https://en.wikipedia.org/wiki/Cancer_research

그림 1-2는 암이 생기는 과정과 인자들의 상호 관련성과 영향에 대한 그림입니다. 그림에서 보듯이 굉장히 복잡하죠. 이렇게 복잡한 과정을 거쳐서 암이 생성되는데요. 이 그림은 실제보다 100배 정도 단순하게 표현한 겁니다. 그러니까 굉장히 암이라는 게 생성되기 힘들다는 거죠. 암이 생기는 확률은 매우 낮고 복잡한 조건이 다 맞아야 생기게 되는 것입니다.

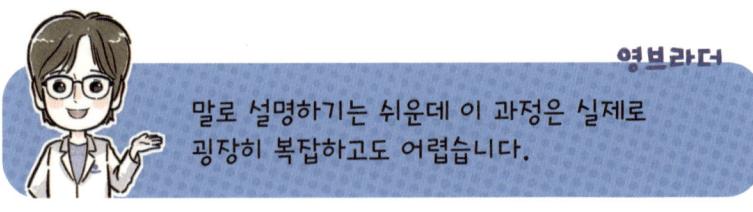

영브라더
말로 설명하기는 쉬운데 이 과정은 실제로 굉장히 복잡하고도 어렵습니다.

[그림 1-2] 2017년 발표된 논문에 실린 암이 생기는 과정과 인자들의 상호 관련성과 영향

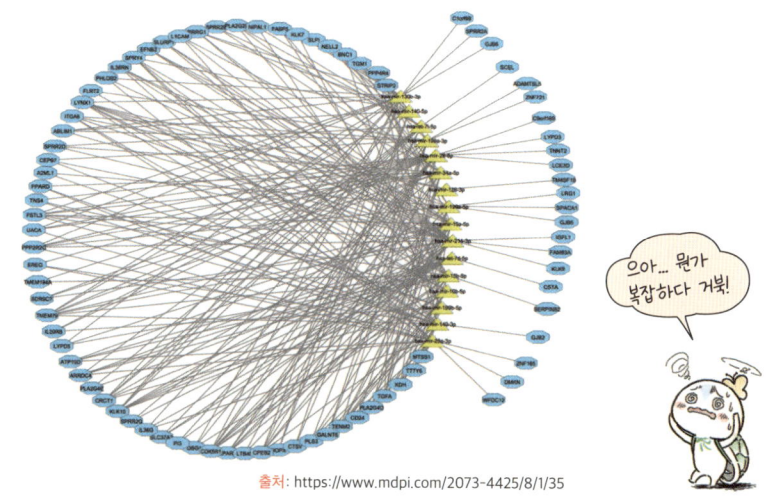

출처: https://www.mdpi.com/2073-4425/8/1/35

MC 연지's 알아두면 좋은 꿀팁

암은 영어로 캔서^{Cancer}라고 하는데, 이 말은 별자리중 하나인 게자리를 뜻하는 말이기도 합니다. 암 관련 학회는 전 세계적으로 게가 들어간 로고를 많이 사용합니다.

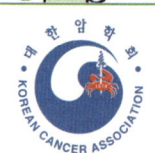

암을 의미하는 말로 캔서^{Cancer}를 처음 사용한 사람은 고대 그리스의 의사 히포크라테스^{Hippocrates}입니다. 네, 의사들이 하는 선서의 그 히포크라테스 맞습니다.

그런데 왜 암을 게로 표현했을까요? 암이 자라는 형상이 게가 옆으로 슬금슬금 움직이는 것처럼 번져간다고 이런

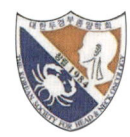

관련 학회 로고에 사용된 '게' 이미지

이름을 붙였고, 훗날 셀서스 Aulus Celsus 라는 의학자는 암이 주변 조직에 딱 달라붙어 있는 것이 게가 바위에 붙어있는 것처럼 단단하게 붙어 있다는 의미에서 사용한 것이 유래가 되었습니다.

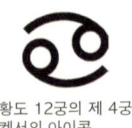
황도 12궁의 제 4궁 켄서의 아이콘

암의 과정

MC 연지
암에도 1기, 2기 이런 게 있잖아요. 그럼 병기라는 게 무엇이고, 병기를 나누는 기준이 어떻게 되나요?

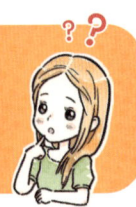

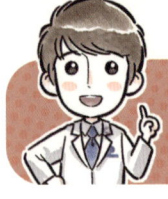
빅브라더
보통 암을 1기에서 4기까지로 구분합니다.

그림 1-3은 병기에 따라 달라지는 대장암의 변화를 나타낸 그림입니다. 처음 시작은 초기암, 혹은 0기암이란 표현도 쓰는데, 이건 이제 막 시작된 상태를 말합니다. 1기암은 점막에 국한된 암, 2기암은 좀더 깊이 침투했지만 아직 대장 밖으로 뚫고 나오지 않은 상태입니다. 3기암은 대장의 벽을 뚫고 침투한 암을 말하는데, 이 단계부터 주변 림프절로 전이가 일어납니다. 4기에는 대장 밖으로 주변 조직 침범이 일어나고, 원격 전이까지 일어난 상태입니다.

병기마다 치료하는 방식이 다 다르고, 병기가 낮을수록 아무래도 치료가 더 잘 되겠죠.

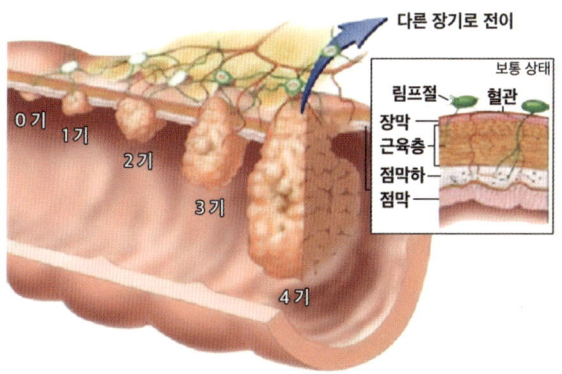

[그림 1-3] 대장암의 전암성 병변

MC 연지
옛날 사람들도 암에 걸렸나요?

암이라는 것을 몰랐을 수는 있어도 암이 없지는 않았을 겁니다. 암인 줄도 모르고 사망했을 거예요.

예를 들어 위암이나 대장암은 배가 아픈데, 배가 아파서 사망하는 사람들 중에 맹장염이나 다른 질병도 있지만 상당수는 암이었을 거예요.

기록에 의하면 모르지는 않았던 것 같습니다. 고대 이집트의 파피루스 기록에 의하면, 에드윈 스미스 파피루스 에는 "유방암은 치명적인 병"이라는 기록이 있고, 좀 더 후대인 에버스 파피루스에는 "피부암, 자궁암, 위암, 대장암을 치료했다"는 기록이 남아 있어요. 비소와 초산으로 연골을 만들어서 피부암을 치료했다고 하는데, 이집트 연고 Egyptian Ointment 로 불리며 비교적 최근까지 사용됐습니다.

아주 드물기는 하지만 과거의 증거나 역사상 기록에 남은 것들을 살펴보면 이집트의 미라 중에 골육종이나 두개골의 전이성 암 증거가 남아 있습니다. 의학의 신인 그리스 아스클레피우스 신전에는 유방암이 묘사된 봉납이 있고, 헤로도토스는 "페르시아 궁전에서 유방암을 치료하는 것을 보았다"는 기록을 남겼습니다. 구약성서에도 "여호람의 창자에 여호와께서 벌을 내렸다"는 기록이 있는데, 이것을 암으로 보고 있어요. 이런 고대의 의학 지식이 로마나 이슬람까지 이어졌습니다. 로마 시대에는 수술 기구를 개발하고 암 수술까지 했으며, 특히 이슬람에서는 갑상선암, 위암 수술처럼 "고난이도 수술도 했다"고 전해집니다.

중세에는 지식의 암흑기가 찾아오는데, 이 시기에는 암에 대한 기록이 거의 없습니다. 페스트를 포함해 무서운 역병에 의해 많은 사람들이 죽어 나가고, 그 외에도 사고 같은 것에 의해서도 무수히 많은 사람들이 죽었기 때문에, 다른 병을 신경 쓸 겨를이 없었기 때문이라고 생각합니다. 무엇보다 고대로부터 내려오던 의학 지식이 전수되지 않았기 때문에 퇴보해서 그랬을 가능성도 있습니다.

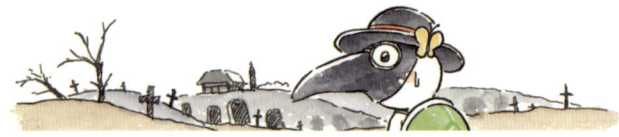

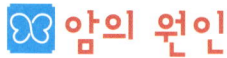 암의 원인

MC 연지
암은 무엇 때문에 걸리나요?

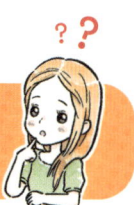

[표 1-3] **암의 발병 원인**

- **유전적인 형질**: 암에 취약한 특이 유전자 형질 (예: MEN, BRCA1)
- **환경적 요인**: 공해, 자외선, 석면, 중금속, 환경 호르몬, 담배 등
- **만성 염증 혹은 감염**: 바이러스 감염 등
- **호르몬의 영향**: 여성 호르몬과 난소, 자궁, 유방암 관련성
- **약물 혹은 독성 물질**: 담배, 곰팡이 독성

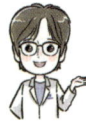 암의 원인은 여러 가지가 있습니다. 유전적인 형질, 환경적인 요인이 가장 중요하고 만성 염증이라든지 스트레스, 약물, 곰팡이 독성 등 여러 가지가 있죠.

그 중에서 바이러스성 간염, 우리가 흔히 말하는 간염이라는 게 간암의 위험 인자가 되듯이 만성 염증이라는 것도 결국에는 암으로 발전할 수 있는 위험 요소가 됩니다. 사회가 발전함에 따라 암에 발생하는 빈도가 높아지는 것은 환경적인 요인이 큰 원인을 차지합니다.

과거에는 흑담즙이 원인이라는 등의 황당한 추측이 많았습니다만 최근에는 여러 가지 발암 물질이 밝혀졌습니다. 현대를 살아가는 우리는 다양한 암을 발생시키는 독성 물질이 가득찬 호수 속에서 허우적대며 살아가고 있다고 해도 과언이 아닙니다. 그렇다고 무조건 암이 생기는 것은 아닙니다. 유전적인 형질, 환경적인 요인 등 조건이 다 갖춰져야 생기는데, 암의 발생 원인으로 지목되는 것은 다음과 같습니다.

독일 보쉬대학에서 흥미로운 논문을 발표했습니다. "강장동물인 히드라에게도 암이 생긴다는 것"을 밝혀냈는데요.

그림 1-4에서 다른 길쭉한 히드라와 달리 오른쪽 사진의 작고 뚱뚱해 보이는 히드라의 불룩한 조직이 암인데, 이 조직은 포유류에서 생기는 암 조직과 매우 유사하다고 합니다. 단순한 하등동물도 암에서 자유롭지 않다는거죠. 다세포 생물이 되는 순간 암의 위험은 언제나 존재한다는 의미입니다.

요즘 사람들이 암을 대하는 현상 중 하나는 건강한 식단이 암을 막아줄 수 있다는 믿음입니다. 건강 식단에 대한 관심이 크고, 관련한 여러 산업도 초고속으로 성장하고 있습니다.

[그림 1-4] 암이 발생한 히드라

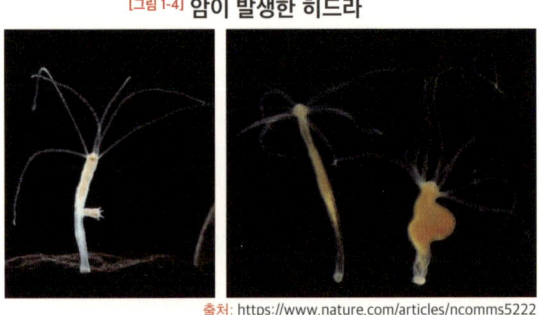

출처: https://www.nature.com/articles/ncomms5222

> **MC 연지**
> 채식을 하면 암에 걸리지 않는다는 이야기를 들은 적이 있어요.

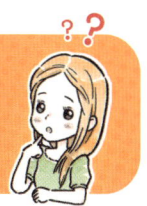

"채식을 하면 덜 위험하지 않을까" 생각하는 사람들이 많고, 초식 동물은 암에 걸리지 않는다는 설이 상당한 믿음을 얻고 있습니다. 대표적인 예로 소는 암에 걸리지 않는다고 합니다. 하지만 이런 이야기는 근거가 없다고 밝혀졌습니다. 소가 암에 걸리지 않는다고 하는 것은 아마도 소가 오래 살지 못해서 그럴 겁니다. 실제로 암은 모든 동물에게 다 생깁니다. 과거에는 개나 고양이가 암에 걸린다는 것은 상상을 못했습니다. 그러나 요즘은 개나 고양이 같은 반려동물도 오래 살다보니 암이 생기는 것을 볼 수 있습니다. 암은 나이가 들어서 생기는 병입니다.

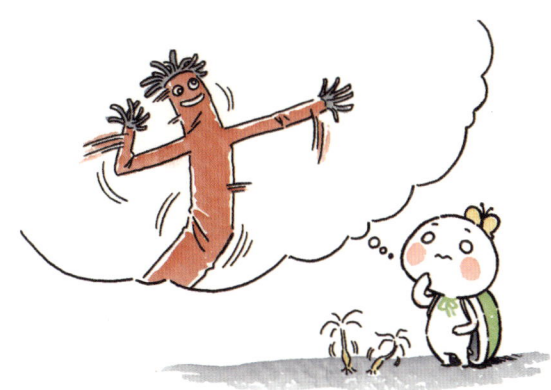

MC 연지

아무리 조심해도 막기 힘들다고 하지만 그래도 피할 수 있으면 좋지 않을까요? 우리가 조심해야할 가장 위험한 요인은 무엇인가요?

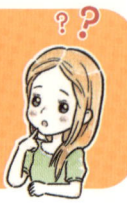

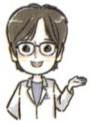
여러 가지 물질 중에서 단연코 최고로 위험한 건 담배입니다. 담배는 암 뿐만 아니라 다양한 여러 가지 질병의 원인이 됩니다. 인간 스스로 가장 독성이 강한 위험 물질에 자진해서 노출하고 있는 것은 안타까운 일이라고 할 수 있습니다.

암의 유전

MC 연지

부모님이 암에 걸리면 자녀도 암에 걸리나요? "아버지가 폐암으로 돌아가셨으면 나도 폐암에 걸릴 가능성이 높다" 이런 얘기를 들은 적이 있어요.

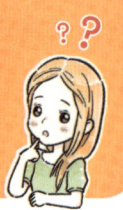

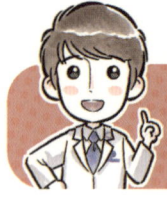
빅브라더

결론적으로 암이 유전되는 것은 아닙니다.

암의 위험한 인자중 하나로 거론되는 것은 유전자 변이입니다. 이 유전자 변이라고 하는 것은 우리가 타고난 것이 아니라 환경이나 다양한 독성으로 인해 생기는 '획득 형질'을 뜻합니다. 즉 암이 발생한 세포에 유전자의 변형이 생긴 부분이 존재한다는 말입니다. 이런 획득 형질은 유전되지 않습니다.

다만 여기서 주의할 것은 암에 취약한 유전자를 타고나는 사람도 있기 마련이라 조심할 필요는 있습니다. 하지만 이러한 체질이라고 해도 바로 암에 걸리는 건 아닙니다.

암은 유전이 아니라고 하는데, 취약한 유전자가 있다 하고, 그렇다고 암에 바로 걸리는건 아니라고 하니 헷갈릴 수 있을 거예요. 그럴 수 밖에 없는 게 암이 그렇게 간단하지 않습니다. 사람의 몸과 생리적인 현상, 그리고 분자생물학적 연관 관계 자체도 복잡한데, 거기에 뭔가 이상이 생긴다면 더 복잡한 상황이 됩니다.

일반적으로 '가족력'이라는 가족 성향이 있습니다. 가족은 비슷한 체질을 타고났어요. 비슷한 환경에서 살아가고 성장합니다. 그렇다 보니 취향이 비슷해지기도 하죠. 어머니가 끓여주신 된장찌개가 맛이 있건 없건 간에, 모든 사람들은 어머니가 끓여준 된장찌개가 제일 맛있다고 생각합니다.

이렇게 한 가족이라는 구성원은 비슷한 체질을 타고 났고, 비슷한 환경을 선호하도록 길들여졌다고 말할 수 있습니다. 그렇기 때문에 가족은 비슷한 질병에 걸릴 확률이 높습니다. 그래서 막연히 유전에 대한 공포를 가질 필요는 없지만, 한 가계 안에 어떤 암이나 질병이 있다면 그 가족들은 조사해 보자고 권유하는 것입니다.

MC 연지's AI style 요약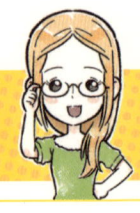

암은 무엇인가?

- 한 분자나 분자군에 생긴 분자 생물학적 사건
- 다세포 생물이 되는 순간 암은 생길 수 있다.
- 암은 오래 살면 생기는 병이다.
- 초식 동물도 암이 생긴다.
- 암은 유전과 환경적인 요인에 의해 생긴다.
- 대부분의 암은 유전되지 않는다. 하지만 가족력이 있으면 조사해 보는 것이 유리하다.
- 가장 독성이 강한 오염 물질은 담배다.

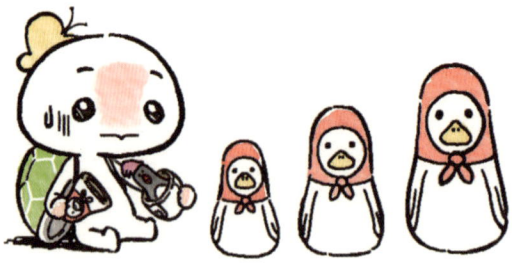

갑상선 브로스

갑상선 바로 알기

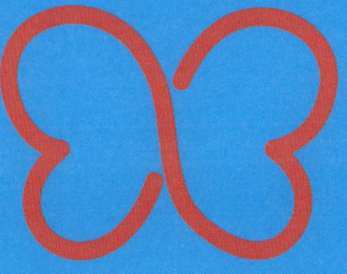

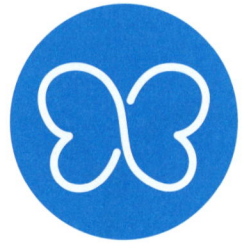

CHAPTER 02 갑상선에 대하여

갑상선 이름의 기원

MC 연지

갑상선(甲狀腺)은 영어로는 사이로이드 글랜드 Thyroid Gland 라고 합니다. 사이로이드 글랜드와 갑상선이 뭔가 매치가 안돼요.

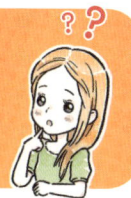

영어를 우리가 번역해서 사용하는 거죠. 한자를 사용하는 문화권에서는 '갑상선'이라고 부릅니다. 사이로이드 Thyroid는 어원이 그리스어 THUREOS로 '방패'라는 뜻을 가지고 있습니다. 방패 모양의 기관이라는 뜻이었어요. 이 단어를 18~19세기 메이지 유신 시절에 일본 학자들이 서구의 학문이 들어오면서 한자로 번역했는데, 의학 용어 상당수가 이 때 번역된 것을 현재까지 사용하고 있습니다.

기존 학문이나 한자에 적절한 단어가 있는 말은 그대로 적용할 수 있었지만, 갑상선이라는 장기는 애초에 없던 단어라서 고민이 많았습니다. 당시 일본 학자들이 보기에 방패와는 다르게 생긴 기관이어서, 적절한 말을 찾다가 한자인 갑(甲)자를 써서 '갑자

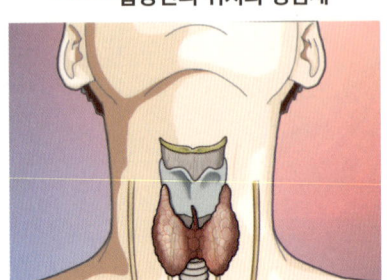

[그림 2-1] 갑상선의 위치와 생김새

모양의 내분비선'이라는 뜻을 가진 갑상선이라고 이름 붙였습니다. 서양에서는 방패라는 뜻이 동양으로 와서는 '갑옷'을 뜻하는 단어로 바뀐 것이죠. 갑상선과 관련된 학회에서는 이 갑(甲)자를 거북이 등껍질을 의미한다고 하는데, 갑상선 조직을 현미경으로 보면 '거북이 등껍질' 같은 모양이기도 합니다.

무게는 약 20~30g 정도로 달걀 반 개 크기라고 보시면 됩니다. 보통은 잘 만져지지 않는데 갑상선 질환으로 커지면 만져질 수도 있습니다. 근육과 피하 지방이 적은 사람도 잘 만져집니다.

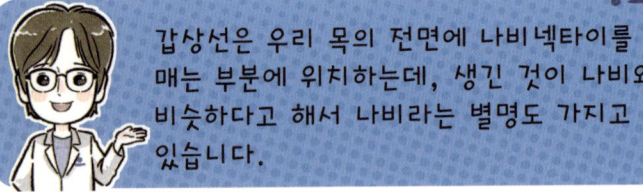

갑상선은 우리 목의 전면에 나비넥타이를 매는 부분에 위치하는데, 생긴 것이 나비와 비슷하다고 해서 나비라는 별명도 가지고 있습니다.

🎀 갑상선의 역할

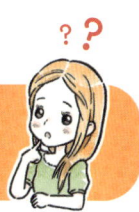

MC 연지
갑상선은 우리 몸에서 무슨 일을 하나요?

갑상선 호르몬은 말 그대로 갑상선에서 분비되는 호르몬인데 요오드를 기본 재료로 생성됩니다. 이 호르몬은 우리 몸에서 많은 일을 하는데, 간단하게 말하면 우리 몸의 대사를 관장해서 모든 기관에서 사용하는 에너지를 적절하게 공급하고 조화를 이루는 역할을 합니다. 우리가 아는 거의 모든 물질 대사에 이 호르몬이 다 관여한다고 보면 됩니다.

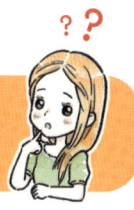

MC 연지
갑상선의 별명은 보일러공, 오케스트라 지휘자에요. 왜 이런 별명이 붙은 건가요?

갑상선은 우리 몸의 에너지 대사를 관장하는 호르몬을 분비하는 기능을 합니다. 에너지가 필요한 부분에 에너지를 공급하기 때문에 불을 떼는 보일러에 비유하곤 합니다. 뿐만 아니라 에너지를 조율해서 조화를 이루도록 하는데 마치 오케스트라의 지휘자 같은 역할이라서 그렇습니다. 그래서 "본업은 보일러공이고 부업은 오케스트라 지휘자다" 이런 말이 있습니다.

> **MC 연지**
> 요오드가 많은 해조류를 먹으면 갑상선 건강에 도움이 될까요?

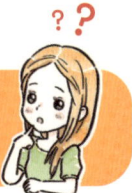

갑상선 호르몬이 요오드를 베이스로 만들어진다고 하니 대부분의 사람들은 갑상선 건강을 위해서는 요오드가 많은 해초류를 먹으면 도움이 된다고 생각하겠죠. 내륙에 위치한 지역에서는 해조류를 섭취할 방법이 별로 없어요. 그렇게 요오드 섭취가 적은 나라들에서는 갑상선의 기능이 저하되는 등의 문제가 많기 때문에 국가 정책으로 요오드를 섭취하게 했던 시기도 있으며 요오드 알약을 만들어서 섭취하기도 합니다. 하지만 우리나라는 삼면이 바다이고, 이미 요오드가 풍부한 해초를 많이 먹는 식단을 유지하고 있으니 굳이 추가로 더 먹을 필요는 없습니다. 우리나라는 요오드 섭취량이 세계 최고입니다. 우리가 자주 먹는 김, 미역, 다시마에는 요오드가 풍부합니다.

갑상선 질환 조기 진단

MC 연지
최근 들어 갑상선 질환의 환자가 부쩍 늘었다고 들었어요. 왜 그런가요?

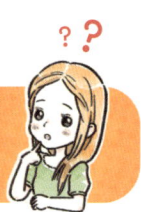

국가 암 발생 통계를 보면 2000년부터 갑상선암이 다른 암과 비교가 안될 정도로 폭발적인 증가가 있었습니다. 이런 통계가 나타내는 건 암이 증가했다기 보다 진단의 방법이 발전해서 갑상선암을 많이 발견한 것이라고 학계에서는 판단합니다. 한국의 초음파 기술은 세계 최고입니다. 조직 검사 기술도 손재주가 워낙 좋아서 다른 나라에서는 꿈도 못 꾸는 조그마한 것도 잘 잡아내거든요.

그래서 한동안 초음파 검사를 건강 검진 프로그램에서 제외해야 하고, 검사 자체를 하지 못하도록 법으로 막아야 한다는 논란이 일기도 했습니다. 이런 주장의 근거는 영국과 유럽의 진료와 건강 검진 정책입니다. 실제로 유럽의 많은 나라들은 이런 정책을 고수하고 있는데 의료 비용을 최소화하려는 것입니다. 환자를 위하는 것이 아니라 철저하게 사회 경제적 논리로 만들어진 정책입니다.

건강 검진에서 검사를 하지 않으면 병을 조기에 진단할 수 없어 집니다. 결국 개인이 피해를 볼 수 밖에 없습니다. 갑상선암의 경우를 보면 유럽은 조기 진단에 능한 우리나라와는 비교도 안될 정도로 완치율과 생존율이 낮습니다. 다음 그림2-2는 유럽의 암 생존율에 대한 통계인데, 초음파 검사를 루틴으로 하지 않는 나라들입니다.

[그림 2-2] **유럽의 암 생존율**

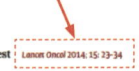

그 결과로 갑상선암의 생존율이 85% 정도에 머무르고 있는 것을 알 수 있습니다.

[그림 2-3] **영국의 갑상선암 생존율 데이터 (2000-2007)**

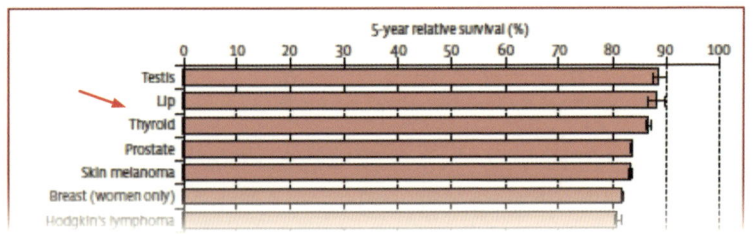

그리고 그림 2-3은 영국의 갑상선암 생존율 데이터입니다. 영국은 대표적인 사회주의 의학 시스템 국가인데 그림 2-4와 그림 2-5에서 볼 수 있듯이 갑상선암 1년 생존율이 80%대 초반, 심지어 70%대 초반 밖에 안되고 5년 생존율은 둘 다 70%대 밖에 안됩니다.

[그림 2-4] 영국의 갑상선암 생존율

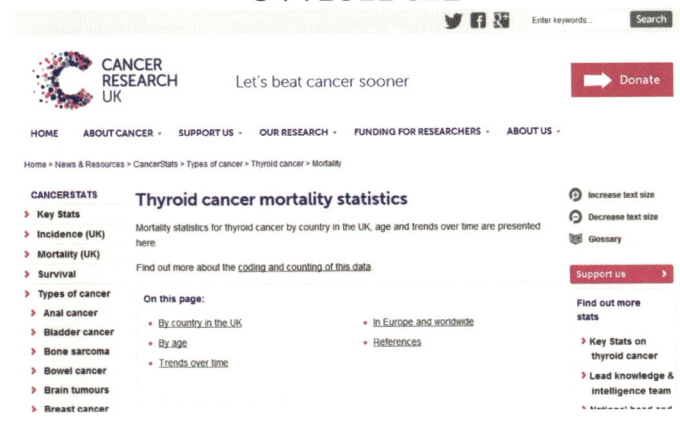

[그림 2-5] 영국의 갑상선암 생존율

THYROID CANCER STATISTICS	Males	Females	Persons	Country	Year[3]
Number of new cases per year	769	1,958	2,727	UK	2011
Incidence rate per 100,000 population[1]	2.2	5.6	3.9		
Number of deaths per year	145	198	343	UK	2011
Mortality rate per 100,000 population[1]	0.4	0.4	0.4		
One-year survival rate[2]	83.4%	73.5%	-	England & Wales	1996-1999
Five-year survival rate[2]	74.2%	78.9%	-		

1. European age-standardised 2. Adults diagnosed 3. Latest statistics available

출처: http://publications.cancerresearchuk.org/downloads/product/CS_KF_THYROID.pdf

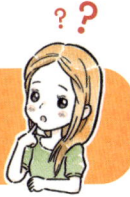

MC 연지

그렇다면 검사를 통한 조기 발견이 중요한가요?

한국의 갑상선암 생존율이 98%정도를 넘어서는 것을 보면 건강 검진에서 검사를 빼야 한다는 주장은 우리 모두 생각해야 할 부분이 있습니다. 국가 의료 비용의 행정 문제나 보험 비용 같은 것을 고려한 주장이지, 개개인의 건강을 위한 주장은 아니라고 판단됩니다. 병을 조기에 발견해서 치료가 손쉬울 때 빨리 치료해서 치료로 인한 부작용이나 부담을 줄이고, 생존율을 높이는 일을 결코 나쁜 일이라고 할 수 없으며, 개인의 안녕을 위한 선택을 억제하는 것은 또 다른 법적인 그리고 윤리적인 문제를 야기할 수 있기 때문입니다. 아마도, 이런 이유가 있어서 건강 검진에서 초음파를 제외하자는 주장이 나온 지 상당한 시간이 흐른 지금도 이런 법이 제정되지는 않은 것이라고 생각합니다.

갑상선 호르몬 이상

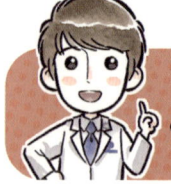

갑상선 호르몬에 이상이 생기는 경우를 알아봅시다.

[표 2-1] **갑상선 기능 이상 증상**

기능 저하	기능 항진
체온 저하	체온 상승
춥다.	덥다.
부종이 있고, 체중 증가	체중 감소
우울해지고 신경이 둔해진다.	감정기복이 심하고 예민해진다.
+/-	심계 항진
동작이 둔해진다.	과도하게 활발해진다.

갑상선 기능 저하

갑상선 호르몬이 부족해서 기능이 저하되면 에너지 공급이 잘 안되니까 체온이 떨어져서 춥습니다. 얼굴부터 붓기 시작해서 온몸이 붓고 살이 찝니다. 특히 눈 주변과 얼굴 주변이 많이 붓고 잘 가라앉지 않습니다. 피부가 차갑고 축축하게 느껴집니다. 머리카락이 많이 빠지고, 기억력이 감퇴하여 멍한 느낌이 들며 우울함을 느낍니다. 신경이 둔해지고 심한 경우에는 동작이 둔해지기까지 합니다. 여러 가지 기능이 저하된다고 생각하시면 됩니다. 아무것도 하기 싫어져서 무기력하고 늘 피곤합니다.

MC 연지
갑자기 살이 쪘다고 하면 보통 몇 킬로그램을 이야기하나요?

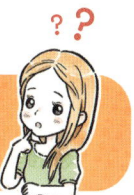

보통 3~4kg을 이야기합니다. 정상적으로 활동하면서 갑자기 찌는 경우를 말합니다.

하지만 이런 간단한 증상만으로는 갑상선 기능의 이상을 진단하기 어렵고 파악도 쉽지 않습니다. 그래서 〈갑상선 브로스〉에서는 처음으로 갑상선 기능 이상과 관련된 셀프 체크리스트를 만들어 보았습니다.

다음은 갑상선 기능 저하의 증상입니다.

[표 2-2] 갑상선 기능 저하 증상 체크리스트
☐ 갑자기 살이 찐다.
☐ 몸이 푸석푸석 붓는다.
☐ 눈 주변이 특히 많이 붓는다.
☐ 부기가 잘 가라앉지 않는다.
☐ 남들보다 추위를 많이 탄다.
☐ 예전과 달리 더 춥게 느껴진다.
☐ 늘 피곤하다.
☐ 피부가 차갑고 축축한 느낌이다.
☐ 머리카락이 많이 빠진다.
☐ 기억력이 감퇴하고 멍한 느낌이다.
☐ 말이 어눌해진다.

갑상선 기능 항진

다음은 갑상선 기능 항진의 증상입니다.

갑상선 기능 저하와 반대로 갑상선 호르몬이 과도해서 기능 항진 상태가 되면 체온이 올라가서 덥고 심박수가 증가합니다. 감정 기복이 심하고 예민해져서 신경이 날카로워지기도 합니다. 갑상선 기능 항진이 되면 마르고 대사율이 높기 때문에 식욕은 좋아지지만 살이 빠집니다.

머리카락이 많이 빠지거나 늘 피곤한 증상은 갑상선 항진과 저하 체크리스트에 모두 들어가 있습니다.

[표 2-3] 갑상선 기능 항진 증상 체크리스트

- ☐ 갑자기 살이 많이 빠졌다.
- ☐ 땀이 많이 난다.
- ☐ 남들보다 더위를 많이 탄다.
- ☐ 예전과 달리 더 덥게 느껴진다.
- ☐ 자주 심장이 벌렁대고 두근대는 느낌이다.
- ☐ 피부가 따뜻하고 건조하다.
- ☐ 머리가 많이 빠진다.
- ☐ 갑자기 화가 나고 감정 조절이 잘 안된다.
- ☐ 성격이 많이 급해졌다.

별다른 문제가 없어도 많은 사람들이 느낄 수 있는 흔한 증상도 있어서 애매하게 생각될 수도 있지만 그래도 체크해보고 이 중 5가지 이상이 있으면 전문가를 찾아 병원을 방문해 혈액 검사를 해보는 것이 좋겠습니다. 더위를 많이 타고, 감정 기복이 심해지는 증상은 갱년기 증상과 유사해서 헷갈릴 수는 있기 때문에 전문가와 상의가 필요합니다.

이런 체크 리스트는 이전에는 없었습니다. 이번에 만들어 봤는데, 독자 여러분께 도움이 되시리라 생각합니다. 갑상선을 다루는 전문가는 환자 얼굴만 봐도 바로 상태를 짐작할 수 있습니다. 하지만 일반 사람들이 그런 감을 익히는 것은 쉬운 일이 아닙니다. 이런 증상들은 다른 질환으로 생기는 경우도 있을 수 있습니다.

그래서 이 체크리스트에서는 보수적으로 5개 이상의 증상이 있으면 검사를 해보시라고 권해드립니다. 주의할 점은 한 두 가지 증상이라도 매우 심하면 역시 검사를 해 보시길 바랍니다.

갑상선
브로스

갑상선 질환의 증상과 치료

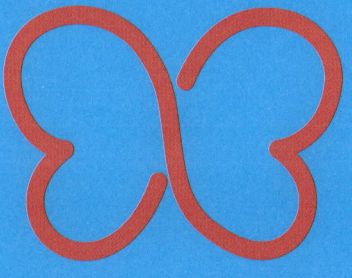

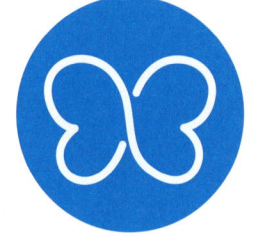

CHAPTER 03 갑상선 기능 저하

갑상선 기능 저하의 증상

갑상선 호르몬이 적게 나오는 것을 기능 저하라고 합니다. 앞장의 표 2-1에서 설명했듯이 몸의 열량이 부족해지기 때문에 춥고 실제로 체온도 조금 낮아지게 됩니다. 그러면서 사람이 푸석푸석 붓는데 이 부종은 신장 기능이 나빠서 붓는 것과는 다른 양상을 보입니다.

[표 2-1] **갑상선 기능 이상 증상**

기능 저하	기능 항진
체온 저하	체온 상승
춥다.	덥다.
부종이 있고, 체중 증가	체중 감소
우울해지고 신경이 둔해진다.	감정 기복이 심하고 예민해진다.
심장 기능 변화 없음	심계 항진
동작이 둔해진다.	과도하게 활발해진다.

갑상선 기능 저하에서는 주로 얼굴과 눈 주변이 푸석푸석하게 붓고 더 심해지면 전신에 부종이 옵니다. 에너지가 부족하다 보니 활동성이 떨어지고 조금만 움직여도 금방 지칩니다. 증상이 심해지면 말도 어눌하고 머리도 멍한 것이 정신도 맑지 않다고 합니다. 현대를 살아가는 사람들 중에 이런 증상 한 두 가지가 없는 사람은 없습니다. 그래서 앞에서 설명한 체크리스트를 참고하기를 권합니다.

[표 2-2] **갑상선 기능 저하 증상 체크리스트**

☐ 갑자기 살이 찐다.
☐ 몸이 푸석푸석 붓는다.
☐ 눈 주변이 특히 많이 붓는다.
☐ 부기가 잘 가라앉지 않는다.
☐ 남들보다 추위를 많이 탄다.
☐ 예전과 달리 더 춥게 느껴진다.
☐ 늘 피곤하다.
☐ 피부가 차갑고 축축한 느낌이다.
☐ 머리카락이 많이 빠진다.
☐ 기억력이 감퇴하고 멍한 느낌이다.
☐ 말이 어눌해진다.

MC 연지

그렇게 체크를 해 본 결과 갑상선 기능 저하가 의심된다면 다음에는 무슨 검사를 어떻게 해야 정확하게 알 수 있을까요?

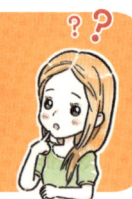

병원에서는 증상이 의심되면 갑상선 호르몬을 측정하는 혈액 검사를 합니다. 이 검사는 결과가 비교적 빨리 나오고 바로 파악을 할 수 있습니다. 물론 검사 내용과 해석에는 복잡한 부분이 있지만 그건 전문가에게 맡기면 됩니다.

진단이 된 후에는 치료 계획을 세우게 되는데 가장 중요한 것은 호르몬의 부족한 부분을 채워주는 것입니다. 혈액 검사를 통해 갑상선 기능 중 부족한 정도를 파악하고 바로 조치할 수 있습니다. 주로 갑상선 호르몬제를 복용합니다.

MC 연지

그러면 바로 완치가 되나요?

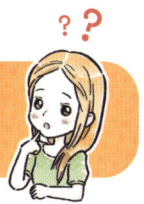

병이 발병했을 때는 그 병의 원인을 찾아서 제거해 주어야 완치가 됩니다. 하지만 갑상선 기능 저하를 유발하는 상태는 원인을 찾기 힘들고, 찾더라도 교정이 어려운 경우가 많습니다. 그 이유는 갑상선 기능 저하가 오는 상태는 대부분 원래대로 돌아갈 수 없는 비가역적인 상황이어서 그렇습니다.

가장 중요한 기능 저하 원인은 수술입니다. 그림 3-1에서 보듯이 갑상선이 온전히 있거나, 반만 절제한 경우에는 일상생활에 필요한 정도의 호르몬은 나옵니다. 이런 경우에는 대다수 갑상선 기능 저하가 오지 않습니다. 어떤 이유로 갑상선을 모두 제거한 경우에 갑상선이

[그림 3-1] **갑상선 수술 범위**

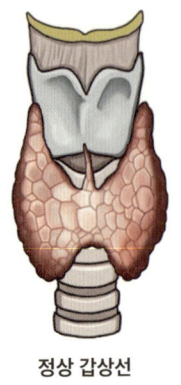 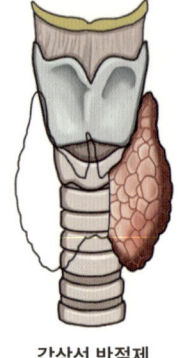 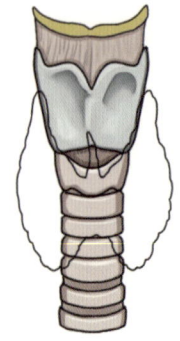

정상 갑상선   갑상선 반절제   갑상선 전절제

새로 생길 수 없고 기능을 회복할 수 없기 때문에 평생 약을 복용해야 합니다.

하지만 갑상선 수술을 받지 않았지만 기능 저하가 생기는 사람도 상당수가 있습니다. 가장 흔한 것은 '만성 갑상선염'이라는 질환입니다. '염'이라는 말을 사용하지만 일반적으로 우리가 생각하는 그런 염증은 아니고 일종의 자가면역 질환입니다. 자기 몸에서 왠지 모르지만 갑상선을 계속 공격해서 파괴하는 항체가 생겨나는 겁니다. 이 항체로 파괴된 갑상선 조직으로 인해 갑상선 기능은 점점 저하됩니다.

대표적인 것이 하시모토 갑상선염입니다. 갑상선을 공격하는 자가면역항체가 지속적으로 갑상선 조직을 파괴하기 때문에 갑상선 기능이 서서히 저하되는 병입니다. 이 병의 원인인 자가면역항체가 왜 생기는지 모르기 때문에 근본적인 치료는 어렵습니다. 파괴된 갑상선으로 인해 저하된 부분만큼 기능을 보충해주는 치료 방법밖에 없습니다.

MC 연지's 알아두면 좋은 꿀팁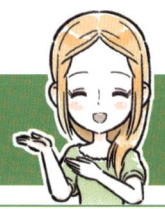

하시모토 갑상선염 관련된 유명한 이야기를 제가 전해드리겠습니다.

원래 이 병은 하시모토라는 사람이 발견해서 이름을 붙여서 하시모토 갑상선염이라 부릅니다.

하시모토는 1900년대 초반에 이 병을 발견했습니다. 아주 뛰어난 학생이었기에 이런 발견을 하고 자신의 이름을 남기게 되었지만 이 시대에는 상상도 힘든 일이었습니다. 학생이 발견해도 학생의 지도교수 이름으로 발표하지 학생 이름으로 하게 두지 않았을 겁니다. 하지만 당시 하시모토의 지도교수였던 유명한

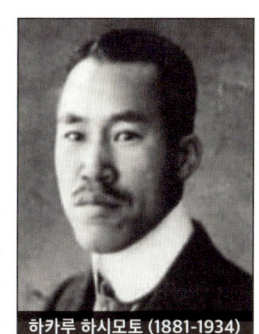

하카루 하시모토 (1881-1934)

의학자 노구치 교수는 학생의 이름을 붙여 병을 명명하고 세계 학회에 발표하게 배려했습니다. 정말 아름다운 이야기입니다.

노구치 가문은 지금까지 100년이 넘게 벳부에서 갑상선 클리닉을 운영하고 있습니다. 일본 왕실의 주치병원으로 세계적으로도 명성이 높습니다. 벌써 4대 노구치가 원장으로 재직 중입니다.

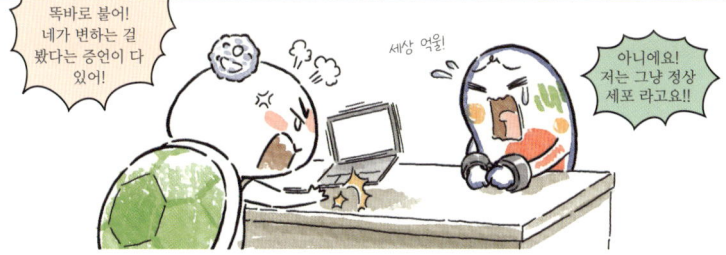

하시모토 갑상선염은 시간이 지날수록 기능이 점점 저하되기 때문에 고령층에 더 많을 것이라고 생각하지만 꼭 그렇지는 않습니다. 일반적으로는 중년 여성에게 많이 발견되는데 젊은 연령층에도 없는 것은 아닙니다. 여성에게서 더 많이 발병하지만 정확한 원인은 밝혀지지 않았습니다.

갑상선 기능 저하의 치료

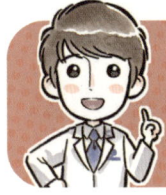

갑상선 기능 저하의 치료는 부족한 호르몬을 호르몬제로 보충해 주면 됩니다.

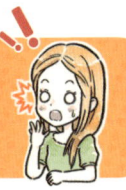

호르몬제라고 하면 여성은 자궁암이나 유방암이 걸리는 것 아닌가 무섭고 걱정이 됩니다.

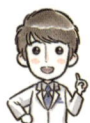

호르몬제에 대한 거부감이 있지만 이 갑상선 호르몬은 여성 호르몬이나 다른 호르몬과는 전혀 다른 계열의 호르몬입니다. 지금 사용되고 있는 갑상선 호르몬제는 우리

몸에서 생성되는 갑상선 호르몬과 똑같은 호르몬이어서 전혀 위험하지 않습니다.

여성 호르몬의 영향을 받는 기관에 영향을 주지는 않지만 갑상선 호르몬제를 복용할 때도 주의할 점이 있습니다. 안전한 약이기는 하지만 용량 과다일 경우 위험하기 때문입니다.

과거 일본에서 갑상선 호르몬제를 먹으면 살이 빠진다고 소문이 나서 젊은 여성들이 과량 복용하여 많은 사람들이 사망하는 사건이 일어났습니다. 사망 원인은 과도한 기능 항진으로 심계 항진이 오고 심장에 무리를 준 것으로 밝혀졌습니다. 그래서 현재 이 약은 처방전 없이 절대 구입할 수 없는 약입니다.

MC 연지

갑상선 호르몬의 재료가 요오드라고 하는데 기능 저하가 있으면 요오드 같은 걸 먹으면 호전되지 않을까요?

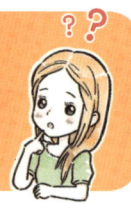

그런 생각을 많이 하는데 실제로는 그렇지 않습니다. 특히 하시모토 갑상선염은 요오드 섭취가 많은 지역인 일본이나 한국에서 훨씬 더 흔합니다. 그리고 요오드 섭취가 많으면 병이 빨리 악화되는 것으로 알려져 있습니다. 표 3-2는 식품에 함유된 요오드 수치인데 단위 그램당 가장 많은 요오드를 포함하고 있는 것은 다시마입니다.

[표 3-2] **식품의 요오드 함량**

식품	섭취량	함량 (mcg)	식품	섭취량	함량
다시마즙	5g	9,000	꽁치	작은1도막	65
건조다시마	2g	3,500	삼치	작은1도막	45
다시마말이	5g	1,000	고등어	작은1도막	35
한천	1g	180	우유	200ml	41
톳	5g	1,500	닭고기	100g	33
미역	2g	150	쇠고기	100g	23
김	(1장) 2g	120	두유	200ml	8
			바나나	1개	9

우리나라 사람들은 해조류를 좋아하는데 실제로 일본보다 우리나라가 더 많이 먹는다고 합니다. 수년 전에 호주 FDA에서 동양계 호주 여성들이 너무 많은 요오드를 섭취하고 있으며 특히 출산 전후에 과도한 요오드를 섭취한다고 발표한 적이 있었습니다. 이것은 한국계 여성들이 출산 후 먹는 미역국을 보고 호주의 기준으로는 위험하다고 생각한 것입니다.

예전에는 누가 그런 말을 퍼뜨렸는지 아기 분유를 다시마를 우린 물에 타서 먹이는 것이 유행하기도 했습니다. 그건 정말 위험한 일입니다. 더구나 아기에게 더 위험하며 정말 해서는 안될 일입니다.

MC 연지
갑상선 건강을 위해 피해야 한다거나 추천하고 싶은 음식은 무엇이 있을까요?

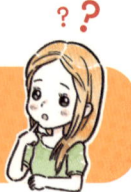

원론적으로 이야기하면 그런 건 딱히 없어서 의사들은 그냥 제철에 나는 건강한 음식을 먹으라는 말을 합니다. 거기에 더 추가한다면 만성 갑상선염이 있어 기능 저하가 오는 경우에는 셀레늄^{Se}, 아연^{Zn}이 많은 음식이 좋고, 해조류를 너무 많이 먹으면 악화된다는 보고가 있습니다. 양배추를 비롯한 십자화과 채소는 너무 많이 복용하면 좋지 않다고 합니다. 그런데 이 '많이'라는 개념은 엄청나게 많이 먹는다는 뜻입니다. 예를 들자면 하루에 양배추를 20통씩 매일, 1년동안 지속적으로 먹는 정도를 뜻하는데요. 이럴 경우 갑상선 뿐만 아니라 다른 문제도 생길 거라고 볼 수 있겠죠? (웃음)

MC 연지's 알아두면 좋은 꿀팁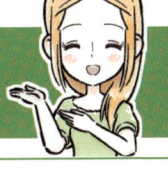

갑상선 기능 저하증의 치료

- **기능 저하의 주요 원인**: 수술적 제거, 만성 갑상선염
- 주요 치료법은 적절한 용량의 갑상선 호르몬 복용
- 만성 갑상선염(하시모토 갑상선염)은 자가면역 질환으로 근본적인 원인을 알 수 없고 치료 방법도 없다.
- 만성 갑상선염의 경우에는 요오드 섭취가 많으면 악화된다.
- 갑상선 건강을 위한 식습관은 특별한 것이 없다.
- 권장: 셀레늄^{Se}, 아연^{Zn}이 많은 음식
- 제한: 과도한 해조류와 십자화과 식물[1]

---

[1] (편집자 주) 배추과를 일컫는 말. 무, 갓, 배추, 케일과 겨자, 청경채 등의 식용 작물이 이 분류에 속한다.

CHAPTER 04 갑상선 기능 항진증

🦋 갑상선 기능 항진증의 증상

MC 연지

갑상선 기능 항진증은 앞에서 이야기한 기능 저하와는 반대 상황인 거죠? 체온이 올라가고, 체중이 감소하고, 심장이 벌렁거리고요.

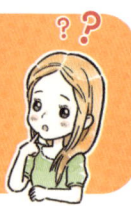

어떤 원인으로든 갑상선 호르몬 분비가 과다해져서 기능이 너무 높아지는 병입니다. 주요 증상은 에너지 대사가 늘고 열이 많이 발생해서 체온이 높아지고 덥습니다. 에너지 소비가 늘어나서 살도 빠집니다. 성격이 급해지고 감정의 기복이 심해지는 증상을 느끼게 됩니다. 말씀하신 대로 심계 항진이 와서 가슴이 두근거리는 증상이 생기고, 심할 경우 부정맥이 생기기도 합니다.

[표 2-3] 갑상선 기능 항진 증상 체크리스트

- ☐ 갑자기 살이 많이 빠졌다.
- ☐ 땀이 많이 난다.
- ☐ 남들보다 더위를 많이 탄다.
- ☐ 예전과 달리 더 덥게 느껴진다.
- ☐ 자주 심장이 벌렁대고 두근대는 느낌이다.
- ☐ 피부가 따뜻하고 건조하다.
- ☐ 머리가 많이 빠진다.
- ☐ 갑자기 화가 나고 감정 조절이 잘 안된다.
- ☐ 성격이 많이 급해졌다.

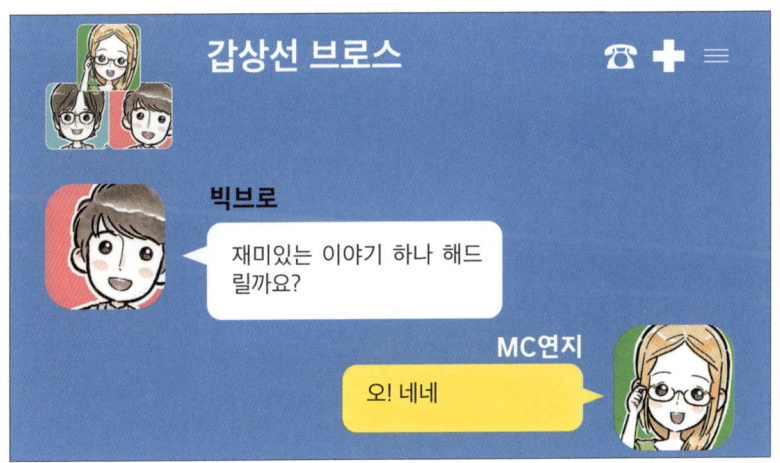

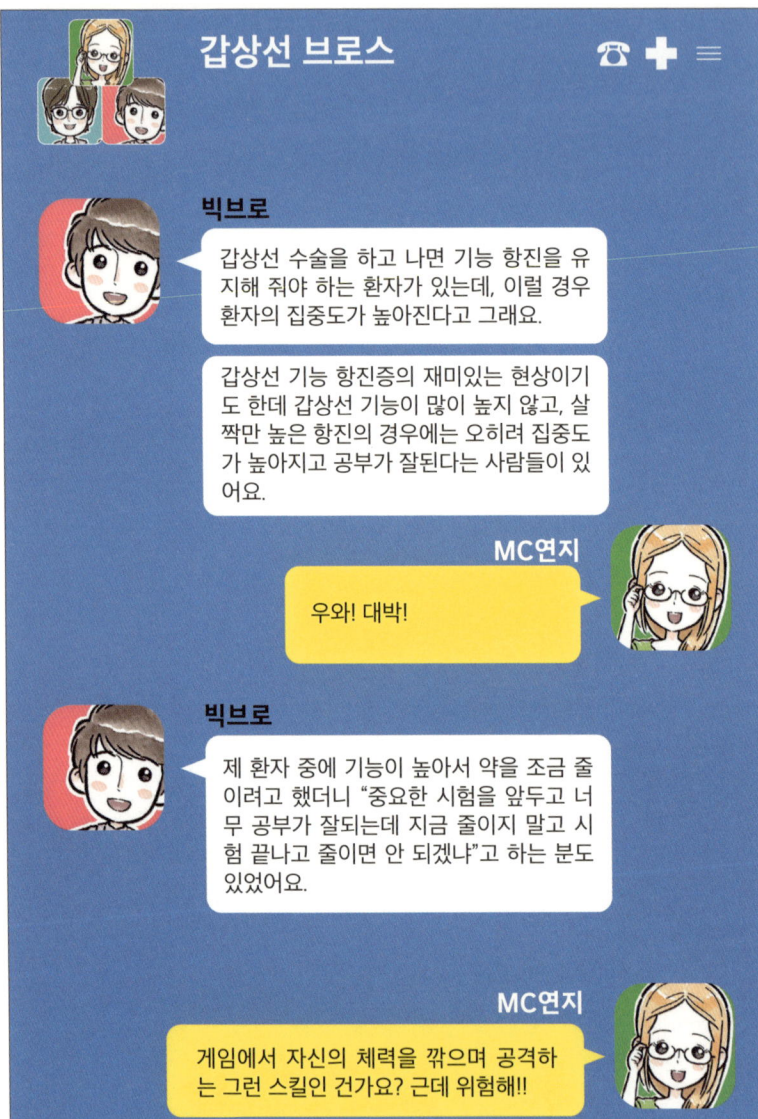

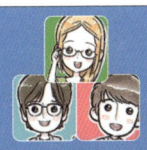 **갑상선 브로스**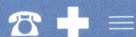

 MC연지
하지만...공부에 집중이 된다니 어쩌면 매력적일지도!?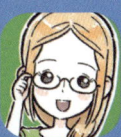

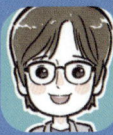 영브로
더 웃기는 이야기도 있어요. 모 대학의 유명한 내과 교수님이 손주 머리 좋아지라고 딸하고 며느리가 임신했을 때 갑상선 호르몬을 약하게 사용했다는 이야기도 있었습니다.

 MC연지
헉!? 임신 중에요??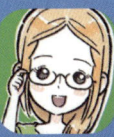

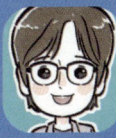 영브로
그래서 손자들이 다 머리가 좋다고 자랑까지 하신다고요.

MC연지
세상에...너무 위험하게 들리는데 괜찮은 거예요?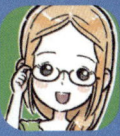

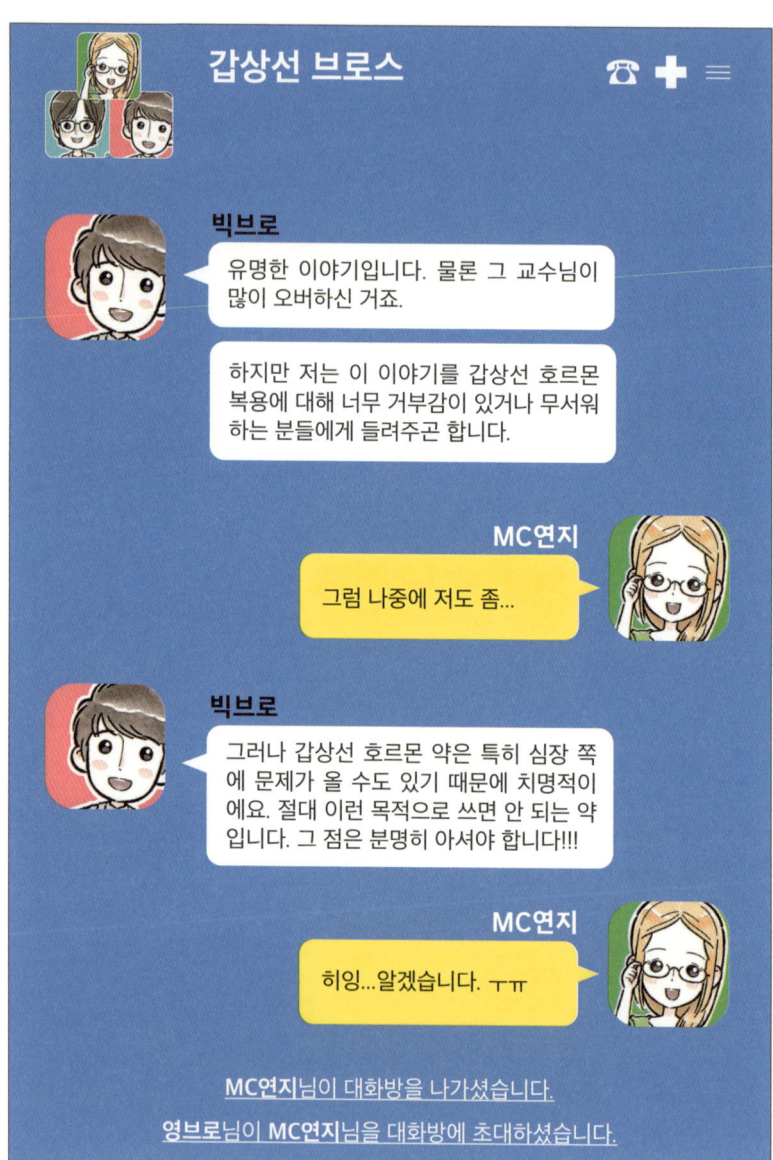

그레이브스병의 증상

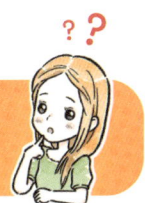

MC 연지
눈이 튀어나오면 갑상선에 문제가 있다는 이야기를 들었어요.

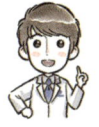

갑상선 기능 항진 증상 중에 눈이 튀어나오는 경우가 있다고 알려져 있습니다. 하지만 모든 사람들이 다 그런 것은 아닙니다. 원래 눈이 큰 분도 있으니 무조건 그렇다는 말은 사실이 아닙니다.

그 말은 아마도 갑상선 기능 항진증 중 대표적인 그레이브스병^{Graves' disease}을 이야기하는 것으로 판단됩니다. 그레이브스병이란 자가면역질환 중 하나인데 하시모토 갑상선염과 유사하게 갑상선에 들러붙는 자가면역항체가 원인이 되어 생기는 병입니다. 하지만 하시모토 갑상선염과는 달리 갑상선 세포를 계속 자극해서 기능이 조절되지 않고 항진이 지속되는 상태가 됩니다.

그레이브스병은 여성에게 몇 배 더 많이 발생하는 것으로 알려져 있습니다. 꽤 흔한 병이어서 우리가 잘 알고 있는 연예인도 많이 앓고 있습니다.

몸에서 생성된 자가면역항체와 면역 복합물질이 눈 뒤쪽의 공간에 쌓이면서 눈을 밀어내서 안구가 돌출되는 것입니다. 그림 4-1에서 보듯 심해지면 안구가 잘 움직이지 못해서 복시, 사시가 나타나기도 합니다. 안구 뒤편의 근육과 조직층들이 두꺼워지면서 안구가 점점 돌출되는

[그림 4-1] 그레이브스병 안병증 환자

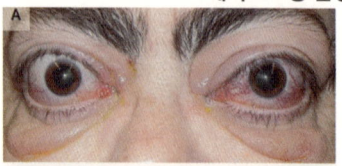
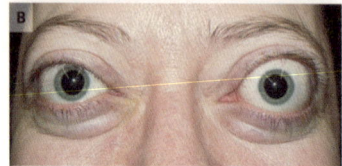
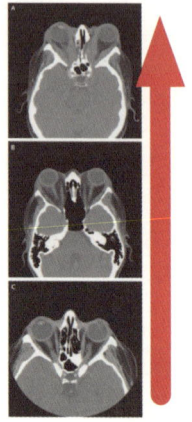

Figure 1. Patients with Graves' Ophthalmopathy
Panel A shows a 59-year-old woman with excess proptosis, moderate eyelid edema, and erythema with moderate eyelid retraction affecting all four eyelids. Conjunctival chemosis (edema) and erythema with bilateral edema of the caruncles, with prolapse of the right caruncle, are evident. Panel B shows a 40-yearold woman with excess proptosis, minimal bilateral injection, and chemosis with slight erythema of the eyelids. She also had evidence, on slit-lamp examination, of moderate superior limbic keratoconjunctivitis.

출처: N Engl J Med. 2010 February 25; 362(8): 726-738. doi:10.1056/NEJMra0905750

것을 볼 수 있습니다. 이런 상태가 되면 잠을 잘 때도 그렇고, 평소에도 눈이 잘 감기지 않게 됩니다. 그래서 안구 건조증이 생기고, 충혈되고, 각막 손상이 오기까지 합니다.

이렇게 이상이 생긴 상태를 그레이브스 안병증^{Ophthalmopathy}이라고 합니다. 초기에는 다양한 약물을 이용한 치료를 먼저 하게 되는데 아직까지는 결정적인 효과를 보이는 약물은 거의 없습니다. 게다가 이 그림과 같은 상태가 되면 약물 치료는 효과가 없습니다.

그레이브스병의 치료

MC 연지
그렇다면 안병증의 치료는 어떤 방법으로 해야할까요?

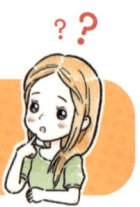

안구 뒤쪽에 면역 복합 물질이 쌓이는 이유가 갑상선을 공격하는 항체로부터 시작되는 것이기 때문에 원인을 제공하는 갑상선 조직을 없애 주면 이런 반응이 없어지거나 줄어들 수 있어서 갑상선 수술을 하는 것이 좋습니다. 아직까지 교과서에는 갑상선 수술을 해도 이미 튀어나온 눈이 호전되지는 않는다고 나와 있지만 수술을 하면 심한 안병증도 호전을 보인다는 많은 증거가 모이고 있어서 조만간 내용이 수정이 될 것으로 전망합니다.

이런 치료로도 예후가 좋지 못하거나 이미 안구 돌출이 심해서 사시, 복시가 온 사람은 안과에서 눈 뒤 안와의 압력을 줄여주는 수술을 받게 됩니다. 사시가 심하게 온 경우는 사시를 교정하는 수술을 동시에 진행할 수도 있습니다.

MC 연지's 알아두면 좋은 꿀팁

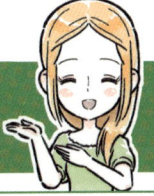

그레이브스병도 하시모토염처럼 사람의 이름을 딴 병명입니다. 그레이브스병은 역사적으로 이 병을 발견한 영국의사 그레이브스의 이름을 땄습니다. 그와 거의 동시에 독일 의사도 이 병을 발견하고 바세도우병 Basedow's disease 이란 이름을 붙였는데 이 이름도 함께 사용합니다. 영국, 미국을 비롯한 영어권 나라에서는 그레이브스병, 독일어권, 러시아 등의 나라에서는 바세도우병이라고 불립니다.

> **MC 연지**
> 대표적으로 어떤 증상이 있을까요?

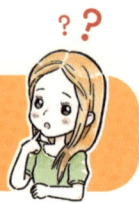

    이 병은 자가면역항체가 갑상선을 자극해서 계속 기능이 항진되도록 만드는 것이 원인입니다. 대표적인 증상은 다음과 같습니다.

- **갑상선 기능 항진증**Hyperthyroidism: 단순한 항진보다 심한 상태를 의미하는 Thyrotoxicosis라는 단어를 사용할 정도로 기능 항진이 심하게 나타난다.
- **갑상선 비대**Goiter: 갑상선 조직이 전반적으로 커지는 갑상선 비대. 정상의 거의 20~30배 정도로 커지는 경우도 많다.
- **안구 돌출증**Exophthalmos

    이들 증상을 그레이브스병의 대표적인 3가지 증상Symptom Triad이라고 부릅니다.

    그레이브스병은 기본적으로 내과 질환입니다. 약으로 치료하는 것이 원칙이란 뜻이죠. 주로 항갑상선제를 먹어서 치료를 하게 되는데 대표적인 두 가지 계열의 약을 사용합니다. 각기 작용하는 원리가 다르고 환자의 상황에 따라 선택합니다. 약의 선택은 정확한 검사 결과와 판단 기준에 의해 정교하게 하기 때문에 꼭 전문가와 상의를 하는 것이 좋겠습니다. 약을 쓰는 방식은 초기에 약 용량을 높여서 투여하여 초기 제압을 하고 난 후 서서히 약의 용량을 줄이면서 조절하는 방법을 쓰게 됩니다.

대부분 약으로 치료가 된다면 어려운 일은 아닐 것 같다고 생각하지만 완치는 다른 문제입니다. 일단 원인을 제거하지 못하고 호르몬의 생성이나 기능을 차단하는 목적의 약물 치료이기 때문에 완벽하게 낫는 것은 어렵다고 봐야 합니다. 내과에서는 약물 치료의 성공률이 70~78%라고 하지만 외과에서는 60% 정도가 겨우 될까 말까 하는 정도로 보고있습니다. 그리고 약물 치료가 성공한 경우에도 이 병은 완치라는 말을 잘 사용하지 않습니다. 그 이유는 상당한 효과를 보고난 후 안정화되면 약을 끊는 경우가 있는데 이럴 경우 다시 악화되어 약을 사용해야 하는 경우가 허다하기 때문입니다. 그리고 약을 써서 잘 듣는 경우도 있지만 어느 정도 반응하다가 약을 줄이면 다시 확 올라오는 경우도 있고, 약의 부작용이 생겨서 약을 오래 쓰지 못하는 경우도 있습니다.

이런 경우에는 수술이나 핵의학 치료, 즉 방사성 요오드^{Radio-Iodine} 치료를 고려하게 됩니다. 이 치료의 원리는 항체의 자극으로 과량의 호르몬을 쏟아내고 있는 갑상선 조직 자체의 부피를 줄여주는 것입니다. 방사성 요오드는, 방사능을 내는 요오드를 먹으면 그게 갑상선 조직에 의해 선택적으로 흡수되고 거기서 방사능이 나와서 갑상선 조직이 파괴되는 원리를 이용한 치료 방법입니다. 하지만 이 치료는 갑상선 조직이 너무 많이 커져서 방사성 요오드가 대량으로 요구될 때는 많이 먹어야 하는 위험 때문에 쓰지 못합니다. 임신 중이거나 어린 나이에는 쓰지 않으며 가임기 여성에서도 사용을 자제하도록 합니다.

> **MC 연지**
> 약물 치료가 안되면 수술을 해야하나요?

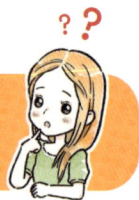

가장 최후에 선택할 수 있는 것이 수술인데 다음과 같은 경우입니다.

- 항갑상선제 치료에 효과가 없는 경우
- 항갑상선제 부작용으로 약물 사용이 불가능한 경우
- 내과적(약물) 치료나 방사성 요오드 치료 후 계속 재발하는 경우
- 심한 기능 항진으로 심혈관계 질환 등 부작용 발생하는 경우
- 심한 갑상선 비대 Huge Goiter
- 심한 안병증(안구 돌출)
- 조속한 임신을 원하는 가임기 여성

수술은 갑상선을 다 들어내는 방법이 있는데 이 수술은 갑상선이 너무 크거나, 안구 돌출, 다른 치료 후 재발한 경우에 사용합니다. 전통적으로 많이 사용하는 방법은 갑상선 조직의 일부를 남기는 그림 4-2 갑상선 아전 절제술 Subtotal Thyroidectomy, 즉 던힐 Dunhill 수술법입니다.

[그림 4-2] **그레이브스병 수술 방법** Subtotal Thyroidectomy

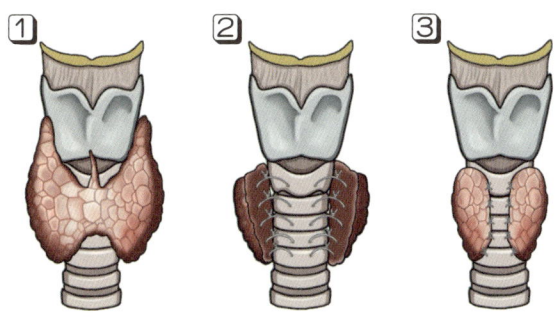

그림은 갑상선 ① 정상 조직, ② 부분 절제를 하고 기도에 조직을 붙여 꿰매주기 위한 봉합Suture 과정, ③ 마지막으로 수술이 완료된 모습입니다. 이 수술은 수술 후에 항갑상선제를 먹지 않고 기능 저하에도 빠지지 않도록 하는 목적의 수술입니다.

갑상선을 다 절제하는 방법보다 조직의 일부를 남기는 수술은 매우 어려운 수술입니다. 갑상선은 원래 뇌, 갑상선, 간 순서로 혈류가 아주 많은 조직입니다. 정상적인 상태에서도 피가 많이 흐르는데 그레이브스병이 되면 갑상선 조직은 더 비대해지고 갑상선으로 가는 혈류도 몇 배나 증가됩니다. 혈류량이 어마어마하게 증가해서 수술 자체도 쉽지 않은데 여기 그림처럼 일부 조직을 잘라내면 수술은 몇 배나 더 어려운 상황이 될 가능성이 높습니다. 어려워서 기피하는 수술이며 안타깝지만 이 수술을 하는 외과의사들이 우리나라뿐만 아니라 전 세계에서 점점 줄어들고 있는 실정입니다.

임신을 하려는 사람은 되도록 수술하고 아기를 갖도록 권하는데, 그 이유는 임신을 하게 되면 병이 악화되기 때문입니다. 과도한 갑상선 기능 항진으로 인해, 유산, 조산 등의 문제가 생길 수 있고, 태아의 성장 발육 부진, 태아 갑상선 장애도 생길 수 있습니다. 기능 항진이 악화되면 임산부의 심부전, 자간증 같은 문제도 발생할 수 있습니다.

영브라더's 한마디

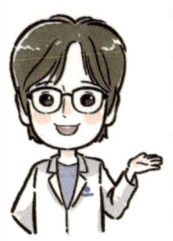

자간증 Eclampsia이란?

자간증은 고혈압이나 기타 심각한 징후와 증상을 유발하는 모성 질환을 뜻합니다.

임신부의 경우 태반을 통과하는 약물의 경우 사용이 제한되기 때문에 치료에 사용할 수 있는 약물이 별로 없어서 힘든 상황이 될 수 있습니다.

흔하지는 않지만 갑상선 기능 항진을 일으키는 질병 중에 갑상선에 생긴 혹이 계속 컨트롤 되지 않고 한없이 호르몬을 분비하는 병이 있는데 이걸 '독성 결절 Toxic Nodule'이라고 부릅니다. 이 병은 진단되면 약물 치료를 고려하지 않고 바로 수술합니다. 우리 몸의 어떤 부분에서도 이렇게 과도한 호르몬을 분비하는 혹에 대해서는 확실한 수술적 절제가 원칙이기 때문입니다.

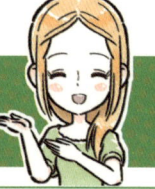

MC 연지's 알아두면 좋은 꿀팁

갑상선 기능 항진증에 좋은 음식과 피해야 할 음식

요오드 식품을 적당량 먹어야 한다는 건 이제 잘 알고 계신 내용이죠?

하지만 해조류가 무조건 나쁘다는 건 아닙니다. 해조류는 요오드가 많은 식품이고 엽록소의 보고랍니다. 수용성 비타민과 미네랄이 풍부하고 쉽게 흡수가 되는 훌륭한 식품이죠. 다만 갑상선 질환이 있는 분은 많이 섭취하면 좋지 않다고 기억해 주세요. 아무리 좋은 음식이라도 너무 많이 먹거나 한 가지 음식만 집중해서 먹는 것은 어리석은 식단이라고 해요.

거기에 추가해서 셀레늄이나 아연 복용도 도움이 된다고 합니다. 한 가지 더 말씀드리자면 장기간 갑상선 기능 항진 상태가 지속되면 골다공증의 위험도 높아지기 때문에 평소에 비타민D, 칼슘도 챙겨 드시는 것이 도움된다는 것도 기억해 주세요!

MC 연지's AI style 요약

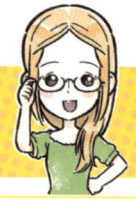

갑상선 기능 항진증의 진단과 치료
- 갑상선 기능 항진 체크리스트 확인, 자가 증상을 체크
- 기능 항진이 의심되면 전문가 진료받기
- 진단이 확정되면 증상의 원인, 경중을 따져 치료 방침 결정

치료 방법 선택
- 약물 치료
- 방사성 요오드 치료
- 수술: 갑상선 전절제술, 아전 절제술(던힐 수술)

갑상선 브로스

갑상선 종양과 암

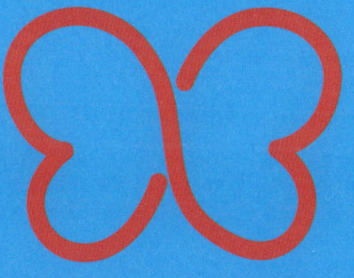

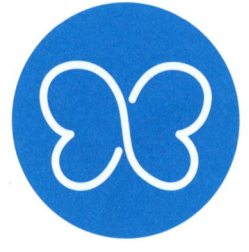

CHAPTER 05 갑상선 종양

🦋 갑상선 종양의 진단

MC 연지

> 제가 아는 분이 살을 빼고 나서 목에 혹이 만져져서 병원에 갔더니 의사 선생님이 갑상선 종양이라고 했어요. 혹이 아니라 종양이라고 말씀하시니 되게 무서웠대요. 혹과 종양은 어떻게 다른가요?

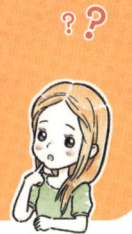

혹은 우리 몸에 어느 부위에나 다 생길 수 있습니다. 혹은 다른 말로 종양이라고 부르는데, 종양이라는 말을 듣고 암과 동일한 말이라고 생각해서 무서워하고 긴장하는 사람들이 많습니다. 종양은 양성 종양인 일반적인 혹과 사람들이 무서워하는 암인

악성 종양을 모두 다 포함하는 말입니다. 종양이란 말만 듣고 두려워할 필요는 없습니다.

목 초음파를 해 보면 우리나라 사람들 약 반 정도에서 갑상선 혹이 발견됩니다. 그 중 95%는 무서워하지 않아도 되는 양성 종양이고 나머지 5%만이 치료가 필요한 암입니다. 그러니까 지레 겁을 먹을 필요는 없습니다.

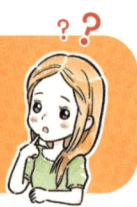

MC 연지
하지만 간단한 계산으로도 전 국민의 2.5% 정도는 암이 있다는 것이니까 갑상선암의 빈도는 아주 높은 편 아닌가요?

네, 높습니다. 하지만 이 수치 안에는 아주 미미한 초기암도 포함되어 있기 때문에 너무 무서워할 필요는 없습니다. 정확한 진단과 근거를 바탕으로 치료를 잘 받고 현명하게 대처하면 나을 수 있습니다.

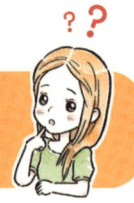

MC 연지
갑상선 종양의 진단은 어떻게 하나요?

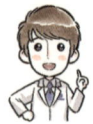

옛날에는 의사가 환자의 목에 있는 혹을 손으로 만져서 갑상선 종양을 진단했습니다. 하지만 커다란 혹이 아니면 잘 만질 수가 없습니다. 전문의도 갑상선혹을 만져서 진단할 수 있는 확률이 50% 정도밖에 되지 않는다고 합니다. 그렇기 때문에 초음파 검사를 해서 종양의 모양을 봐야 합니다.

옛날에는 초음파로 암을 감별할 수 없다는 게 정설이었는데 요즘은 초음파 기술이 많이 발전하고 노하우도 축적되어 초음파만으로도 암을 구별할 수 있습니다.

그림 5-1는 「미국 갑상선 학회 2015년 가이드라인」American Thyroid Association, ATA Guideline에 수록된 것인데 암의 위험도를 단계별로 분류해 놓은 것입니다. 맨 위에 있는 모양을 보이면 암일 확률이 70~90% 정도라고 할 수 있다는 것입니다.

하지만 이 모양만 보고서 암을 확진할 수는 없고, 결국 조직 검사를

[그림 5-1] 암의 위험도 단계별 분류 (미국 갑상선 학회 2015년 가이드라인)

- 높은 의심 70~90%
- 중간 의심 10~20%
- 낮은 의심 5~10%
- 매우 낮은 의심 <3%
- 양성 <1%

악성 종양의 위험성

Thyroid. 2016 Jan 1; 26(1): 1-133.
doi: 10.1089/thy.2015.0020
PMCID: PMC4739132
PMID: 26462967
2015 American Thyroid Association Management Guidelines for Adult Patients with Thyroid Nodules and Differentiated Thyroid Cancer: The American Thyroid Association Guidelines Task Force on Thyroid Nodules and Differentiated Thyroid Cancer

해야 합니다. 조직 검사는 수술로 작은 조직을 떼어내서 병리학 진단을 하는 것을 뜻합니다. 하지만 갑상선은 혈류가 아주 많은 기관이기 때문에 아무리 조심스럽게 조직을 조금만 떼어내고 싶어도 출혈이 어마어마해서 조직 검사란 것이 엄청난 수술이 되어버릴 수 있습니다.

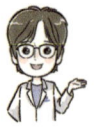 그래서 세침흡인 검사 FNAB : Fine Needle Aspiration Biopsy 그림 5-2로 세포를 채취해서 현미경으로 확인하는 방법으로 검사합니다.

[그림 5-2] 세침흡인 검사 (FNAB: Fine Needle Aspiration Biopsy)

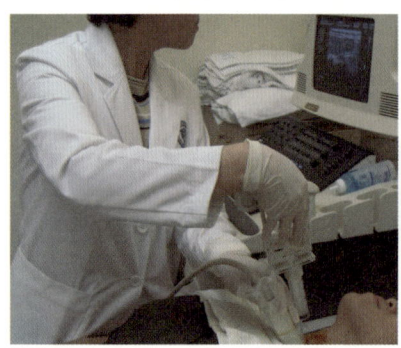
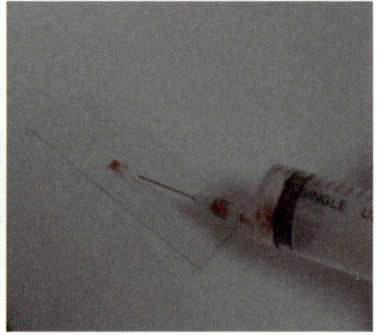

이 검사는 초음파를 보면서 가장 의심스러운 혹에 가는 바늘을 찔러서 세포를 채취해 내는 방법입니다. 가는 바늘세침로, 뽑아낸다흡인는 뜻입니다. 주사기로 채취한 세포를 유리 슬라이드에 도말해서 염색을 한 후 현미경으로 살펴보고 진단합니다. 그림 5-3

검사를 하는데 여러 번 찔려서 아팠다고 하는 분도 있지만 여러 군데에서 채취를 해서 검사해야 보다 정확한 진단을 내릴 수 있습니다.

[그림 5-3] **세침흡인 검사 후 현미경 사진**

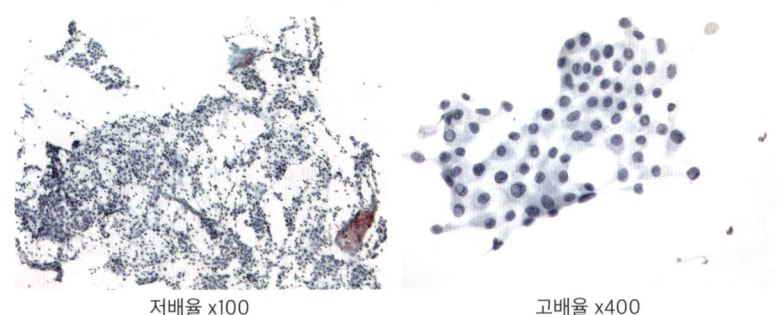

저배율 x100　　　　　　　　고배율 x400

현미경으로 보고 판단하는 것은 병리과 의사의 역할입니다. 가장 흔한 유두상 갑상선암은 세포의 모양과 군집이 특이한 형태를 취하기 때문에 초심자도 진단을 내릴 수 있을 정도지만, 진단이 잘 되지 않는 여러 암들이 있습니다. 그래서 전 세계적으로 세포 검사 결과를 표 5-1처럼 카테고리로 분류해서 보고하도록 했습니다. 이 시스템은 베데스다 시스템 Bethesda System이라고 불립니다. 예전에는 병리의사마다 사용하는 표현이 달라서 혼란이 많았는데 이제는 병리의사와 우리 임상 의사간의 소통 방법을 통일한 것입니다.

[표 5-1] **세침흡인 검사 결과** Cytodiagnostic Categories

Bethesda system : Category 1 ~ 6		
카테고리 1번	진단 불가	세포부족
카테고리 2번	양성 종양	암확률 0 ~ 3%
카테고리 3번	비정형 세포	암확률 5 ~ 15%
카테고리 4번	여포성 종양	암확률 15 ~ 30%
카테고리 5번	암 의심	암확률 60 ~ 75%
카테고리 6번	암	암확률 97 ~ 99%

여기 보면 카테고리 6번은 암이 분명하다는 뜻으로 확률은 98% 정도 보면 됩니다. 하지만 환자들이 이해하지 못하는 결과가 바로 카테고리 5번입니다. 암 의심이라고 하면 "아니, 암이면 암이고 아니면 아닌 거지, 암 의심은 대체 뭔가요?"라며 항의하기도 합니다. "무슨 병원이 이런 어정쩡한 진단을 내리냐"고 하는 겁니다. 환자 입장에서 보면 충분히 이해가 가는 이야기입니다.

카테고리 5번 진단은 이렇게 이해하면 되겠습니다. 암처럼 생긴 세포가 나오긴 했는데 그 수가 좀 적거나, 생긴 모양이 특징적이지 않지만 모양이 이상해서 많이 찜찜해 보인다 정도로 보면 됩니다. 원래 이 카테고리는 암 확률이 약 70% 정도 되는 것이 정상인데 우리나라에서는 병리의사도 자기 방어적으로 판독하기 때문에 암 확률은 85% 정도에 이릅니다.

병리의사가 판독한 결과지를 보면 짐작할 수 있는 부분이 있습니다. 보통 '암 의심'이라는 카테고리 5번의 진단을 내릴 때는 구구절절 말을 늘어놓으면서 설명하고 마지막에 "이러한 이유로 암이라고 판단한다"라고 기록하는 것이 보통입니다. 하지만 이와 달리 아예 거두절미하고 그냥 "암 의심"이라고 해 놓거나, 판독 내용은 전형적인 암에 대한 모습으로 써 놓고 "암 의심"이라고 하는 경우도 있습니다. 그런 판독 결과지를 보면 임상의사는, "아하, 이 병리의사가 암이라고 생각은 하면서도 한 발 뺐구나" 정도로 판단합니다.

그리고 이런 애매한 결과들이 나오는 이유는 세침흡인 검사는 그 덩어리의 전체를 다 조사할 수 없으니까, 일부만 뽑아내서 검사하는 것이기 때문입니다. 말하자면 투표할 때 출구 조사 같은 샘플링 테스트라는 것입니다. 간혹 출구 조사가 틀리기도 하는 것을 볼 수 있듯이 전체를 다 조사할 수 없는 환경에서는 결국 이런 한계가 존재하게 됩니다.

가장 중요한 점은 암은 암세포로만 이루어진 보따리 같은 것은 아니라는 겁니다. 암세포도 있고 혈관 세포나 주변의 결체조직 세포 같은 것들이 다 섞여 있는 게 암덩어리이기 때문에, 바늘로 찌른 부분에 암세포가 있어서 딱 뽑혀 나오면 암이라고 진단을 할 수 있지만 그렇지 않으면 진단이 어려울 수 있습니다. 세침흡인 검사는 세포를 직접 보고 찌르는 게 아니라 초음파로 덩어리를 보면서 바늘로 찌르는 것이니까 이런 문제가 발생할 수 있습니다.

그래서 한 번 검사에서 암이 아니라고 나와도 초음파 모양이 암 같으면 꼭 다시 검사를 하는 것이 맞습니다. 초음파 모양도 그렇고, 너무 명백하게 암이 아니라고 나온 경우에는 이런 검사를 다시 할 필요가 없습니다. 6개월 정도 후에 초음파로 종양 모양이 변하나, 크기가 커지지는 않나 정도만 살펴보면 됩니다. 하지만 초음파 모양이 찜찜해 보인다고 하면, 즉 암이 의심되는데 암세포는 나오지 않았다고 하면 세침흡인 검사를 다시 해 보는 것이 좋습니다. 전문가는 초음파 모양만 봐도 알 수 있기 때문에 꼭 전문가의 말을 따르면 도움이 될 것입니다.

> **MC 연지**
> 카테고리 3번에 비정형 세포라는 게 있잖아요. 모양이 이상하다해서 붙여진 이름 같은데 저것도 되게 애매하게 느껴지거든요.

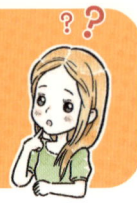

　　　　세침흡인 검사 결과 카테고리 중에 더 문제가 되는 것은 바로 카테고리 3번입니다. 비정형 세포^{Atypia}라는 결과인데 세포 모양이 정상은 아니라는 말입니다. 쉽게 설명하면 암도 아니지만 정상 세포도 아니라는 말이에요. 이 진단에 대해서도 비과학적이라는 불만이 있을 수 있습니다. 암 확률이 5~15% 된다는 건데 수술하기에는 증거가 약하고, 그렇다고 그냥 내버려 둘 수도 없다는 뜻이어서 꼭 다시 한 번 더 검사를 해 봐야 합니다.

　비정형 세포가 나오면 굉장히 애매해요. 근데 비정형 세포가 나오면 저는 3개월 뒤에 세침 검사를 꼭 한번 더 해보자고 해요. 비정형 세포가 처음 나왔을 때는 암의 가능성을 10% 정도로 봐야 돼요. 그런데 우리 기관에서 연구한 결과 비정형 세포가 두 번 나왔던 환자들을 수술해 보니 암의 가능성이 60%였단 말이죠. 그래서 사실 두 번 이상 비정형 세포가 나오면 저는 수술을 권합니다.

　카테고리 2번은 양성 종양은 더 이상 검사를 할 필요가 없습니다. 다만 정기적으로 초음파를 봐서 종양이 자라거나 모양이 이상하게 변하지만 않으면 그냥 지켜봐도 됩니다. 그리고 카테고리 1번은 세포수가 너무 적어서 진단이 불가능하다는 뜻이어서 다시 검사를 해야 합니다.

MC 연지

암을 판단하는건 너무 어렵습니다. 세포가 정상은 아닌데 암은 아니라고 하면 저라도 답답할 것 같아요. 암을 알 수 있는 그런 확실한 증상이 있을까요?

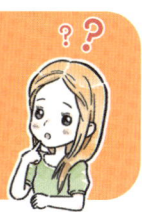

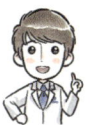

갑상선암은 특별한 증상이 없는 암이기 때문에 증상을 통해서 미리 알 수 있는 것은 없습니다. 암이 많이 커지고 주변 조직을 침범하면 그제서야 증상이 나타납니다. 예를 들면 갑상선 후면에 있는 성대 신경을 침범하면 목소리 변성이 오는데 갑상선암 때문에 변성이 오면 아주 허스키한 쉰 목소리가 됩니다. 목소리를 많이 써서 피곤해 목이 잠기는 것과는 들어보면 금방 구분이 됩니다. 기도를 침범하면 숨 쉬기가 힘들어지고 식도를 침범하면 삼키는 것이 힘들어지는 증상이 생길 수 있습니다.

이렇듯 갑상선암 특유의 증상이 없기는 하지만, 그래도 여러분이 스스로 암을 의심하고 자가 진단을 해볼 수 있는 체크리스트 표 5-2를 만들어 보았습니다. 이 리스트에서 한 가지라도 증상이 있으면 전문가에게 진단을 받아 보는 것이 좋겠습니다.

[표 5-2] 갑상선 암이 의심된다면 확인하는 셀프 체크리스트

- ☐ 갑상선 부위에 딱딱하게 만져지는 혹
- ☐ 손으로 움직여 봤을 때 움직이지 않고 고정된 혹
- ☐ 갑자기 빨리 자라는 혹
- ☐ 갑자기 목소리 변성이 발생
- ☐ 숨쉬기 힘든 증상
- ☐ 삼키기 힘든 증상
- ☐ 갑상선 혹이 있는 쪽 옆목의 림프절 비대

MC 연지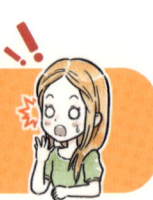

갑자기 빨리 자라는 혹이라고요?
얼마나 자라면 빠른 걸까요?

빅브라더's 한 마디

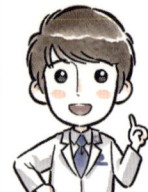

7의 법칙(Rule of 7)에 주목하세요!

몸에 생긴 어떤 혹이 **7일** 이내 급격히 커지면
⇨ 염증 반응으로 무서워할 필요 없습니다.

혹이 있긴 한데 한 **7년** 이상 변화가 없다면
⇨ 선천성 혹! 역시 무서워할 필요 없습니다.

혹이 7개월에 걸쳐서 자라고 있다.

➡ **암의 가능성이 높습니다!** 당장 병원으로 가세요!

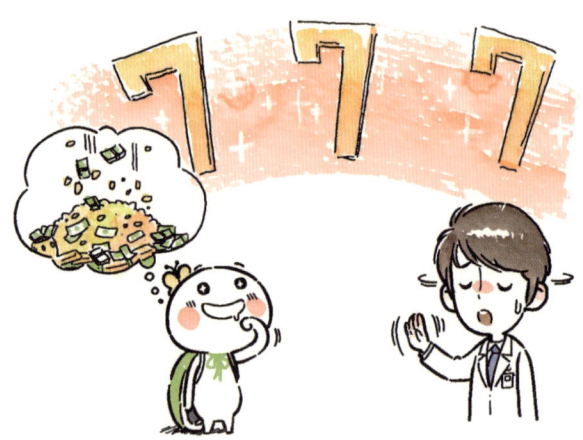

06 갑상선 종양 진단 후

갑상선 종양의 수술

MC 연지

갑상선 검사 이후 어떤 일을 해야 하나요?
갑상선에 있는 종양을 검사하면 6가지 단계의
결과가 나온다고 들었어요.

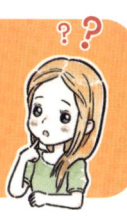

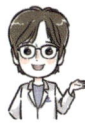
표 5-1를 다시 살펴보면 카테고리 3번까지는 수술하지 않아도 되는 진단명이고 4번 이후는 수술이 필요합니다.

[표 5-1] 세침흡인 검사 결과 Cytodiagnostic categories

Bethesda system : Category 1 ~ 6		
카테고리 1번	진단 불가	세포부족
카테고리 2번	양성 종양	암확률 0 ~ 3%
카테고리 3번	비정형 세포	암확률 5 ~ 15%
카테고리 4번	**여포성 종양**	**암확률 15 ~ 30%**
카테고리 5번	**암 의심**	**암확률 60 ~ 75%**
카테고리 6번	**암**	**암확률 97 ~ 99%**

 몸에 생긴 어떤 종양이 암일 확률이 5% 미만이라는 결과를 얻는다면 굳이 수술을 하지 않고 좀더 지켜볼 수 있다고 판단합니다. 카테고리 6번 암 Cancer 으로 진단되거나 카테고리 5번 암이 강력히 의심된다 Highly Suspicious Cancer 는 진단을 받게 되면 수술을 하는 것이 맞습니다. 갑상선암에서 카테고리 5번 '암이 의심된다'는 결과는 환자의 입장에서는 불분명한 진단으로 수술을 받는다는 생각이 들어 꺼림칙할 수도 있을 것입니다. 하지만 이 경우에는 암일 확률이 60~75% 정도이기 때문에 수술로 제거하는 것이 안전합니다.

 그리고 카테고리 4번 여포성 종양이라는 진단은 암인지 아닌지 세포만으로는 진단할 수 없다는 뜻입니다. 암일 확률이 15~30% 정도로 보기 때문에 역시 수술을 권합니다. 확률로만 보면 어떨지

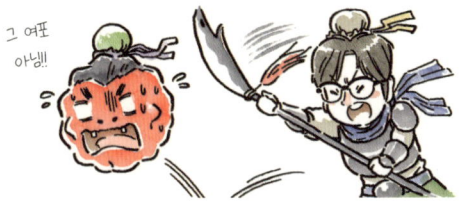

모르지만 내가 겪으면 100%라는 것을 늘 염두에 두어야 합니다. 그래서 의학에서는 30%의 암 위험이 있다고 하면 매우 높은 확률이라고 판단합니다.

갑상선암의 세침흡인 검사 결과 카테고리 중 가장 헷갈리고 문제가 되는 것은 카테고리 3번, 비정형 세포 Atypical Cell 진단입니다. 암일 확률이 5~15% 정도 되기 때문에 바로 치료로 들어가기도 어렵고 그렇다고 마냥 넋 놓고 있기도 힘든 상황입니다.

> **MC 연지**
>
> 카테고리 3번 비정형 세포의 진단을 받게 되면 찜찜해 하면서 다시 한 번 더 검사하고 싶어하는 분들도 있을 것 같은데요. 암이라고 하면 무섭고 그래도 혹시 검사가 잘못된 건 아닐까 싶은 생각도 들고 해서요.

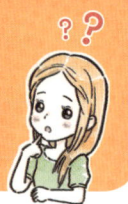

당연히 많죠. 확률이라고 하는 건 내가 겪으면 100%이기 때문에 확률만 보고 안심하거나, 반대로 무서워할 필요는 없다고 생각합니다. 검사 결과에 따른 원칙이 있지만 사람의 심리란 그래도 다시 한 번 확인하고 싶어할 수 있습니다. 작은 병원에서 검사한 결과를 더 크고 전문적인 병원에서 다시 검사해서 확인하고 싶어하는 것은 어쩌면 당연한 생각입니다.

만약 처음 검사에서 카테고리 5번이 나왔다고 가정해 봅시다.

그렇다면 암 확률이 약 70%라는 말인데, 다음 검사를 해서 확실하게 카테고리 6번 암으로 진단이 나오면 검사 결과에 대한 조치에 문제가 없을 것입니다. 하지만 시간과 비용을 들이고 복잡한 과정을 거쳐 더 크고 전문적인 병원에 가서 검사를 했는데도 카테고리 4번 혹은 3번이라고 나오면 어떻게 해야 하는지 문제가 생깁니다. 그렇다면 어떤 결과를 믿어야 할까요? 두 번째 검사가 최근 것이니 그것을 믿어야 할까요?

앞에서 이야기한 대로 암은 암세포로만 이루어진 보따리 같은 것이 아니라서 세침검사를 할 때 혹에서 암세포가 없는 부분을 찌르게 될 확률이 있다는 것을 기억해야 합니다. 우리가 초음파를 보면서 찌르는 것은 혹을 보면서 찌르는 거지 암세포만을 겨냥하는 것은 아니기 때문입니다. 그렇기 때문에 처음 검사와 달리 다음 검사에서 암이 아니라고 나온다고 처음 검사 결과를 무시해서는 절대 안됩니다.

이런 경우 대학병원 등 3차 의료기관에서는 세침흡인 검사를 다시 하지 않고 가져온 슬라이드를 다시 판독해 보자고 합니다. 그렇게 해서 처음 진단과 동일한 결과가 나온다면 그건 의심할 필요 없이 바로 다음 조치로 넘어가서 시간을 절약하는 것이 옳습니다. 대학병원이라고 해서 무조건 분명한 결과가 나오는 것이 아니기 때문에 오히려 처음에 잘 진단해 준 병원을 믿고 치료하는 것이 더 유리합니다.

이런 이야기가 나오는 것은 이 세침흡인 검사라는 것이 가지고 있는 본질적인 한계 때문입니다. 이 검사는 국회의원 혹은 대통령 선거 때 볼 수 있는 출구 조사 같은 샘플링 테스트 Sampling Test 입니다. 전체를 다 보지 못하고 일부만으로 전체에 대한 판단을 내려야 하기 때문에 한계가 있을 수밖에 없습니다.

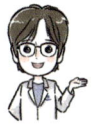 최근에는 이런 문제를 개선하기 위한 연구 결과들이 많이 나오고 있습니다. 그림 6-1을 보면 현재 진행되는 진단과 치료 과정을 표로 나타낸 것입니다.

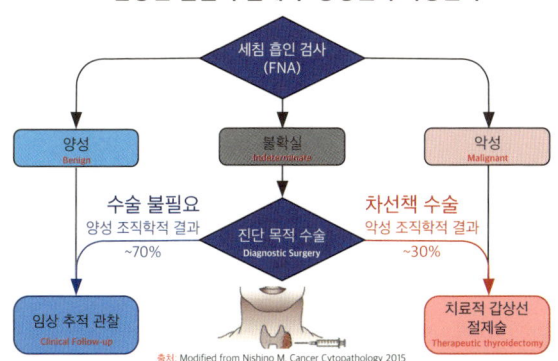

[그림 6-1] 갑상선 결절의 딜레마: 양성인가 악성인가?

왼쪽의 양성Benign 즉 양성 종양이라고 검사 결과가 나오면 별다른 초치를 할 필요가 없지만, 오른쪽 악성Malignant인 암은 수술을 해야합니다. 중간의 불확실Indeterminate 결과가 나온 사람이 수술을 하게 되면 70%는 양성 종양이어서 불필요한 수술을 하게 되거나, 30%는 암이지만 미리 암인줄 알고 수술을 했다면 보다 광범위한 절제를 했을텐데 불충분한 수술이 되는 결과도 있습니다.

그래서 이 논문에서 제시한 해결책은 그림 6-2에 보듯 중간에 검사 하나를 더 해서 이런 위험을 최소화하자는 것입니다. 그렇게 되면 진단 목적의 수술Diagnostic Surgery을 획기적으로 줄일 수 있다는 겁니다. 세침흡인 검사로 뽑아낸 세포에서 유전자, 종양 지표 등 이러한 분자생물학적

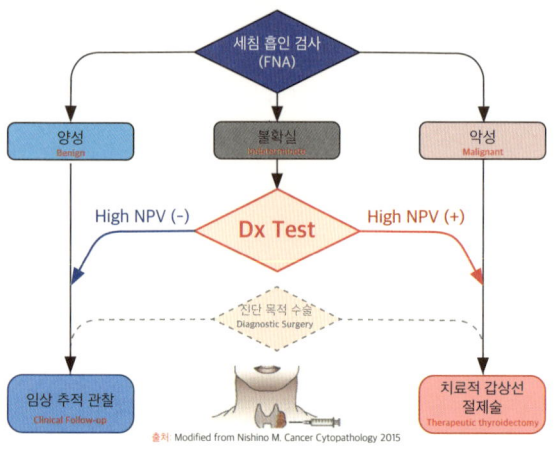

[그림 6-2] 갑상선 결절의 딜레마의 해결

검사를 하자는 것입니다.

하지만 연구 초기 단계라서 검사의 정확도가 약간 올라가는 것에 비해 비용이 비싸고 정확도도 문제가 있어 효율면에서 불합리한 수준입니다. 미국처럼 수술이 비싼 나라에서는 수술비에 비해 검사비가 싸다고 판단해서 일부 사용되고 있지만 전체적인 지지를 받지 못하고 한국에서도 소수의 대학에서 연구 목적으로 사용하고 있는 정도입니다.

과학 발전으로 개선되고 비용이 낮아지면 충분히 사용해 봄직한 검사 방법이지만 아직은 효과 대비 비용이 크다는 문제가 있습니다. 그래서 갑상선 암 진단은 다소 어정쩡해 보일지도 모르지만 검사 결과 판독법과 카테고리의 확률에 의존하고 있습니다. 이렇게 헷갈릴 수 있는 상황에서는 다양한 상황을 다 참고하고 판단해야 합니다. 그렇기 때문에 경험 많은 의사가 중요합니다.

MC 연지

그렇다면 카테고리 2번 양성 결절이라고 진단되면 정말로 그냥 내버려 두어도 될까요?

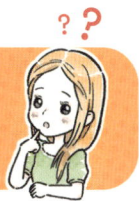

대답은 "일반적으로는 그렇다."입니다. 이런 불명확한 말을 할 수밖에 없는 이유는 역시 확률 문제 때문입니다. 표 5-1를 보면 양성 종양이라는 결과가 나오면 이 혹이 암일 확률이 아예 0이라는 말이 아니라 1~3% 정도의 위험이 있다는 것을 기억해야 합니다. 그렇기 때문에 자주 검사를 할 필요는 없지만 1~2년에 한번쯤은 건강 검진을 한다고 생각하고 초음파 검사를 해보는 것이 안전합니다. 만약 모양이나 크기에 변화가 있다면 즉시 다시 검사를 해야 하니 전문가와 상의를 하는 것이 좋겠습니다.

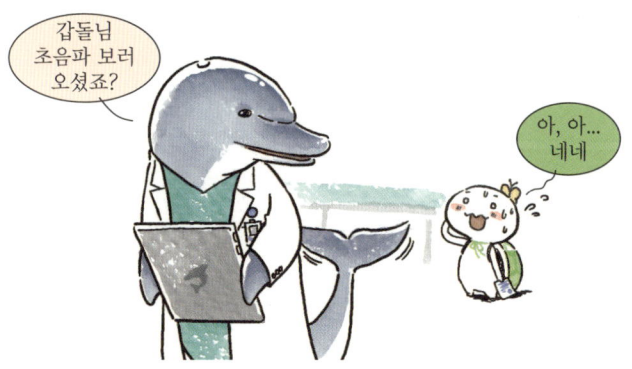

MC 연지's AI style 요약

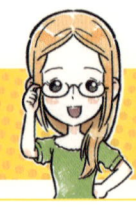

I. 초음파 검사로 갑상선 혹을 발견하면

- 초음파 소견에 따라 위험도를 판단
- 위험한 모양을 가지고 있으면 정밀 검사를 시행 ➡ 세침흡인 검사
- 세침흡인 검사 결과에 따라 이후의 검사 혹은 치료 방침 결정
  ➡ 전문가와 상의하기

II. 세침흡인 검사 결과 해석

- **카테고리 1번**: 세포 부족, 진단 불가 ➡ 다시 검사해야 함
- **카테고리 2번**: 양성 종양 ➡ 안심해도 되지만 정기적으로 초음파 검사 하기
- **카테고리 3번**: 비정형 세포. 정상 세포와 모양이 다르지만 암세포는 아닌 애매한 진단 ➡ 다시 검사
- **카테고리 4번**: 여포 종양. 암과 양성 종양 구분이 세포 검사로 되지 않음. 암 확률 15~30% ➡ 수술하는 것이 안전
- **카테고리 5번**: 암 의심. 암 확률이 60~75% ➡ 수술해서 확인해야함.
- **카테고리 6번**: 암. 암 확률 97~99%. 틀릴 확률이 1~3% 있긴 하지만 믿을 수 없음 ➡ 수술 등 치료는 필수!

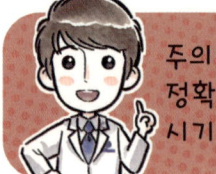

빅브라더

주의할 점: 분자생물학적 연구로 세침흡인검사 정확도를 높이려는 연구는 있지만 아직은 시기상조!

CHAPTER 07 갑상선 양성 종양의 치료

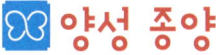 **양성 종양**

MC 연지

양성 종양은 암이 아닌 혹이지요? 암이 아니어도 치료가 필요한가요?

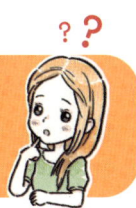

갑상선에 생긴 양성 종양은 암의 반대말이라고 생각하면 이해가 쉽겠습니다. 암이 아닌 종양이고 영어로는 비나인 튜머 Benign Tumor 라고 부르는데 말 그대로 나쁜 게 아니기 때문에 결론적으로 말하면 걱정할 필요가 없습니다. 앞에서 말했듯이 정기적으로 검진을 하는 정도가 원칙입니다. 하지만 양성 종양이라고 해도 어떤 상황에서는 치료가 필요한 경우가 있습니다.

인터넷이나 문헌들을 찾아보면 갑상선 양성 종양에 대해 여러 가지 다양한 치료에 관련된 이야기가 있습니다. 그중에서도 눈에 띄는 것은 갑상선 호르몬 약을 먹으면 혹을 작게 만들 수 있다는 이야기입니다.

이 치료법은 약 30~40년 전에는 의료계에서도 절대적으로 신뢰를 얻었을 정도니까, 아주 근거가 없는 말은 아니었습니다. 간편한 방식이기 때문에 많은 사람들이 선호하게 됩니다. 방법은 갑상선 기능을 조금 높여서 뇌하수체에서 나오는 갑상선 자극 호르몬Thyroid Stimulating Hormone, TSH을 음성 되먹임Negative Feedback방식으로 억제하는 것입니다. TSH는 갑상선을 자극하는 호르몬으로 갑상선 종양도 자라도록 자극을 하기 때문에 이것을 차단함으로써 치료 효과를 얻고자 합니다. 그렇게 TSH를 억압하는 상태를 오래 유지하면 종양이 자라는 것을 방지하고 결국에는 크기도 줄어들게 된다는 것이 이 치료의 이론입니다.

이론상으로는 그럴듯해 보이지만 갑상선 호르몬 약은 위험성을 내포하고 있기 때문에 문제가 됩니다. 아주 중요한 목적을 위해서라면 사용할 수 있는 치료 방법이지만 단순히 종양을 더 자라지 않게 하는 것이 목적이라면 비효율적이고 위험한 방법입니다. 갑상선 기능 항진 상태를 지속적으로 유지하도록 만들면 심장에 무리가 오고 여러 가지 문제가 발생할 수 있기 때문입니다. 그리고 오랜 임상 관찰을 통해 축적된 근거를 보면 그다지 효과적이지 않다는 것이 밝혀져서 지금은 이런 치료 방법을 사용하지 않습니다.

양성 종양을 치료해야 하는 조건은 여러 가지가 있지만 가장 중요한 것은 종양의 크기입니다. 혹이 너무 커져서 기도를 누르거나 식도를 누르면 생활하는 데 불편합니다. 목 앞이 불룩 튀어나오면 미용적으로도 문제가 있기 때문에 치료 방법으로 수술을 고려합니다.

그림 7-1을 보면, 이 자료는 근대 시대(1883년)에 갑상선 수술 관련한 학술 보고에 나온 내용입니다. 사진을 보면 과거에 갑상선 수술을 한 환자의 모습을 보여주고 있습니다. 과거에는 요오드 섭취가 턱없이 적었고 개념도 없었기 때문에 이렇게 거대 갑상선 선종인 고이터^{Goiter}라는 상태가 된 사람들이 많았습니다. 그렇다 보니 수술을 포함해서 여러 가지 치료를 고민할 수밖에 없었습니다.

왼쪽 사진을 보면 수술 전과 수술 후를 비교한 모습인데 수술 자체가 힘든 시대였음에도 불구하고 깔끔하게 잘 수술한 것으로 판단됩니다.

[그림 7-1] **근대시대 갑상선 수술에 대한 학술 보고서**

◀ 예술과 의학 참고 문헌, Reverdin
Reverdin, J.-L. (Jacques-Louis)1842-1929 ;
Reverdin, Auguste, 1848-1908.

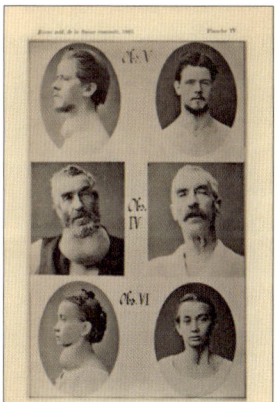
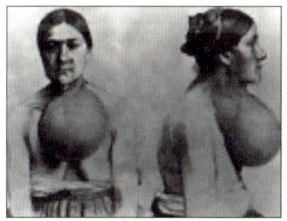

출처: https://www.artandmedicine.com/biblio/images/reverdin/Reverdin1.html

다만 이것은 학술 보고를 위한 사진이니 수술이 가장 잘 된 환자를 촬영했기 때문에 이렇게 보였을 것입니다. 이 시대의 수술에 대해서는 사연이 많지만 다음 기회에 조명해 볼 기회가 있을 것으로 생각합니다.

양성 종양의 치료

MC 연지

그렇다면 양성 종양 중에서 치료를 해야 하는 경우와 치료가 필요 없는 경우의 비율은 어느 정도 될까요?

사실 그런 통계는 없습니다. 하지만 모든 갑상선 종양에서 위험한 종양인 암의 확률이 5% 정도 된다는 것으로 미루어 짐작하면 치료를 해야하는 비율이 높지는 않을 것으로 짐작할 수 있습니다만 그래도 특별한 상황과 조건에 있으면 치료를 받는 게 좋습니다.

먼저 치료하지 않아도 되는 양성 종양에 대해 설명하겠습니다. 한 번 생긴 종양은 대부분 완벽하게 없어지지 않습니다. 하지만 양성 종양은 어느 순간까지는 자라다가 더 이상 자라지 않고 시간이 오래 지나면서 서서히 조금씩 줄어들기는 합니다. 순수한 물로만 이루어진 낭포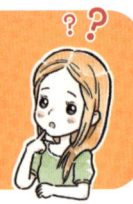^{Cyst. 물혹} 같은 경우는 물이 빠져나가면서 짜부라져서 보이지 않게 되는 경우도 있습니다.

그렇다면 양성 혹인데도 수술을 하는 것은 어떤 경우일까요? 표 7-1 연세대학교에서 발표한 논문에 따르면 갑상선 양성 종양으로 진단받은 900명의 환자 중에 크기 4㎝가 넘어가는 큰 혹을 가진 환자가 123명 있었습니다. 그 중에서 103명이 수술을 받았는데 이중 40명이 암이었습니다.

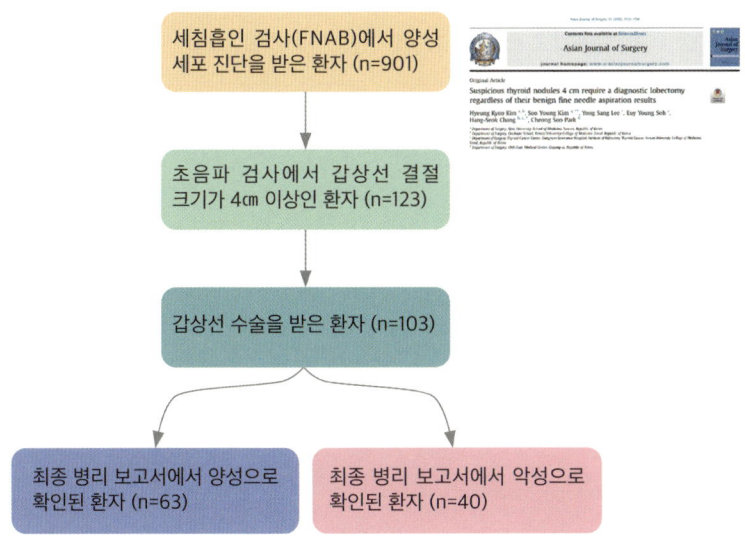

[표 7-1] 양성 세포 진단을 받은 4㎝ 이상 크기의 갑상선 결절 환자 흐름도

주목해야하는 것은 4㎝가 넘어가는 혹을 가진 사람은 암일 확률이 거의 40%에 육박했다는 겁니다. 이 결과는 전 세계적으로도 인용이 많이 되는 연구 결과로 진료 지침을 제정하는 데도 인용될 것으로 기대됩니다. 이 결과를 근거로 연세대학교 뿐만 아니라 많은 기관에서 4㎝ 이상의 혹에 대해서는 적극적으로 수술을 권유하고 있습니다.

양성 종양의 치료 - 95

MC 연지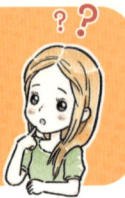

역으로 보면 수술을 했는데 암이 아닌 사람이 60%나 되었습니다. 그런 환자들은 나중에 억울하지 않을까요?

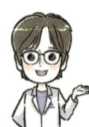 충분히 그런 생각을 가질 만하다고 봅니다. 앞의 논문에서도 수술을 받지 않은 환자가 약 20명 정도 되는데 이 환자들이 그런 생각으로 수술을 받지 않았을 것으로 판단됩니다.

그런데 사람 몸에서 암 확률이 40%라고하면 상당히 높은 확률이라는 것을 명심해야 합니다. 의학에서는 5% 미만 혹은 3% 미만의 확률일 때는 지켜보자고 할 수 있지만 40% 확률일 때는 수술을 권하지 않으면 그 의사도 잘못된 것입니다. 어떤 경우이건 수술을 하지 않고는 40% 안에 들지, 60% 안에 들지 아무도 알 수 없기 때문입니다.

고주파 절제술

MC 연지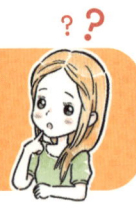

특별한 음식이나 약으로 치료할 수는 없을까요?

안타깝게도 그런 것은 없습니다. 다만 몽골이나 중앙아시아, 과거의 유럽 내륙 국가처럼 요오드 섭취량이 부족한 지역에서는 이렇게 큰 혹^{고이터}이 많이 생길 수 있어서 국가정책으로 식수에 요오드를 넣거나 약으로 요오드를 섭취하도록 하는 정책을 펴기도 했습니다. 그렇게해서 과도하게 커진 갑상선 비대와 혹을 일부나마 줄일 수 있었습니다. 하지만 우리나라, 일본, 이탈리아처럼 해산물을 즐겨먹는 나라에서 그런 치료는 잘못된 방법입니다. 오히려 요오드를 너무 많이 먹는 환경에 대한 우려가 있을 정도니 말입니다.

큰 혹이 있을 경우 가장 확실한 치료 방법은 수술입니다. 일부에서는 고주파, 레이저 치료를 하기도 합니다. 그럼 고주파나 레이저 치료는 어떤 것일까요? 그림 7-2는 고주파 치료가 어떤 건지 잘 보여주는 자료입니다. 화살표 표시의 기기가 고주파 치료를 하는 탐침봉입니다. 일종의 바늘이 달린 막대인데 바늘 끄트머리에서 고주파를 발생시키는 장비입니다. 간단하게 설명하면 열을 발생시켜 조직을 태우는 겁니다.

[그림 7-2] **갑상선 양성 결절에 대한 고주파 절제술**

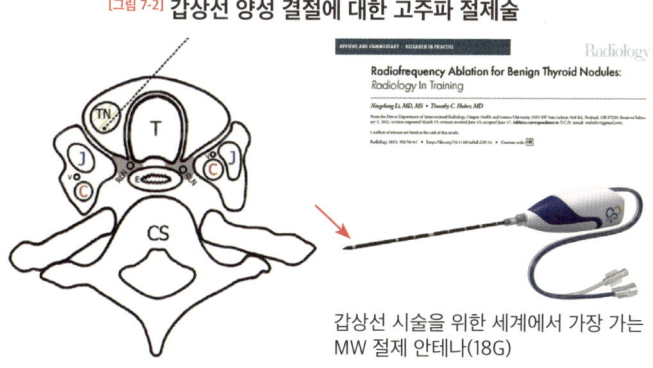

갑상선 시술을 위한 세계에서 가장 가는 MW 절제 안테나(18G)

[그림 7-3] 갑상선 양성 결절에 대한 고주파 절제술

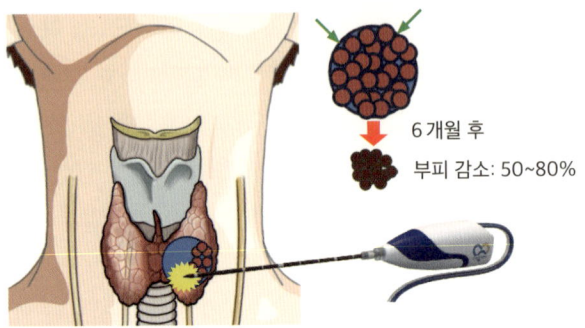

그림 7-3은 고주파 치료를 하는 과정을 보여줍니다. 혹이 있는 부분에 바늘을 찌르고 열을 발생시킨 다음 바늘 끝을 움직여서 혹을 태워나가는 과정입니다. 그러면 혹이 열에 의해 지져집니다. 처음 한 두달은 붓기가 생겨서 혹이 더 커지는 것 같지만 6개월 정도 지나면 혹이 작게 위축됩니다.

이 말을 잘 기억해야 합니다. 위축된다. 즉 없어지는 건 아닙니다. 크기를 줄이고 위축시키지만 제거할 수는 없습니다.

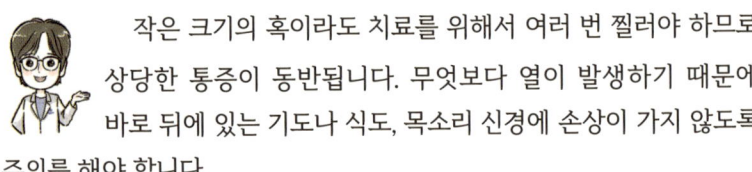

작은 크기의 혹이라도 치료를 위해서 여러 번 찔러야 하므로 상당한 통증이 동반됩니다. 무엇보다 열이 발생하기 때문에 바로 뒤에 있는 기도나 식도, 목소리 신경에 손상이 가지 않도록 주의를 해야 합니다.

이 치료는 암 확률이 거의 없고 종양의 크기가 비교적 작은 케이스에서 쓸 수 있습니다. 앞서 말한대로 종양이 크다면 일단 암 위험이 있습니다. 혹시라도 암 위험이 없다고 해도 큰 종양을 치료하기 위해서는 여러 번 치료를 받아야 하기 때문에 비용이 많이 들고 치료 효과가 크지 않을 확률도 높습니다.

요즘 이 치료를 암에 적용하겠다는 시도가 있는데 그림 7-3에서 알수 있는 사실이 있습니다. 이 치료는 외부에서 초음파를 보면서 하기 때문에 아무리 치밀하게 조심해서 한다고 해도 그림 7-3 녹색 화살표처럼 빈 곳이 생길 수 있습니다. 그래서 암세포가 남아있게 되는 위험이 있습니다. 암이란 것은 세포 한 마리만 살아남아도 다시 창궐하는 특징을 가지고 있습니다. 그래서 이런 치료는 암에 적용하기 힘든 치료입니다.

그리고 중요한 문제는 주변 조직에 손상을 줄 위험이 있다는 것입니다. 고주파 혹은 레이저에 의해 발생한 열이 밖으로 퍼져 나오면 손상을 피할 수 없는데 다음 논문에 나온 그림 7-4처럼 고주파 치료를 받고 기도가 녹아서 구멍이 나거나 피부 괴사까지 일어나는 일도 생길 수 있습니다. 이런 사고가 생기면 위험하고 낫기도 힘들거니와 낫기까지 시간도 오래 걸릴 수 있기 때문에 이런 치료는 아주 조심스럽게 해야 합니다.

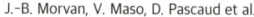
[그림 7-4] 갑상선 고주파 절제술 후 기관 괴사 사례 보고

J.-B. Morvan, V. Maso, D. Pascaud et al.   유럽 이비인후과, 두경부 질환 연보 139 (2022) 29~32

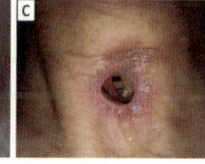
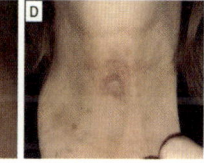

전 경부 측면
A. 16일째: 목 기저부에 발생한 3도 동전 모양 화상.
B. 24일째: 기관 누공의 피부 투과, 황색 섬유소 기저부, 정점에 공기가 통하는 누공.
C. 30일째: 괴사 조직의 기계적 제거 후 모습. 혈액 공급이 차단된 기관 연골 사이의 윤상 인대 괴사.
D. 2개월: 비켈로이드성 경부 흉터.

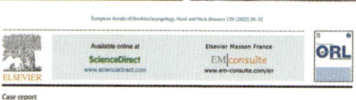

하지만 이 치료가 도움이 되는 경우도 있습니다. 난치성, 재발성 암에서 도저히 수술을 할 수 없는 상황에는 이런 치료의 도움을 받기도 합니다.

레이저 치료는 고주파 치료와 마찬가지로 열을 발생시켜 치료합니다. 에너지 원천의 차이만 있을 뿐입니다.

결론적으로 갑상선 양성 종양은 정기적으로 검진을 하는 정도가 원칙입니다만 특수한 조건의 경우 수술 등의 적극적인 치료가 필요하고 전문가와 상의해서 결정해야 합니다.

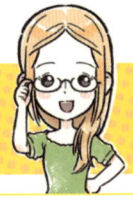

MC 연지's AI style 요약

수술적 치료가 필요한 갑상선 양성 종양

- 4㎝ 이상의 거대 결절
- 멈추지 않고 계속 자라는 결절
- 관찰 도중 암을 의심할 만한 소견이 발생
- 방사능 노출 과거력이 있는 경우
- 갑상선 호르몬을 과다 분비하는 독성 결절 Toxic Nodule
- 심한 그레이브스병 Graves' Disease 을 동반한 결절
- 환자가 너무 불안해 하는 경우 환자의 불안 Anxiety

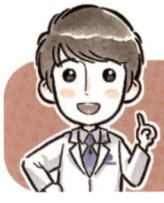

빅브라더

체크리스트 중 7번을 제외하고 한 가지라도 있으면 적극적으로 수술을 고려해야 합니다.

CHAPTER 08 갑상선암의 원인

🎀 갑상선암의 원인

> **MC 연지**
> 앞에서 암은 왜 생기는가에 대해서 들었습니다.
> 그렇다면 갑상선 암은 대체 왜 생기는 걸까요?

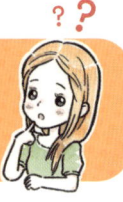

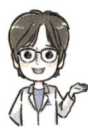
최근에는 갑상선암의 원인에 대해서 많은 것이 밝혀졌지만 아직도 모든 것을 다 알지는 못합니다. 첫 장에서 보여드렸던 그림 1-1을 기억하시나요?

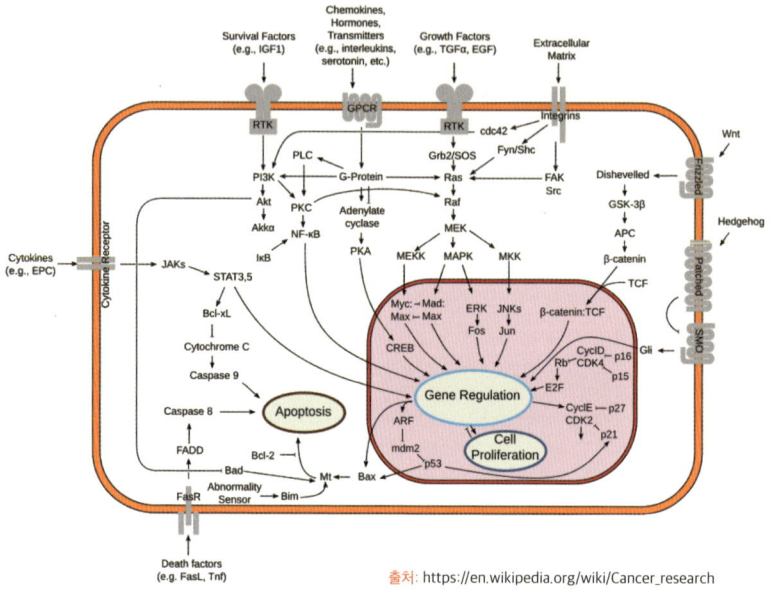

[그림 1-1] 암 생성 기전과 관련 분자들

출처: https://en.wikipedia.org/wiki/Cancer_research

    이 그림은 지금까지 여러 연구를 통해 밝혀진 갑상선암 발생에 관여하는 분자생물학적 기전을 '간략하게' 정리한 자료입니다. 복잡해 보이지만 이게 다가 아닙니다. 암은 워낙 원인이 다양하고 여러 가지 기전이 복합적으로 작용해서 간단한 그림으로 나타내기에는 어렵고 아직도 모르는 과정이 많습니다.

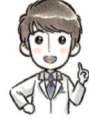
    갑상선암 발생의 중요한 원인 중 하나는 방사능 노출입니다. 그림 8-1 방사능 노출은 갑상선암 뿐만 아니라 다양한 암의 발생 원인으로 지목되고 있습니다.

[그림 8-1] 방사선과 갑상선암

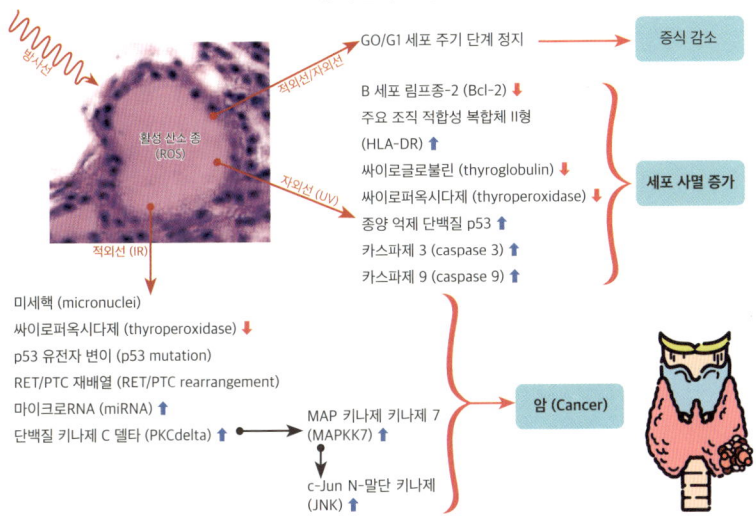

[표 8-1] 전리 방사선과 암 예방

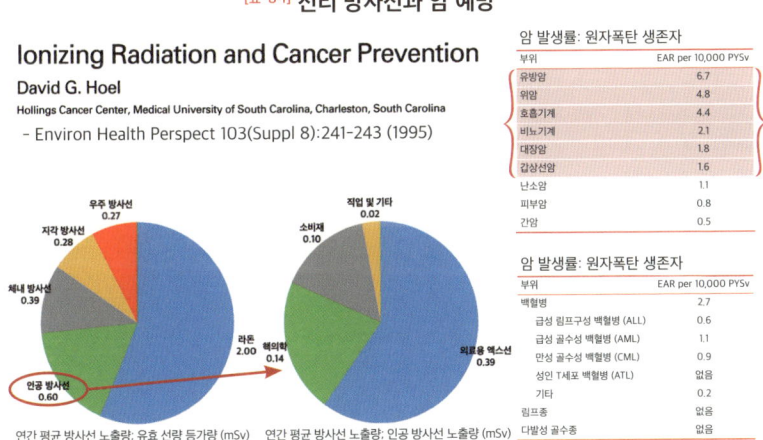

갑상선암의 원인

논문에 나온 자료 표 8-1에서 우측에 있는 부분이 원자폭탄 폭발에서 살아남은 사람들이 겪었던 암 리스트인데 모두 방사능으로 인해 생길 수 있는 암입니다. 여기 보면 유방암, 위암, 호흡기 계통 그러니까 폐암, 대장암, 갑상선암 순으로 많다고 조사되었습니다. 갑상선암은 비교적 순위가 낮은 편에 속하기는 하지만 그 의미는 조금 다릅니다. 이 표에서 상위에 있는 여러 암은 다른 요인에 의해서도 생기기 때문에 전체적인 빈도는 높지만, 갑상선암은 방사능이 다른 어떤 요인보다 가장 중요한 원인이 된다는 것입니다.

하지만 방사능에 노출된다고 무조건 다 암이 생기는 건 아닙니다. 여기 그림에서 보면 방사선 치료 같은 고용량의 방사능에 노출된 경우에는 갑상선 조직이 다 타버리고 퇴화해서 암이 생기지 않고 오히려 저용량에 노출된 경우에 갑상선암이 생기게 됩니다. 이 논문은 갑상선은 방사능에 아주 민감한 조직이라서 이렇게 고용량의 노출에서는 오히려 다른 암이 더 많이 생긴다는 증거로도 사용되는 데이터입니다.

방사능과 갑상선암의 관계

저용량 방사능 노출은 표 8-1에서 보듯이 우리가 평소에 노출되는 생활 방사능이 중요합니다. 흔히 병원에서 검사를 위한 의료용 사진을 찍을 때 방사능 노출이 많을 것 같다고 생각하지만 의외로 그건 그리 위험한 수준이 아닙니다.

생활 방사능 중에 라돈이라는 것이 있는데, 예전에는 목욕탕마다 죄다 라돈탕이라고 써 놓았던 적이 있었습니다. 그게 얼마나 위험한 줄도 모르고 몸에 좋다고 생각해서 홍보를 했던 거예요. 물론 대부분은 수돗물을 데워서 탕에 채웠을테지만 얄팍한 상술이었습니다. 최근에는 가구나 침구에 라돈이 있어서 폐기됐다는 기사를 보신 적이 있을 겁니다. 결국 우리 주변의 생활 방사능이 갑상선암의 원인이 됩니다. 최근 전 세계적으로 갑상선암이 증가하고 있는 게 바로 그런 이유라고 생각하는 학자들이 많습니다. 물론 대규모의 데이터를 통해 증명이 필요할 것입니다.

방사능이 가장 중요한 갑상선암 발병 원인이라고 증명된 것은 체르노빌 원전 사고 이후였습니다. 사고 당시에 31명이 사망했고 이후 5년간 7천여 명이 피폭 원인으로 사망했으며, 70만 명이 넘는 환자가 치료를 받았습니다. 그 중에서 갑상선암이 가장 주목을 받을 정도로 빈도가 높았습니다. 갑상선암은 사고 후 바로 발생한 것은 아니고 사고 당시 근처에 살던 어린이들이 30년 정도 지나 성인이 되고 나서 다른 지역 사람들보다 30배나 높은 갑상선암이 발견되었습니다. 그래서 방사능에 대해 경각심을 갖게 되었습니다.

한참 동안 체르노빌 원전 사고 당시 퍼진 방사능 낙진이 바람을 타고 날아오는 바람에 갑상선암이 늘어났다는 설도 있었습니다. 하지만 이것은 거의 음모론으로 받아들여지고 있으며 과학적으로는 그런 영향이 거의 없다고 보고 있습니다.

최근 후쿠시마 원전 사고 이후에 일본에서 갑상선암이 많이 늘었다는 기사가 났습니다. 하지만 후쿠시마 주변에서 갑상선암이 많이 발견된 것은 사람들이 걱정이 돼서 검사를 많이 하는 바람에 늘어난 것이지 방사능 누출의 영향으로 볼 수 없습니다. 30년은 지나야 발생률이 높아질 것으로 예상하고 있는데 관련 학자들이 주의 깊게 보고 있습니다.

옛날에는 무식한 치료법들이 많았습니다. 그 중에 갑상선암과 관련된 것도 있는데, 방사능 치료가 만능이라고 믿었던 시대에는 사춘기 아이들이 여드름이 많이 나면 얼굴과 목에 약한 방사능 치료를 했던 적이 있었습니다. 그 때는 효과도 좋아서 여드름이 싹 들어가고 피부가 맨들맨들 해진다고 사람들이 줄을 섰다고 합니다. 하지만 치료 후에 갑상선암이 많이 생겼다는 것을 알게 되었습니다. 이런 불행한 여러 가지 사건을 통해 알게 된 사실이 바로 저용량 방사능에 노출되면 갑상선암이 생긴다는 사실입니다.

유방암과 갑상선암의 관계

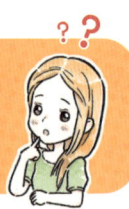

MC 연지

유방암이 있는 분은 갑상선암이 생기기 쉽다는 얘기를 들었는데 사실인가요?

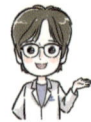

갑상선암의 원인 중 하나로 지목되는 것이 여성 호르몬의 영향이라는 설입니다. 이 가설은 갑상선암이 여성에게 많이

발견되는 까닭에 생겼습니다만 아직 정확히 밝혀진 것은 없습니다. 여성 호르몬이 어떤 역할을 하기는 할 거라고 짐작은 하지만 정확하게 어떤 메커니즘을 통해 암이 생기는지 알 수가 없습니다.

유방암이 있는 사람이 갑상선암이 잘 생긴다는 이야기도 있었습니다. 유명한 이야기지만 결론적으로는 사실이 아닙니다. 둘 다 여성에서 많이 생기기 때문에 그런 착시 효과가 있는 것입니다.

이 가설은 연세의대에 원죄가 있습니다. 2000년대 초반 강남세브란스에 유명한 영상의학과 교수가 있었는데, 유방암 환자 추적 관찰 검사로 유방 초음파를 하면서 환자를 위한 배려로 초음파를 목까지 봤습니다. 그때 갑상선암이 놀라울 정도로 많다는 것을 발견하고 세계 학술지에 보고한 것이 이 가설의 효시입니다. 그 이후 세계적으로도 이런 유사한 데이터를 발표한 논문이 뒤따랐습니다만 당시에는 일반인 검진에 갑상선 초음파가 없어서 이런 착시 효과가 있었던 겁니다. 나중에 일반 검진에서 갑상선암이 많이 발견되면서 유방암이 있는 사람이나 그렇지 않은 사람 모두 갑상선암 발생 빈도는 차이가 없다는 것이 밝혀졌습니다.

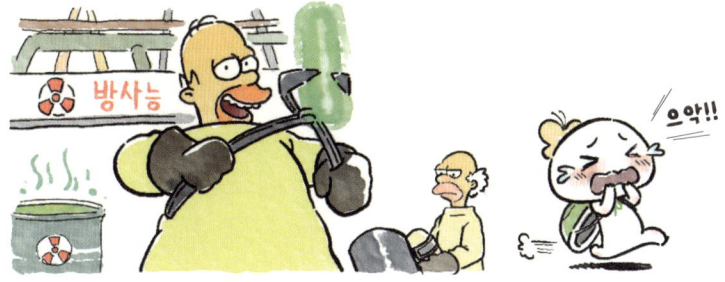

MC 연지's 알아두면 좋은 꿀팁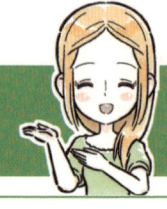

안젤리나 효과 Angelina effect

특정 암이 잘 생기는 유전자가 있는 사람들이 있다고 합니다. 유명 여배우 안젤리나 졸리가 그렇다고 합니다. 「타임지」에 크게 특집으로 실린 내용입니다. 안젤리나 졸리의 가계에는 BRCA1이라는 유전자 돌연변이가 있는데 이런 사람들은 유방암, 난소암, 자궁암에 걸릴 확률이 매우 높다고 합니다. 이 사실을 알게 된 안젤리나 졸리는 유방을 모두 절제하는 수술을 받았습니다. 당시 유방암에 걸리지 않았고 다른 암의 위험이 없었는데도 안젤리나 졸리는 자궁과 난소도 다 들어내겠다고 발표해서 충격을 주었습니다. 「타임지」에서 이것을 안젤리나 효과라고 이름을 붙여 대서특필 할 정도로 논란을 일으켰습니다. 당시에 안젤리나 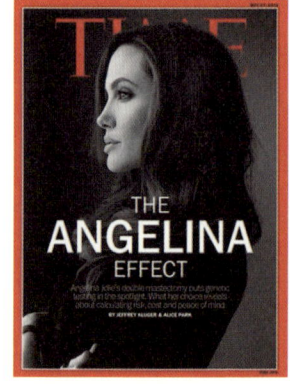 졸리는 가족들과 더 행복한 시간을 오래 가지고 싶어서 이런 결정을 내렸다고 했습니다. 매우 어려운 결정이었을 거예요. 실제로 BRCA1 유전자는 유전이 됩니다. 그래서 이런 가계의 사람들은 유전 상담 Genetic Counseling 이라고 해서 정밀한 분석을 해 보는 것이 좋습니다.

이처럼 암이 생길 수 있는 체질이나 유전 형질을 타고난 사람이 있어서 조심해야 합니다. 하지만 안젤리나 졸리처럼 암이 생기지도 않았는데 먼저 예방적인 수술 Prophylactic Surgery 을 하는 건 의학계에서 아직도 찬반의 의견이 팽팽히 맞서고 있는 중입니다.

갑상선암의 유전

MC 연지
갑상선암은 유전이 되나요?

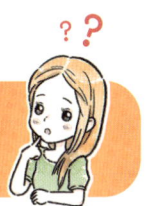

암의 원인으로 유전적인 요인을 생각합니다만 갑상선암은 대부분 유전되지 않습니다. 겨우 5% 남짓의 확률이 있기는 하지만 크게 우려하지 않아도 됩니다. 문제는 갑상선암 중에서 갑상선 수질암입니다. 이 암은 가족력, 즉 유전이 될 확률이 25~30% 정도로 매우 높습니다. 갑상선 수질암의 가족력이 있다면 그 가족은 반드시 검사를 해 보는 것을 추천합니다.

우리 몸에서 암이 발견되면 "내가 뭘 잘 못해서 생긴 건가, 언제부터 내 몸에서 자라고 있었나" 이런 것이 궁금해질 수 있습니다. 진료를 할 때 많은 분들이 하는 질문입니다. 대답은 참으로 어렵습니다. 그걸 정확하게 알 수 있는 방법이 없기 때문입니다.

유명한 논문에 나온 표 8-2은 우리 몸에서 암이 발견되려면 적어도 2㎜ 이상은 되어야 한다는 내용을 담고 있습니다. 그래야 초음파나 CT 등 영상 진단 검사에서 볼 수 있습니다.

하지만 아무리 작은 암도 바로 생긴 것은 아닙니다. 암은 원래 어떤 하나의 세포나 세포군에 생긴 분자생물학적 사건입니다. 그 결과 암세포가 죽지 않고 계속 자라면서 몸을 갉아먹고 결국 죽음에 이르게 하는 것입니다. 하나가 둘이 되고, 둘은 넷이 되는 2의 X승으로 자라서 이런 포물선 그래프를 그리게 됩니다. 그리고 어느 순간이 되면 폭발적으로 자라게 됩니다.

여기 표 8-2의 아래 파란 부분이 우리가 알 수 없는 숨은 암의 단계인데 여기까지는 완만하게 성장합니다. 하지만 일단 눈에 띄게 되면 그래프는 가파른 성장세를 보이게 됩니다. 오래전 논문에는 여기까지 오는데 2년 정도 걸린다는 내용이 있습니다. 정확하진 않지만 그래도 환자의 질문에 "이런 논문도 있다" 정도로 답을 하는데 인용하곤 합니다.

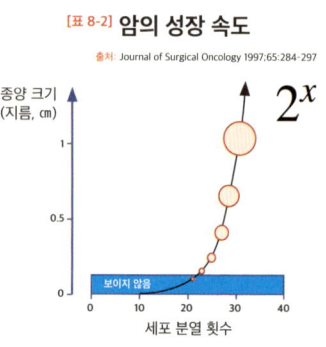

[표 8-2] **암의 성장 속도**

출처: Journal of Surgical Oncology 1997;65:284-297

[표 8-3] **종양의 부피**

구 Sphere $V = \frac{4}{3}\pi r^3$	지름 (cm)	부피 (cm³ 또는 mL)	종양 직경과 종양 부피의 관계. 종양 직경은 상대적으로 작은 변화로 종양 부피가 급격히 증가하는 것을 보여줍니다. 출처: R.M. Tuttle et al. / Best Practice & Research Clinical Endocrinology & Metabolism 31 (2017) 295-305
	0.5	0.07	
	1.0	0.5	
	1.5	1.8	
	2.0	4.2	
	2.5	8.2	
	3.0	14.1	
	3.5	22.5	
	4.0	33.5	

명심해야 할 것은 갑상선 초음파 검사는 실제 모습을 보는 것이 아니고 영상이라는 그림자를 보는 것이기 때문에 한계가 있다는 것입니다. 다음 표 8-3을 보면, 우리는 초음파로 평면인 2차원 구조의 암을 보지만 암의 크기는 입체인 부피로 성장하고 있습니다. 앞에서 2㎜ 크기부터 보인다고 했는데, 여기에서 약 5㎜ 크기가 1㎝ 정도 됐다고 하면 부피는 7배 이상 커진 것입니다. 그러니 정말 주의해야 하고 경각심을 가져야 합니다.

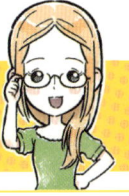

MC 연지's AI style 요약

- 방사능 노출은 갑상선암의 가장 중요한 원인이다.

- 대부분의 갑상선암은 유전되지 않는다.(유전 확률 5% 미만) 단, 수질암은 유전 확률이 25~30%로 주의를 요한다.

- 한 종류의 암이 있다고 해서 다른 종류의 암이 더 잘 생기지는 않는다.

- 갑상선암이 있는 사람이 다른 암에 걸릴 확률은 일반인과 동일하다.

- 여성 호르몬과 갑상선암은 서로 상관이 없다.

- 암이 조금이라도 자라는 증거가 있다면 바로 전문가와 상의하자.

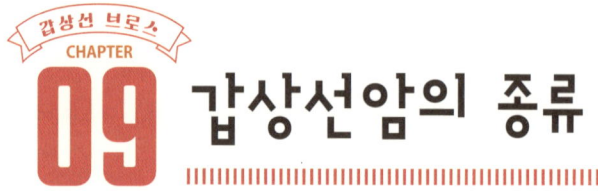

09 갑상선암의 종류

🎀 갑상선암의 종류

MC 연지

갑상선암을 치료하기 위해서 갑상선암에 대한 전반적인 것을 알아두는 것이 도움이 됩니다. 이번에는 갑상선암 종류와 예후에 대해서 알아보겠습니다.

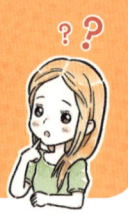

갑상선암은 크게 4가지 종류가 있습니다. 표 9-1 모두 갑상선암이지만 성격이 다릅니다.

가장 흔한 갑상선 유두암과 여포암은 갑상선 유래의 세포 형질을 잘 보존하고 있으며 이런 경우를 '분화도가 좋다'고 표현합니다. 그래서 이 둘을 합쳐서 분화 갑상선암이라고 부르는데 표에서 보시다시피 치료가 잘되고, 치료를 정확하게 받으면 생존율이 좋습니다. 10년 생존율이 유두암은 95~98%, 여포암은 85~90%에 이릅니다.

수질암과 미분화암은 둘 다 갑상선에 생긴 암인데도 서로 큰 차이를 보입니다. 예전 교과서에 수질암은 위암과 생존율이 비슷하다고 나왔습니다. 요즘은 오히려 위암의 조기 발견이 늘어나서 위암의 생존율이 수질암보다 나아졌을 가능성이 있습니다.

[표 9-1] **갑상선암 종류와 생존율**

	빈도 (%)	5년 생존율 (%)	10년 생존율 (%)
유두암	95	100	95 ~ 98
여포암	2	100	85 ~ 90
수질암	1	80 ~ 98	75 ~ 80
미분화암	<1	0	0
기타	1 ~ 2	-	-

미분화암은 표 9-1에서 보듯이 5년 이후의 생존율이 0%로 아주 위험한 암입니다. 그나마 다행스러운 것은 미분화암의 빈도는 1% 정도로 낮습니다.

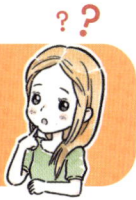

MC 연지
그래서 갑상선암으로 죽는 일은 많이 없다는 이야기가 있기도 한거네요.

그런데 주의할 것이 있습니다. 그림 9-1은 갑상선암의 종류에 따른 예후를 간단하게 나타낸 것입니다. 살펴 보면 예후가 좋은 분화 갑상선암, 즉 유두암과 여포암이라도 시간이 지나도록 제대로 치료받지 못하고 방치되면 저분화암이라는 것으로 바뀌게 됩니다. 저분화라는 말은 분화도가 낮아졌다는 뜻으로 영어로는 poorly^{질이 낮다, 조악하다} differentiated^{구분되다} 라는 표현을 사용합니다. 이 암은 상당히 위험한데 수질암보다 더 위험하니 위암보다 더 힘든 상황이란 말이 되겠습니다. 거기서 시간이 더 지나면 치명적이며 생존율 제로인 미분화암이 됩니다.

그래서 의사들이 "갑상선암을 만만하게 보지 말아라, 너무 방치하지 말아라" 하는 것입니다. 이런 불행한 상황을 맞으면 안되기 때문에 가능하면 빨리 잘 치료를 하라고 하는 것입니다.

[그림 9-1] 암의 종류에 따라 예후가 다르다.

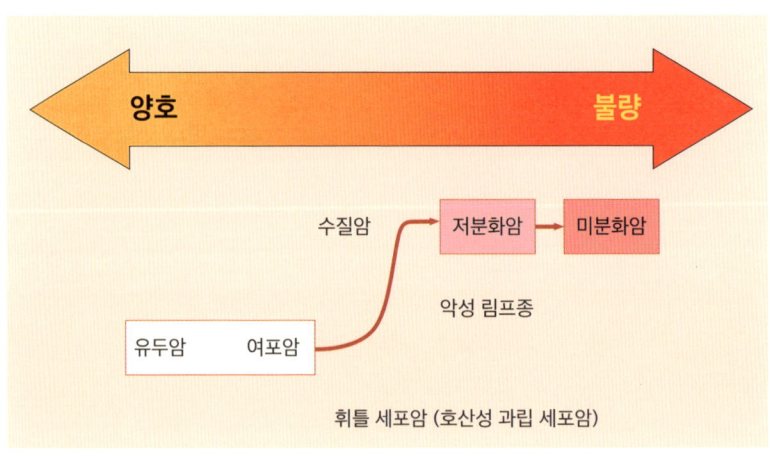

🎀 갑상선암의 악화

MC 연지

얼마나 방치하면 미분화암으로 변하게 되는 것까요?

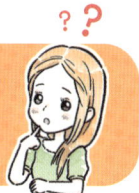

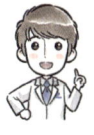
현재까지 알려진 바로는 저런 위험한 지경에 이르는데 몇 십 년이 걸린다고 합니다만 반대 이론도 만만치 않습니다. 몇 십 년이 걸린다면 30대 이전에는 미분화암이 생기지 않아야 하는데 현실에서는 아주 젊은 나이에도 미분화암이 생기는 사람들이 있다는 겁니다.

아직은 모든 것이 밝혀지지 않았지만 첨단 과학과 의학의 발전으로 젊은 나이에도 미분화암이 생기는 사람을 예측할 수 있는 가능성이 높아지고 있습니다. 첨단이라고 부르는 정밀 의학^{Precision Medicine} 분야입니다. 정밀 의학은 과거에 환자 맞춤형 치료^{Customized Therapy}라고 불리던 개념에서 확대 발전된 것으로 환자의 유전학적 분석뿐만 아니라 질병이나 암의 특성, 환경 요인 등을 포함한 모든 정보를 총망라해서 가장 확실한 치료법을 찾아냅니다. 정확한 분석을 할 수 있으면 아무리 어려운 상황이라도 환자에게 가장 적합한 치료 방법을 찾을 수 있을 것입니다. 하지만 아직은 이 정도로 발전한 상황에 이르지는 못했습니다. 과학 발전이 그 수준에 이르기 전까지 우리는 스스로를 보호해야 합니다. 암을 빨리 발견해서 빨리 치료하는 것이 가장 좋은 방법입니다.

유두암의 특징

갑상선암 중에 가장 빈도가 높은 유두암의 특징을 먼저 알아보겠습니다. 한국과 일본에서는 유두암이 갑상선암의 약 95% 정도를 차지합니다만 유럽이나 서양은 85% 정도로 차이가 납니다. 둘을 비교하면 인종적인 차이나 식습관의 차이가 원인이라고 짐작은 되나 확실하게 밝혀진 바는 없습니다.

유두암은 여성에서 4~5배 많이 발생하며 느리게 자라고 예후가 좋습니다. 하지만 초음파로 발견한 암 부분을 보면 모래알 흩어지듯이 다발성으로 발생하는 경우가 많습니다. 림프절 전이가 많이 일어나는 특징이 있고, 시간이 지날수록 좋지 않은 암 종류로 바뀌게 되는 문제가 있습니다.

유두암은 림프절 전이가 있더라도 사망률과 비례하지 않습니다. 확실하게 잘 제거가 된다면 사망률을 높이지 않습니다. 오히려 위험한 것은 갑상선암의 피막 침범인 경우입니다.

재발한 경우에는 더 위험이 높아지는데 그래도 한 두 번의 치료할 수 있는 기회는 꼭 있기 때문에 실망할 필요는 없습니다. 다른 암은 재발하면 참 암울한데 갑상선암은 그렇게까지 걱정할 필요는 없다는 뜻입니다. 그래도 자주 재발하는 것은 역시 불리하게 변할 수 있으니까 확실하게 제압할 수 있는 계획을 세우고 치료받아야 합니다.

위암이나 폐암 같은 암은 20~30대 젊은 나이에 발견되면 예후가 아주 불량한데 갑상선암은 희한하게도 젊을수록 예후가 좋아서 다른 암과는 정반대라고 보면 됩니다. 젊을수록 림프절 전이가 더 많이 발견되는 경향이 있고 림프절 전이가 많은 것은 불리한 것이 분명하지만 철저하게 검사해서 완벽하게 다 제거하고 추가 치료를 잘 한다면 예후는 좋아집니다.

[표 9-2] **유두암의 특징**

- 여성이 남성보다 4~5배 잘 생긴다.
- 퍼지는 속도가 느리다.(거북이암)
- 30~50%는 보이는 것 외에도 흩어져 있다.(다발성)
- 림프절 전이률이 높다.(갑상선 주위 30~50%, 측경부 10~20%)
- 림프절 전이가 있어도 사망률과 비례하지 않는다.
- 림프절 전이보다 피막 침범이 더 나쁘다.
- 재발해도 다시 치료할 수 있는 확률이 높다.
- 나이가 젊을수록 림프절 전이는 잘 되나 예후는 좋다.
- 시간이 지날수록 더 나쁜 종류로 변할 수 있다.(저분화암, 미분화암)

유두암의 종류

유두암은 대체로 예후가 좋지만 그 안에도 다양한 변종이 존재하기 때문에 역시 주의를 기울여야 합니다. 그림 9-2 유두암 종류 내에서도 이런 아형Subtype,변종이 있는데 이에 따라 예후에 차이가 있어서 정밀하게 조사해서 치료 방침을 정해야 합니다.

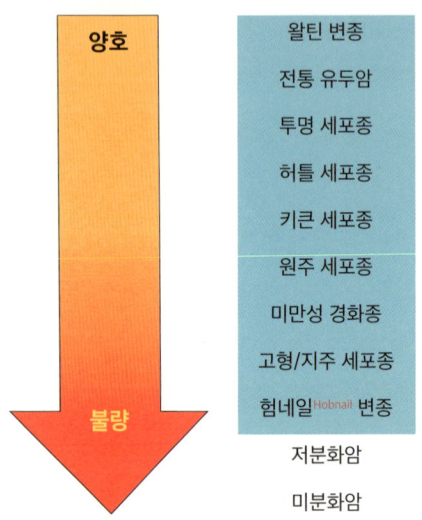

[그림 9-2] 유두암도 변종에 따라 예후가 다르다.

그림 9-2는 유두암의 양호에서 불량까지 예후가 안좋은 순서입니다. 파란 네모 안에 있는 것이 유두암의 아형 Subtype인데 마지막인 험네일 Hobnail 변종은 저분화암과 한 끗 차이라 할 정도로 예후가 좋지 않습니다. 그러니까 유두암이라고 해도 무조건 안심할 수는 없습니다.

이런 세포 아형에 대한 결과는 수술 후에나 알 수 있는 경우가 대부분입니다. 그렇기 때문에 수술하기 전 세침흡인 검사(세포 검사)에서 유두암이라고 나와도 무조건 안심하거나 방치하면 안 됩니다. 물론 세침흡인 검사에서 이런 아형 결과가 나오는 경우도 있긴 하지만 정확한 것은 암 조직 모두를 철저하게 조사해 봐야 알 수 있는 것이니 미리 지레짐작하면 안되겠습니다.

병기에 따른 예후

MC 연지
갑상선암도 병기에 따라서 예후가 많이 달라지나요?

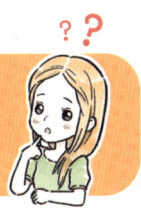

갑상선암도 병기에 따라 예후가 달라지게 됩니다만 애매한 부분이 있습니다. 병기를 1기에서 4기까지 나누는 전통적인 TNM 병기 분류법 표 9-3을 살펴보면 1기와 2기는 비슷한데 3기 이후가 되면 급격히 나빠지는 것을 볼 수 있습니다.

[표 9-3] **갑상선 유두암의 10년 추적 결과**

	5년 생존율	10년 생존율
1기	100%	99.6%
2기	100%	95%
3기	93%	84%
4기	51%	40%

갑상선암에서는 이 분류법이 예후를 짐작하기가 어렵습니다. 더군다나 55세 미만의 젊은 사람은 무조건 2기 이하로 보는 문제가 있습니다. 그래서 환자들 중에는 안타까운 경우도 많습니다.

아래 그림 9-3의 환자는 암이 3cm로 크고 양쪽 갑상선에 다발성으로 발생했으며 림프절도 제거한 92개 중에 47개 전이로 많았고, 심지어 폐전이가 있었음에도 불구하고 이 병기 분류법으로는 겨우 2기에 불과했습니다.

[그림 9-3] 37세 여성, 유두상 갑상선암 증례

최초 진단
2009년 10월 8일, 양측 갑상선 절제술 및 경부 림프절 절제술 시행
- 양쪽 갑상선엽에서 유두상 갑상선암 확인, 최대 크기 3cm
- 침윤성 종양 경계
- 갑상선 외 연조직 침범
- 92개 림프절 중 47개에서 림프절 전이 확인, 림프절 주변 연조직 침범 동반
- BRAF-RFLP 검사 결과: 양성
- 유두상 갑상선암, 병기 2기 (55세 미만)

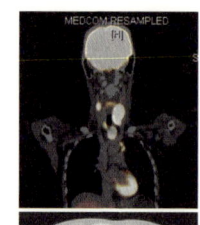

치료 경과
- 2009년 11월 13일, 131I 방사성 요오드 250mCi 투여
- 2010년 5월 14일, 131I 250mCi 투여
- 2010년 12월 17일, 131I 300mCi 투여
- 2011년 12월 26일, 급격한 진행으로 131I 350mCi 투여

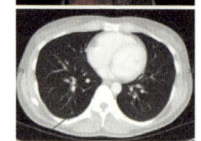

- 2011년 12월 21일: 광범위한 폐 전이, 흉벽 종괴
- 싸이로글로불린 항원 >5000 ng/mL
- 2012년 1월 30일 ~ 2012년 11월 11일: 소라페닙(넥사바) 투여
  ➡ 부분 반응 (PR) 심각한 부작용 발생
- 2012년 11월 12일 ~ 2013년 7월 18일: 파조파닙(보트리엔트) 투여
  ➡ 안정 병변 (SD)
- 2013년 8월 27일 ~ 2013년 12월 21일: 임상 시험 참여

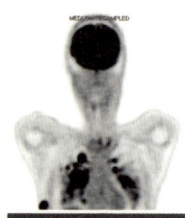

최종 진단
- 저분화 갑상선암, 병기 II기 (55세 미만)
- 불응성 갑상선암

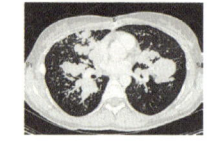

이 환자는 치료에 잘 반응하지도 않아서 여러 가지 치료법을 총동원했는데도 사망하고 말았습니다. 겨우 37세였습니다. 결국 마지막 진단은 저분화암 Poorly Differentiated Thyroid Cancer, 불응성암 Refractory Thyroid Cancer이라고 내려졌지만 여전히 55세 미만의 나이이기 때문에 병기는

2기에 불과했습니다. 말하자면, 이 환자는 겨우 2기밖에 되지 않는 암으로 사망한 것입니다. 그런 까닭에 갑상선암을 전공하는 의사들은 모든 암에 다 적용되는 이 전통적인 TNM 분류법을 잘 신뢰하지 않습니다.

예전에 이런 논문이 있었습니다. 표 9-4는 아주 유명한 논문인데 여기에서 지적하기를 "다 같은 갑상선암이 아니라 전혀 다른 예후를 보이는 그룹이 따로 있다"는 주장입니다.

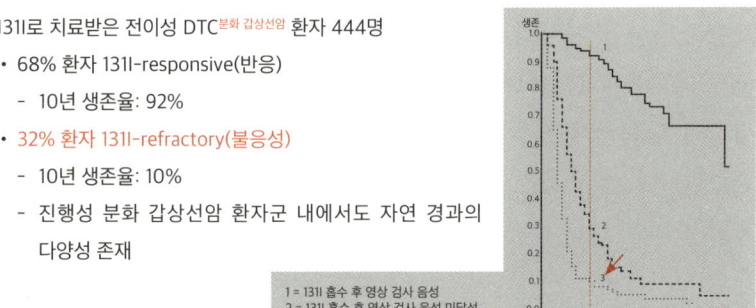

[표 9-4] 질병의 다양성: 진행성 갑상선암의 생존율

131I로 치료받은 전이성 DTC^{분화 갑상선암} 환자 444명
- 68% 환자 131I-responsive(반응)
  - 10년 생존율: 92%
- 32% 환자 131I-refractory(불응성)
  - 10년 생존율: 10%
  - 진행성 분화 갑상선암 환자군 내에서도 자연 경과의 다양성 존재

1 = 131I 흡수 후 영상 검사 음성
2 = 131I 흡수 후 영상 검사 음성 미달성
3 = 131I 흡수 없음

출처: Durante, J Clin Endocrinol Metab, 2006

표 9-4에 DTC라고 하는 건 분화 갑상선암인데, 이 전체 환자들을 방사성 요오드 치료를 했을 때 보이는 반응 정도에 따라 세 그룹으로 나뉘었습니다. 그 중에도 방사성 요오드 치료에 반응을 하지 않는 환자들은 그래프에서 가장 낮은 생존 곡선을 보이는 그룹인데 10년 생존률이 10% 정도로 예후가 지극히 나쁜 결과를 보였습니다. 이 20년 전의 논문이 지금도 중요한 것은 갑상선암은 한 가지 병리 분류 내에도 이렇게 다양한 예후를 가진 암들이 존재한다는 것을 명확하게 밝혀냈기 때문입니다.

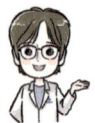표 9-4의 불응성^{Refractory}이라는 말은 방사성 요오드 치료에 반응하지 않는다는 뜻입니다. 이런 상태가 되면 생존 확률은 10% 정도밖에 되지 않는데 처음부터 불응성, 난치성 암이 되는 경우는 거의 없습니다. 오랜 시간 방치되거나 제대로 치료를 받지 않은 경우 이렇게 될 가능성이 높아지고 자꾸 재발하다 보면 이런 암으로 변하는 경우가 많습니다.

과거 논문에 의하면 재발하거나 전이가 될 때마다 약 25%의 세포에서 변이가 일어난다는 보고가 있었습니다. 그래서 갑상선암에서는 재발이 가장 큰 문제가 됩니다. 표 9-5 논문에 의하면 갑상선암은 10년 누적 재발율이 약 10% 정도가 되기 때문에 30년을 지켜본다면 30% 정도의 환자에서 재발이 발생합니다. 당연히 재발할 때마다 위험이 증가합니다. 재발 환자 중에 30%는 치료가 어렵고 15%는 사망한다고 합니다.

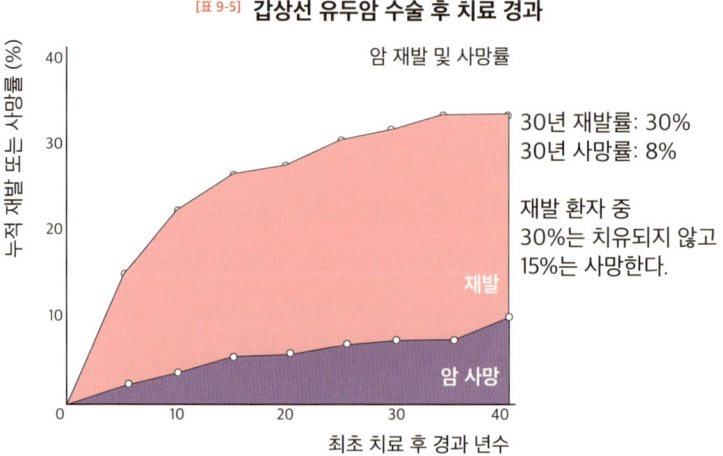

[표 9-5] **갑상선 유두암 수술 후 치료 경과**

출처: Mazzaferri EL et al. Thyroid 1999; 9: 421

결국 안 좋은 상황을 미리 예측하고 적절한 조치를 취해야 이런 불행한 일을 막을 수 있습니다. 아직은 누가 언제 이런 위험한 상황에 이르게 될지 예측할 수 있는 기술이 존재하지 않기 때문에 AI 시대를 맞아 여러 연구가 치열하게 진행되고 있음에도 불구하고 여전히 과거의 고식적인 방법이 가장 중요합니다. 그런 까닭으로 여전히 조기 진단의 중요성이 강조되고 있습니다.

갑상선암을 조기에 발견하는 좋은 방법은 초음파 검사입니다. 과거에는 초음파 검사를 해도 암을 진단하기 역부족이라는게 정설이었고 교과서에도 그렇게 되어 있었습니다만 요즘은 초음파 영상만 보고도 암을 진단할 수 있다는 주장이 힘을 얻고 있습니다.

[그림 5-1] **암의 위험도 단계별 분류 (미국 갑상선 학회 2015년 가이드라인)**

높은 의심 70~90%	
중간 의심 10~20%	
낮은 의심 5~10%	
매우 낮은 의심 <3%	
양성 <1%	

악성 종양의 위험성

Thyroid 2016 Jan 1; 26(1): 1-133.
doi: 10.1089/thy.2015.0020
PMCID: PMC4739132
PMID: 26462967
2015 American Thyroid Association Management Guidelines for Adult Patients with Thyroid Nodules and Differentiated Thyroid Cancer: The American Thyroid Association Guidelines Task Force on Thyroid Nodules and Differentiated Thyroid Cancer

그림 5-1는 「미국 갑상선 학회 2015년 가이드라인」 ATA Guideline 에서 나온 내용인데 초음파만으로도 암을 충분히 짐작하고 가려낼 수 있다는 내용에 힘을 실었습니다. 그렇지만 여기에서도 가장 높은 단계를 High Suspicion 이라고 해서 "70~90% 암 가능성"이라고 했지 "진단이 된다"고 하지 않았습니다. 대략 이 정도로 판단한다의 수준입니다.

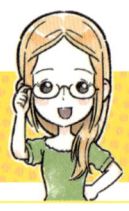

MC 연지's AI style 요약

- 갑상선암은 한 가지가 아니다.
  - 분화 갑상선암(유두암, 여포암): 가장 좋은 예후
  - 수질암: 위암 정도의 위험성
  - 저분화암: 분화암과 미분화암의 중간 단계. 방사성 요오드 불응성이 대부분
  - 미분화암: 가장 위험한 암. 처음에는 분화암으로 시작, 방치되면서 변화가 옴
- 갑상선암은 젊을수록 림프절 전이가 심하다. 그러나 잘 치료하면 예후가 좋다.
- 불응성 갑상선암은 10년 생존율이 10% 정도로 방치되거나 재발할수록 위험이 증가한다.
- 유두암에는 다양한 아형 Subtype 이 존재하는데 각기 예후가 다르기 때문에 주의가 필요하다.
- 유두암 중에서도 가장 위험한 변종은 저분화암과 유사한 예후를 보인다.

CHAPTER 10 갑상선암 진단 후

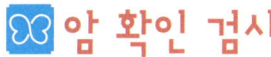
카테고리 5번과 6번

암 확인 검사

MC 연지

세침흡인 검사에서 카테고리 5번 혹은 6번이라는 진단을 받으면 이제 어떻게 해야하나요?

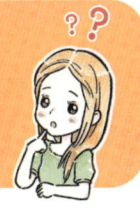

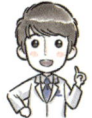
　　　　이런 상황에서 환자들이 많이 하는 질문은 "이 진단을 100% 믿을 수 있는가"입니다. 안타깝게도 과학이 발전한 오늘날에도 100% 확신할 수 있는 검사는 없습니다. 암 진단인 세침흡인 검사 카테고리 6번도 틀릴 확률이 약 1~3% 있습니다. 실제로 암이라는 말을 믿고 수술을 했는데 나중에 암이 아니라고 한다면 무척 당황스럽고 억울하기까지 할 것입니다.

그렇지만 이보다 정확한 검사도 없기 때문에 검사 결과를 믿지 않으면 달리 방법이 없습니다. 세침흡인 검사에서 나온 세포를 보고 병리의사가 갑상선암이라는 진단을 내린다면 틀릴 확률은 거의 없다고 봐야 합니다. 실제로 위음성 결과가 나오는 것이 문제지 위양성 결과는 거의 없기 때문입니다.

MC 연지
위음성과 위양성은 무엇인가요?

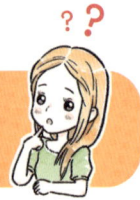

위음성 확률이란 암이 있는데도 진단을 못하는 경우인데 세침흡인 검사에서 바늘로 찌른 부위에 암세포가 없는 경우에 생기는 현상입니다. 위양성 결과는 암이 아닌데 암이라고 진단한 경우인데 갑상선암에서는 아주 드뭅니다. 갑상선암 경우에는 암세포가 너무나 분명하게 보이기 때문에 진단이 틀릴 확률은 거의 없습니다.

카테고리 5번은 암 확률이 약 70%라고 했는데 이건 위양성 결과라고 봐야하는 것이 아닌가하는 질문도 많습니다. 이 경우는 세침흡인으로 채취한 세포들이 암세포처럼 보이는데 그 수가 많지 않아서 확신이 어렵다는 뜻입니다. 그러니 위양성의 가능성은 거의 없다고 봐야 옳습니다. 이런 부분들은 앞으로도 개선이 필요한 부분입니다.

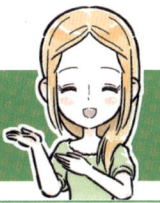

MC 연지's 알아두면 좋은 꿀팁

암 진단 검사 과정의 정확도와 관련된 용어

- **위음성 결과** False Negative Result: 암을 암이 아니라고 판단하는 경우

- **위양성 결과** False Positive Result: 암이 아닌데 암이라고 판단하는 경우

- **민감도** Sensitivity: 암을 암이라고 진단할 확률. 민감도가 높은 검사는 건강 검진 등 선별 검사 Screening 목적의 검사로 유용하다. 이런 검사에서 암 확률이 높다고 나오더라도 암이 아닌 경우도 있다. 즉 위양성의 확률이 있다는 것이다. 하지만 이런 검사들은 위음성의 확률은 낮아서 암이 아니라고 나온 경우에는 신뢰를 할 수 있다. (예: Pet 스캔)

- **특이도** Specificity: 암이 아닌 것을 암이 아니라고 진단할 확률. 특이도가 높은 검사는 선별 검사 Screening 과정에서 의심스러운 결과가 나온 경우에 재확인하는 검사로 주로 사용. 특이도가 높은 검사에서 암이라고 나오면 신뢰도가 높다. 즉 위양성 확률이 낮다. (예: 갑상선 세침흡인 검사)

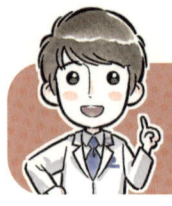
갑상선암이 진단된 경우에는 정확한 암의 상태를 알기 위한 검사가 필요합니다.

[그림 10-1] **갑상선암의 위치와 전이 발생**

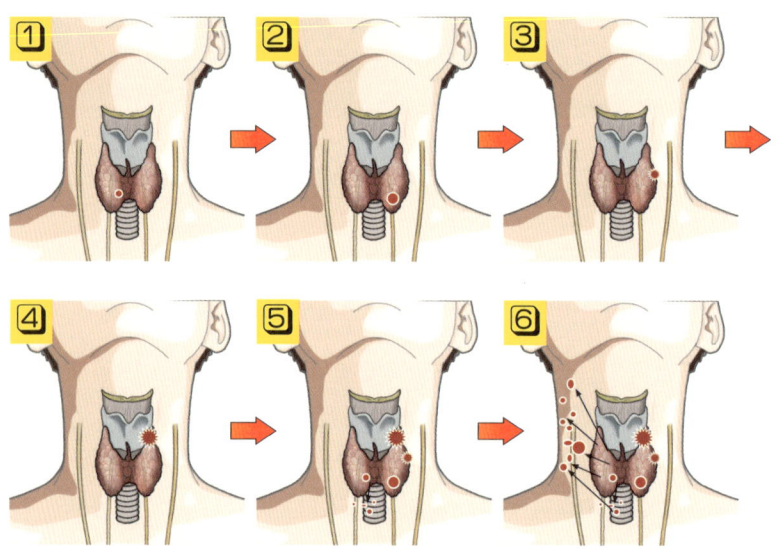

갑상선암은 다음과 같은 여러 경우가 있습니다. ①번 암이 작은 경우, ②번 커져 있는 경우가 있습니다. ③번 크기가 작지만 갑상선 외부로 암이 뚫고 나온 경우를 피막 침범이 있다고 표현합니다. ④번 뒤편의 기도나 식도를 침범한 경우가 있을 수 있습니다. 갑상선암은 아주 초기부터 갑상선 근처의 림프절로 전이가 잘 발생합니다. ⑤번 여기를 중앙 구획이라고 하는데 중앙 구획 전이는 85% 정도에서 볼 수 있습니다. 그 다음 ⑥번에는 옆 목으로 전이가 일어나게 됩니다.

MC 연지
어떤 검사를 해야되는 건가요?

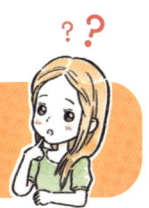

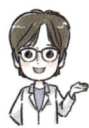 초음파가 가장 기본적인 검사라고 볼 수 있겠습니다. 갑상선암의 크기, 피막 침범, 림프절 전이를 보기 위해 필요한 검사입니다.

그 다음은 목이나 흉부 CT를 찍는데 주로 림프절 전이를 보기 위한 검사입니다. CT는 초음파와 보는 방식이 다릅니다. 기도 뒤에 숨어있거나 뼈 뒤에 숨은 전이를 보기에 용이해서 초음파와 함께 서로 상호보완하는 역할을 합니다.

다음으로 PET 스캔이 있습니다. 그림 10-2 이건 모두 하는 검사는

[그림 10-2] **PET 스캔 의 실제**

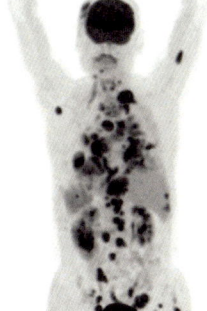
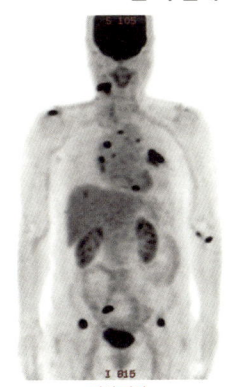
전신 전이
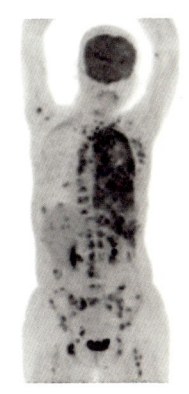

아니고 전이가 심하고 상태가 위험해 보이는 환자에게 원격 전이, 즉 전신으로 암이 퍼지지 않았는지 보기 위해 합니다. 이 검사는 갑상선암에서는 정확도가 떨어지는 경우가 있어서 특수한 경우에 찍게 됩니다.

마지막으로 성대 검사나 내시경 검사가 있는데 이 검사 역시 꼭 필요한 경우에 시행하게 됩니다. 목소리 신경^{반회후두신경, Recurrent Laryngeal Nerve} 침범이 의심되거나, 암의 위치가 좋지 않아서 신경 침범의 가능성이 있어 보이는 경우에는 수술 전에 필수적으로 성대 검사를 해야 합니다. 식도나 기도의 침범이 의심될 경우 기도 내시경, 식도 내시경 검사를 하게 됩니다. 이런 검사들의 결과를 종합해서 갑상선암의 병기를 파악하게 됩니다.

갑상선암의 병기 분류법

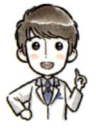
앞에서 갑상선암 분야에서 전통적인 TNM 병기 분류법을 잘 믿지 않는다는 말을 했지만 전 세계적으로 가장 많이 사용하는 암 병기 분류 방법이기 때문에 한 번 살펴볼 가치는 있습니다.

표 10-1은 1~4기로 분류하는 TNM 병기 분류법입니다. 여기에서 보는 대로 T-stage, 종양 병기, 림프절 병기, 그리고 원격전이 병기를 다 합쳐서 판단하게 됩니다.

기억할 것은 종양 병기 4기에 대한 것입니다. 그림 10-3 목 앞의

[표 10-1] TNM 병기 분류법

AJCC 8판.

원발성 종양(T)의 정의
유두, 여포, 잘 분화되지 않음, 허슬세포 및 역형성 갑상선암종

T 범주	T 기준
TX	원발성 종양 평가 불가
T0	원발성 종양의 증거 없음
T1	종양 최대 크기가 갑상선에 국한된 2cm 미만
T1a	종양 최대 크기가 갑상선에 국한된 1cm 미만
T1b	종양 1cm 이상이지만 최대 크기가 갑상선에 국한된 2cm 미만
T2	종양 최대 크기가 2cm 이상이지만 갑상선 최대 크기가 4cm 미만
T3	종양 >4cm 갑상선에 국한된 4cm, 또는 갑상연부 근육만을 침범하는 갑상선 외 확장
T3a	갑상선에 국한된 4cm 이상의 종양
T3b	모든 크기의 종양에서 갑상연부 근육(흉쇄유돌근, 흉쇄유돌근, 갑상유돌근 또는 갑상선외근)만 침범하는 총 갑상선 외 확장
T4	피하 연조직을 침범하는 총 갑상선 외 확장 포함
T4a	피하 연조직을 침범하는 총 갑상선 외 확장, 후두, 기관, 식도 또는 모든 크기의 종양으로부터 후두 신경을 침범한 경우
T4b	모든 크기의 종양으로부터 척추 전 근막을 침범하거나, 경동맥 또는 종격동 혈관을 둘러싸고 있는 갑상선 외 확장

참고: 모든 범주는 (s) 단독 종양 및 (m) 다초점 종양(가장 큰 종양이 분류를 결정함)으로 세분화할 수 있습니다.

국소 림프절의 정의(N)

N 범주	N 기준
NX	국소 림프절 평가 불가
N0	국소 림프절 전이의 증거 없음
N0a	하나 이상의 세포학적 또는 조직학적으로 확인된 양성 림프절
N0b	국소 림프절 전이의 방사선학적 또는 임상적 증거 없음
N1	국소 림프절로의 전이
N1a	레벨 VI 또는 VII(기관 전, 기관 주위 또는 후두/델파이아 또는 상 종격동) 림프절로의 전이입니다. 이는 일측성 또는 양측성 질환일 수 있습니다.
N1b	일측, 양측 또는 반대측 경부 외측 림프절(1, 2, 3, 4, 또는 5단계) 또는 후인두 림프절로의 전이

원격 전이(M)의 정의

M 범주	M 기준
M0	원격 전이 없음
M1	원격 전이

[그림 10-3] 주변 조직으로의 침범
AJCC 8판.

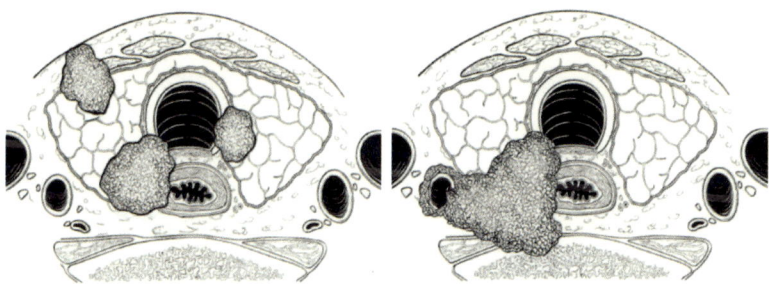

T4a의 세 가지 다른 매개변수의 횡단면도:
- 종양이 피하 연조직을 침범함
- 종양이 기관을 침범함
- 종양이 식도를 침범함

T4b는 종양 크기와 관계없이 척추 앞 근막을 침범하거나, 경동맥 또는 종격동 혈관을 둘러싸는 광범위한 갑상선외 확장으로 정의됩니다.
T4b의 두 가지 다른 매개변수의 횡단면도:
- 종양이 경동맥을 둘러쌈
- 종양이 척추뼈를 침범함

근육층을 침범했거나, 목소리 신경, 기도, 식도 등 중요 생명 기관을 침범한 경우, 경정맥, 경동맥, 척추 동맥 등 중요 혈관을 침범한 경우, 심하게는 경추까지 침범이 일어날 수 있습니다. 갑상선암에서 가장 주의할 것은 이렇게 4기 정도가 되어 주변 조직으로의 침범이 일어나야 겨우 증상이 나타난다는 것입니다.

갑상선암에서는 TNM 병기 분류법을 쓰지 않는 이유는 예후를 짐작하기 어렵기 때문입니다. 결정적으로 지난 시간에 나온 케이스처럼 55세 미만의 나이라면 무조건 2기 미만으로 판단하는 TNM 병기 분류법으로는 치료에 대한 올바른 계획을 세울 수 없기 때문이기도 합니다.

MC 연지
갑상선암은 그럼 어떤 병기 분류법으로 알 수 있나요?

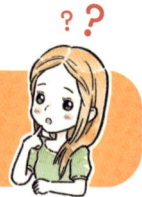

그래서 최근에는 갑상선암에 대해 표 10-2와 같은 병기를 주로 사용합니다. 이 병기 분류법에 의하면 고위험군, 저위험군, 그리고 중간 위험군으로 나누어서 판단합니다. 이런 병기 분류법이 것이 중요한 이유는 병기에 따라 치료의 방침이 달라지기 때문입니다. 수술 범위, 수술 후 추가 치료, 호르몬 유지 방침이 달라지기 때문에 이런 정확한 병기 판단이 매우 중요합니다.

[표 10-2] **갑상선암 병기 분류법**

고위험군 (High Risk)
육안적 갑상선외 확장,
불완전한 종양 절제, 원격 전이,
또는 림프절 > 3cm

- FTC, 광범위한 혈관 침범 (≈ 30~55%)
- pT4a 육안적 갑상선외 확장 (≈ 30~40%)
- pN1 림프절외 확장 동반, >3개 림프절 침범 (≈ 40%)
- PTC, > 1cm, TERT 변이 ± BRAF 변이 (>40%)*
- pN1, 모든 림프절 > 3cm (≈ 30%)
- PTC, 갑상선외, BRAF 변이 (≈ 10~40%)*

중간 위험군 (Intermediate Risk)
공격적인 조직학적 특징,
미미한 갑상선외 확장, 혈관 침범,
또는 0.2~3cm 크기의 전이된 림프절 > 5개

- PTC, 혈관 침범 (≈ 15~30%)
- 임상적 N1 (≈20%)
- pN1, > 5개 림프절 침범 (≈20%)
- 갑상선 내 PTC, < 4cm, BRAF 변이 (≈10%)*

저위험군 (Low Risk)
갑상선 내 DTC,
≤5개의 림프절 미세전이 (<0.2cm)

- pT3 미미한 갑상선외 확장 (≈ 3~8%)
- pN1, 모든 림프절 < 0.2cm (≈5%)
- pN1, ≤ 5개 림프절 침범 (≈5%)
- 갑상선 내 PTC, 2-4cm (≈ 5%)
- 다발성 갑상선 미세암 (≈ 4~6%)
- pN1 림프절외 확장 없음, ≤ 3개 림프절 침범 (2%)
- 최소 침습성 FTC (≈ 2~3%)
- 갑상선 내, < 4cm, BRAF 야생형 (≈ 1~2%)*
- 갑상선 내 단일성 갑상선 미세암, BRAF 변이, (≈ 1~2%)*
- 갑상선 내, 피막화, 여포형 변이 유두암 (≈ 1~2%)
- 단일성 갑상선 미세암 (≈ 1~2%)

* BRAF 변이 여부는 추가적인 위험도 평가에 영향을 미칠 수 있습니다.

Thyroid, 2016 Jan 1; 26(1): 1-133.
doi: 10.1089/thy.2015.0020
PMCID: PMC4739132
PMID: 26462967
2015 American Thyroid Association Management Guidelines for Adult Patients with Thyroid Nodules and Differentiated Thyroid Cancer: The American Thyroid Association Guidelines Task Force on Thyroid Nodules and Differentiated Thyroid Cancer

림프절 전이 검사

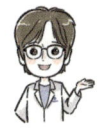

갑상선암의 병기 분류법에서 가장 중요한 포인트는 림프절 전이 여부입니다. 그러나 정확한 림프절 전이 여부는 수술 후에만 알 수 있어서 수술 전에 전체 전이를 다 파악하는 것은 불가능합니다.

의심스러운 림프절 전이 소견이 초음파나 CT에서 보인다면 수술 전에 미리 검사를 해야 정확한 수술 범위를 결정할 수 있습니다. 초음파 소견이나 다른 영상 소견만으로 전이를 짐작할 수 있기는 하지만 꼭 조직을 확인Tissue Confirm해야 합니다. 그래서 림프절에 대해서도 갑상선과 같이 세침흡인 검사를 하게 됩니다.

림프절에 대한 세침흡인 검사는 갑상선암 진단과 같은 복잡한 분류법이 없으며 정확도는 갑상선보다 떨어져서 갑상선암에 대한 진단율이 95% 정도라면 림프절에 대한 정확도는 약 85% 정도입니다. 물론 이 정도 수치라면 상당히 정확한 검사지만 우리 몸에 대한 것이기 때문에 더 정확도를 요합니다. 그래서 보완하는 많은 방법들이 연구되어 왔습니다.

대표적인 것이 세침흡인 검사를 한 주사기를 씻은 후 거기에서 종양 지표인 갑상선글로불린 Thyroglobulin, Tg을 측정해 보는 Wash-out Tg 종양 지표 검사라는 것이 있는데, 세침흡인 검사에서 암세포가 나오지 않은 경우라도 이 수치가 높게 나타나면 전이가 있다고 진단하게 됩니다.

림프절 검사에서 전이가 아니라고 나온 경우, Wash-out Tg도 기준치보다 낮게 나온 경우에, 수술을 하지 않으면 두고 보지만, 수술을 하게 되어 있는 경우라면 그 림프절을 수술 중에 떼어내서 조직 검사로 확인해 보는 것이 유리합니다.

일반적인 조직 검사는 다들 아는 것처럼 수술 후에도 한참 후에 결과가 나오는데 수술 중에 조직 검사를 하는 게 무슨 의미가 있을까 하는 의문이 생길 수 있습니다. 정상적인 조직 검사 결과는 오래 걸리지만, 수술 중에 응급으로 하는 동결 절편 Frozen Section 검사가 있습니다. 이 검사는 조직을 떼어내자 마자 액체 질소에 담궈서 급속으로 얼린 다음에 슬라이드를 깎아서 본다고 해서 동결 절편 검사라고 부릅니다. 수술 중에 떼어낸 림프절 조직을 병리로 보내면 30분~1시간 정도면 결과가 나오기 때문에 외과의사는 병리과의 의견을 기다렸다가 그 결과에 따라 수술 범위를 조정할 수 있습니다. 이 검사를 통해 나중에 예상하지 못한 조직 병리 결과가 나와서 재수술을 고민하는 경우를 획기적으로 줄일 수 있습니다. 그렇지만 이 검사도 정확도가 98% 정도 되기 때문에 틀릴 확률이 존재한다는 점을 기억해야 합니다.

정리하자면 림프절 전이 여부를 판단하기 위해서는 초음파나 CT 등 일반적으로 하는 검사를 하고, 의심스러운 림프절은 세침흡인 검사를 하고, 정확도를 높이기 위해 Wash-out Tg 검사를 하고, 그래도 부족하다면 수술 중 동결 절편 검사를 하게 됩니다. 이렇게 해서 수술 범위와 치료 방침을 결정하게 됩니다.

MC 연지's AI style 요약

갑상선암 진단 후 하게 되는 검사
- **초음파**: 암의 크기, 피막 침범 여부, 림프절 전이 여부
- **CT**: 림프절 전이 여부, 주변 기관 침범 정도 파악
- **MRI**: 주변 기관 침범 정도 파악
- **PET 스캔**: 원격 전이, 종격동 림프절 전이 여부
- **성대 검사**: 반회후두신경 침범 여부
- **내시경 검사**: 기도 침범, 식도 침범 여부
- **림프절 세침흡인 검사**: 전이 의심 소견이 있는 경우 확인
- **Wash-out Tg 종양 지표 검사**: 림프절 전이 판단
- **수술 중 동결 절편 검사**: 의심스러운 부분에 대한 수술중 급속 진단

갑상선 브로스

갑상선 암의 치료

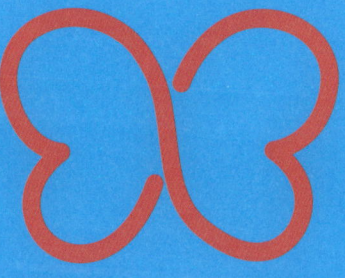

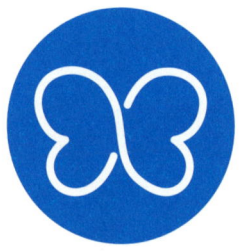

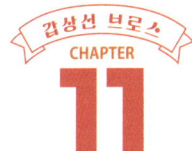

11 갑상선암의 비수술적 치료

🦋 비수술적 치료

MC 연지

이제 갑상선암 치료에 대해, 그 중에서 수술을 하지 않는 치료법, 즉 비수술적 치료법을 알아보겠습니다. 갑상선암인데 수술하지 않는다고 하면 대부분의 사람들이 선호할 듯싶습니다.

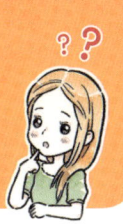

갑상선암에서 비수술적인 치료는 정확한 표현으로 '능동적 감시 Active Surveillance'입니다. 이 방법은 사실상 치료가 아니라고 생각하는 사람들이 많아서 치료라고 표현하는 것을 반대하는 사람들도 있습니다.

'능동적 감시'라는 개념은 일본에서 처음 주장했습니다. 처음에는 유럽이나 미국 등 의료 선진국을 포함해서 한국이나 대만 등 갑상선학을 주도하는 나라 대부분이 반대했습니다. 전 세계에서 찬성하는 나라가 없고 학계에서 일본이 바보 취급을 받았습니다. 하지만 오랜 기간 동안 데이터를 모으고 생존율에 대한 증거들이 쌓이면서 점차 받아들여지고 「미국 갑상선 학회 2015년 가이드라인」 ATA Guideline에서는 이를 채택하기에 이르렀습니다.

이런 방식의 치료는 아무에게나 해당되는 것이 아니다 보니 현재는 이런 조건의 환자가 이 프로토콜에 포함될 수 있다는 의견으로 통일되었습니다.

표 11-1을 보면 Indication이라고 하는 것이 적응증, 즉 선택을 할 수 있는 조건이라는 뜻입니다.

[표 11-1] 비수술적 치료의 원칙 Principle Of Active Surveillance
적응증 Indication
• 1cm 미만
• 단일 병소의 암 Single Lesion
• 외부로의 피막 침범 없음 No Capsular Invasion
• 림프절 전이 없음 No Lymph Node Metastasis
• 원격 전이 없음 No Distant Metastasis
• 추적 관찰 검사에서 성장 없음 No Growth With Follow-Up Exam
• 고령(65세 이상)
• 추적 관찰 Follow-Up Protocol: 매 6개월마다 초음파 검사 시행

출처: 2015 ATA Guideline

이런 프로토콜 내에 포함되기 위해서는 암의 크기가 작고^{1㎝ 미만}, 단 하나의 단일병소의 암^{Single Lesion}이어야 하고, 갑상선 외부로의 침범이 없어야^{No Capsular Invasion} 하며 주변 림프절 전이가 없어야 합니다. 이런 조건을 다 충족시키고 추적 관찰 기간 내내 암이 전혀 자라지 않아야 합니다. 마지막으로 일본 그룹에서는 65세 이상의 고령 환자에게 적용을 하라고 권유했습니다.

　여기서 잠깐 생각할 부분이 있습니다. 65세를 고령층의 경계로 삼았는데, 이런 기준이 정해진 것은 전 세계적으로 평균적인 고연령이라는 개념을 기준으로 삼은 까닭일 것입니다. 실제로 65세 이상이 되면 암이 천천히 자라고 전신적인 문제나 질병이 많아서 수술이 불리한 경우 많습니다. 극단적으로 이야기하면 앞으로의 기대 수명이 길지 않다는 판단을 해서라고 합니다. 하지만 우리나라의 상황은 많이 다른게 65세는 젊고 활기찬 분들이 대부분입니다. 오히려 이런 치료법은 젊은 층에서 관심이 많은 것이 사실입니다. 목의 상처가 남는 것을 꺼려하는 심리적 부담감에서 그렇다고 생각합니다.

　이 치료의 원조격인 일본에서는 고령층에게 이러한 비수술적 관찰법을 사용하도록 권하지만 젊은 층에게는 오히려 수술을 받도록 강하게 권고하고 있습니다. 이런 정책 역시 데이터에 근거한 것입니다. 관찰해보니 젊은 사람들은 암이 더 빨리 자라고 전이도 쉽게 일어난다는 증거가 많기 때문입니다. 특히 20~30대에서 생긴 갑상선암은 시간을 들여서 관찰하지 말고 신속히 수술하라고 합니다.

하지만 우리나라에서는 젊은 사람들은 수술을 받고 싶어하지 않고 나이 드신 분들은 빨리 수술을 받고 싶어하는 기이한 현상이 있습니다. 주의를 요하는 부분이라 하겠습니다.

비수술적 치료는 주의할 점이 있습니다. 환자분들이 오해하는 것 중 하나가 수술하지 않아도 된다고 하니까 "병원을 다니지 않아도 된다"고 생각하는 분들이 간혹 있는데 그러면 절대 안 됩니다.

6개월마다 정기적으로 관찰을 해야 합니다. 초음파로 살펴보고 변화가 있는지 크기가 커지는지 면밀하게 관찰해야 한다는 뜻입니다. 관찰하다 조금이라도 자라는 증거가 있으면 바로 정책을 바꿔서 수술을 해야 합니다.

수술을 받아야 하는 경우

MC 연지
얼마나 커지면 수술을 받아야 할까요?

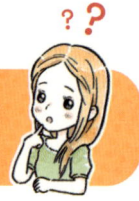

직경 약 7㎜ 크기의 암을 관찰하고 있었는데 이 종양이 자라서 9㎜ 크기가 되었다고 한다면 부피는 거의 두 배 이상(실제로 2.14배) 커진 것입니다. 초음파에서 2㎜ 정도의 변화가 있으면 수술을 결정해야 합니다. 이 정도 차이는 초음파를 검사하는 사람에 따라 혹은 기계의 종류에 따라 오차 범위 내라고 무시할 가능성도 있기 때문에 정말 주의 깊게 봐야 합니다. 그래서 어려운 것입니다.

[표 11-1] 갑상선 유두 미세암 PTMC 에서 즉각적인 수술 대신 적극적 감시

2. Active surveillance instead of immediate surgery in PTMC

> [A14] Malignant Cytology
> ■ RECOMMENDATION 12
> If a cytology result is diagnostic for primary thyroid malignancy, surgery is generally recommended. (**Strong recommendation, Moderate-quality evidence**)

Active surveillance management approach can be considered as an alternative to immediate surgery in:

(다음과 같은 경우 즉각적인 수술의 대안으로 적극적인 감시 관리 방법을 고려할 수 있습니다:)

A. 매우 낮은 위험도 종양 환자
  - 예: 임상적으로 명백한 전이나 국소 침윤이 없고, 세포학적 또는 분자학적 (시행된 경우)으로 공격적인 질환의 뚜렷한 증거가 없는 갑상선 유두 미세암

B. 수술적 위험이 높은 환자
  - 동반 질환으로 인해

C. 상대적으로 짧은 기대 수명을 가진 환자
  - 예: 심각한 심폐 질환, 다른 악성 종양, 매우 고령

D. 갑상선 수술 전에 해결해야 할 동반된 내과적 또는 외과적 문제가 있는 환자

Thyroid, 2016 Jan 1; 26(1): 1-133.
doi: 10.1089/thy.2015.0020
PMCID: PMC4739132
PMID: 26462967
2015 American Thyroid Association Management Guidelines for Adult Patients with Thyroid Nodules and Differentiated Thyroid Cancer: The American Thyroid Association Guidelines Task Force on Thyroid Nodules and Differentiated Thyroid Cancer

비수술적 치료를 설명할 때 의사들이 꼭 해야 하는 말이 있습니다. "이건 결정적인 치료법이 아니다. 그리고 마냥 두고 볼 수 있는 것도 아니다"라고 환자에게 분명히 인식시켜야 합니다. 이 치료는 실제로 아주 어려운데 언론과 일부 의사들의 주장에 의해서 사람들은 너무 간단하게 보는 경향이 있습니다. 사실을 정확하게 인식할 필요가 있습니다. 그러기 위해서는 「미국 갑상선 학회 2015년 가이드라인」 ATA Guideline을 자세하게 볼 필요가 있습니다. 표 11-1

갑상선암이 진단되면 "surgery is generally recommended" "수술을 하는 것이 원칙"이라고 쓰여있습니다. 다음에는 "Active surveillance management approach can be considered as an alternative to immediate surgery" "적극적인 관찰 모니터링은 즉각적인 수술의 하나의 대안으로 고려할 수 있다"고 밝혔습니다. 이 말은 당장 수술하지 못하는 급한 문제가 있다면 대안으로, 바로 수술하지 않고 적극적으로 관찰한다는 뜻입니다. 결국 수술이 가장 원칙적인 치료라는 말이지 수술하지 않아도 문제 없다는 뜻이 아닙니다.

아울러 다음과 같은 조건에서 선택할 수 있다고 했습니다. 위험도가 낮은 미세 갑상선암 Micro-Papillary Cancer 환자, 수술하면 위험한 다른 질환이나 문제가 있는 환자, 여명이 짧을 것으로 예상되는 환자, 다른 질환이 있어 수술받기 힘들거나, 이보다 시급한 질환이 있는 환자에게 하나의 대안 Alternative으로 선택할 수 있다고 명시되어 있습니다.

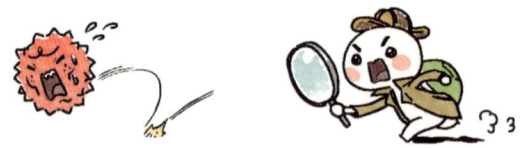

MC 연지's AI style 요약

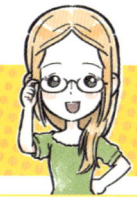

능동적 감시Active Surveillance 프로그램의 선택이 가능한 조건

- 직경 1cm 미만의 미세 유두암Micro-Papillary Cancer
- 피막 침범이 없을 것
- 림프절 전이가 없을 것
- 원격 전이가 없을 것
- 공격적인 유전적(분자생물학적) 지표가 없을 것
- 심각한 전신 질환으로 전신 마취, 수술 자체가 어려운 상황
- 더 위험한 암이나 심각한 질환의 치료가 우선되어야 하는 상황
- 고령의 환자

피막 침범에 대해 설명하면 우리 몸의 모든 기관은 일종의 보호막 개념으로 얇은 막 구조에 싸여 있습니다. 어떤 종류의 암도 이런 막 안쪽에 있으면, 즉 암이 한 기관 내에 존재하면 전이가 잘 생기지 않고 안전합니다. 하지만 보호막인 피막을 뚫고 밖으로 침범해 나오면 노출된 부분으로부터 전이가 일어나는데 이런 상태를 '피막 침범'이라고 합니다. 아무리 암이 작다고 해도 피막 침범이 있으면 위험한 상황이라는 것을 명심해야 합니다.

공격적인 유전적 지표라는 것은 암세포가 가지고 있는 분자생물학적 지표 즉 종양 지표 Tumor Marker입니다. 암세포에서 위험한 공격 성향을 띄는 종양 지표가 있는 경우에는 이렇게 시간을 끄는 치료 방식은 유리하지 않습니다. 갑상선암 중에서도 암 종류나 아형 Subtype에 따라 다르기도 한데 비교적 독한 암인 수질암이나 저분화암, 미분화암 등이 발견되면 바로 수술하는 것이 맞습니다.

MC 연지
그럼 이 능동적 감시 프로그램 프로토콜에서 관리를 받고 있다가 수술로 가야 하는 사람들은 어떤 조건인가요?

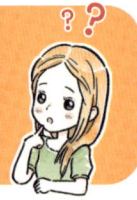

추적 관찰을 하는 중에 다음과 같은 변화가 있다면 바로 그 프로토콜에서 탈락되고 치료 방법을 적극적인 수술로 전환해야 합니다. 추적 관찰 중에 위험한 모양으로 변한 경우, 크기가 2㎜ 이상 커진 경우, 전에 없던 피막 침범이 새로 생긴 경우, 림프절 전이나 원격 전이가 새로 생긴 경우 바로 수술해야 합니다.

또한 환자가 처한 상황이 추적 관찰이 힘든 경우에도 이 프로토콜을 유지할 수 없습니다. 예를 들면 갑자기 이민을 가게 됐는데 그 나라의 의료가 낙후되어 있어서 도저히 이런 방식을 유지할 수 없는 경우입니다. 최종적으로 환자가 도저히 불안해서 견디지 못하는 경우라면 굳이 이런 방식을 견지하지 말고 수술을 하고 마음 편하게 지낼 수 있도록 권하게 됩니다.

결론적으로 능동적 감시Active Surveillance라는 것은 그냥 지켜보는 것만으로는 정확한 치료라고 하기 힘든 부분이 분명히 있지만 그렇다고 그런 방식을 무조건 반대하는 것도 옳다고 볼 수는 없습니다. 아직 이 부분에 대한 확실한 결론은 없다고 보는 것이 맞겠습니다. 좀 더 자료가 모이고 확실한 근거를 바탕으로 치료 방침을 정할 수 있다면 좋을 것이라고 생각합니다. 지금은 그런 결론을 위한 치열한 논란의 시기라고 볼 수 있습니다.

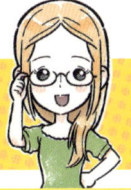

MC 연지's AI style 요약

능동적 감시Active Surveillance 프로토콜에서 탈락해서 수술로 가야 하는 조건

- 추적 관찰 중 위험한 모양으로 변화
- 직경 2㎜ 이상 크기 증가
- 피막 침범 발생
- 림프절 전이 발생
- 원격 전이 발생
- 추적 관찰이 불가능해진 경우
- 환자의 불안감Anxiety 증가

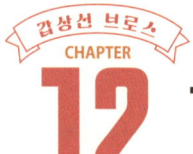
12 갑상선암의 수술적 치료

🦋 갑상선암의 수술

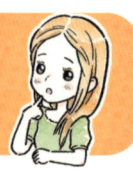

MC 연지
이제 갑상선암에 대한 본격적인 치료인 수술에 대해 알아보겠습니다.

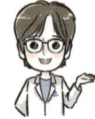
먼저 수술 범위를 알아보겠습니다. 갑상선 수술은 그림 12-1에서 볼 수 있듯이 절반을 제거하거나, 전체를 다 제거하는 두 가지로 나뉩니다.

수술을 적용하는 가이드라인 표 12-1과 같이 2009년 가이드라인과 최신판에 해당하는 2015년 가이드라인에 약간의 변화가 있었습니다.

과거 전절제가 필요한 경우는 암이 1㎝ 이상, 피막 침범 즉 암이 갑상선 밖으로 뚫고 나온 경우, 육안으로 보일 정도의 림프절 전이가 있을 때, 측경부 림프절 전이, 원격 전이가 있을 때였습니다. 최근에는

[그림 12-1] **갑상선 수술 범위**

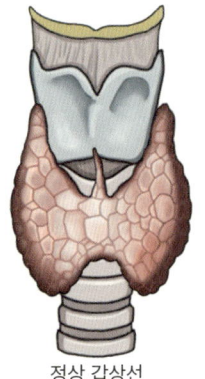
정상 갑상선

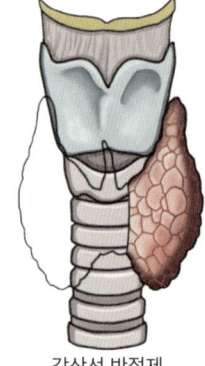
갑상선 반절제

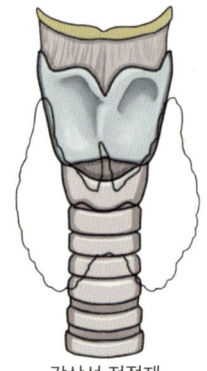
갑상선 전절제

[표 12-1] **갑상선암 수술 범위**

	2009 미국 가이드라인	2015 미국 가이드라인
반절제술 Thyroid lobectomy	1) 1㎝ 미만 2) 갑상선 내 병변 3) 림프절 전이 없음 4) 원격 전이 없음	1) 4㎝ 미만 2) 갑상선 내 병변 3) 림프절 전이 없음 또는 미세전이 (2㎜↓, 5개 이하) 4) 원격 전이 없음
전절제술 Total hyroidectomy	1) 1㎝ 이상 2) 피막 침범 3) 림프절 전이 4) 원격 전이	1) **4㎝ 이상** 2) 피막 침범 3) 림프절 전이 (2㎜↑, 5개 이상) 4) 원격 전이

암의 크기를 4㎝ 이상일 경우 전절제를 하고, 림프절 전이도 미세한 전이만 있거나 전이된 개수가 5개 미만이라면 굳이 전절제를 하지 않아도 된다고 정의했습니다. 조금 기준이 완화되었습니다.

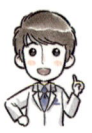
그러나 일선에서 진료를 하는 임상의사의 입장은 조금 다릅니다. 갑상선은 원래 크기가 그리 크지 않은 장기이기 때문에 가장 두꺼운 부분도 3㎝가 넘기 힘듭니다. 4㎝가 넘는 혹이 있으면 암이 밖으로 삐져 나올 수 밖에 없으니까 피막 침범은 당연히 있게 됩니다. 약 2㎝만 넘는 암이어도 피막 침범은 물론이고 림프절 전이가 많이 발생하는 등 상당한 부담이 있기 때문에 실제로는 4㎝보다 작아도 전절제를 해야 하는 경우가 많습니다.

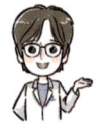
갑상선암 수술을 위해 준비하는 검사는 앞에서 다뤘지만 여기서 다시 한 번 살펴보는 것이 좋겠습니다.

[표 12-2] 갑상선암 수술을 위해 준비하는 검사

- 초음파: 암의 크기, 피막 침범 여부, 림프절 전이
- CT: 림프절 전이, 주변 기관 침범 여부 판단
- MRI: 주변 기관 침범 정도 파악
- PET 스캔: 원격 전이, 종격동 림프절 전이 여부 판단
- 성대 검사: 목소리 신경(반회후두신경) 침범 여부
- 내시경 검사: 기도 침범, 식도 침범 여부 판단
- 림프절 세침흡인 검사 (Wash_out Tg 검사 포함): 전이 의심 소견

검사를 통해 정확한 상태를 파악하면 적절한 수술 범위를 결정할 수 있고 수술 전 검사에서 애매한 경우에는 수술 중 동결 절편 Frozen Section 검사를 해서 확인하게 됩니다.

MC 연지

환자 분들이 많이 하는 걱정들에 초음파는 방사능이 없어서 괜찮지만 CT나 PET 스캔 검사는 방사능 노출이 있어서 위험하지 않을까 하는 겁니다.

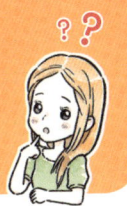

그런 우려가 충분히 있을 수 있습니다. 안 찍을 수 있으면 좋겠지만 필요한 경우에는 반드시 찍어야 합니다. CT는 갑상선암 검사에서 매우 중요한 검사이므로 꼭 찍을 것을 권합니다. 갑상선암에서 찍는 CT는 상대적으로 피폭량이 적어서 걱정하지 않아도 됩니다.

MC 연지

요즘은 위암도 초기에 발견하면 내시경으로 그 부위만 아주 조금 떼고 그러잖아요. 그럼 갑상선에서도 이렇게 할 수 있는 건가요? 아니면 무조건 반을 떼거나 완벽히 다 떼거나 이렇게 두 가지 선택지만 있을까요?

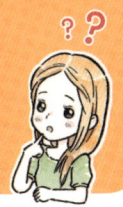

수술 범위 결정에 대해 위암과 갑상선암은 다른 점이 있습니다. 갑상선암은 초음파나 CT로 보이는 부분이 다가 아니에요. 마치 샌드 아트 Sand Art를 하는 장면을 떠올리면 좋은데요. 그 모습처럼 모래가 소복이 쌓인 부분은 그림자가 생겨서 영상으로 볼 수 있지만 그 주변으로도 마치 모래알 흩어진 것처럼 암이 산발적으로 생기는 특징을 가지고 있습니다. 이런 부위는 수술 전 검사로 알 수 없기 때문에 암만 똑 떼어내면 주요 암 부위는 제거되지만 주변에 남겨진 모래알처럼 퍼진 암은 남게 되고 결국 다발성 재발을 하게 됩니다. 암은 세포 하나라도 남으면 거기서 다시 재발하게 되는데 결국은 감당하지 못할 상태가 되고 만다는 것을 기억해야 합니다. 다른 암과 마찬가지로 갑상선암에 대한 수술은 완벽하고 깔끔하게 들어내는 것이 원칙입니다. 그래서 기본 단위가 갑상선 반절제고, 그 다음은 전절제가 되는 것입니다.

다만 갑상선 여포암은 대부분 단일 병소로 발견되고, 수질암도 다발성이 없지는 않지만 드물기 때문에 수술 범위 결정에 차이가 날 수 있습니다. 가장 많은 빈도를 보이는 유두암은 다발성 암으로 생길 확률이 훨씬 더 높습니다.

MC 연지
림프절 청소술이라는 것은 무엇인가요?

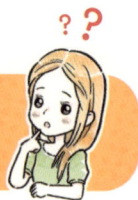

그림 12-2에서 노란 부분이 갑상선이 있는 부분이고 그 주변을 중앙 구획이라고 부르는데, 유두암의 경우에 여기에 전이가 있을 확률이 거의 90% 정도에 이릅니다. 다음으로 목 옆쪽의 림프절로 전이가 일어나는데 여기가 옆목 즉 측경부입니다. 여기에는 유두암의 경우에 전이가 약 40% 정도 일어나는데 실제 미세 전이까지 다 합치면 88%가 넘는다는 보고도 있습니다. 아래의 자주색 부분은 종격동인데 여기까지 전이가 내려가면 거의 4기암에 해당합니다.

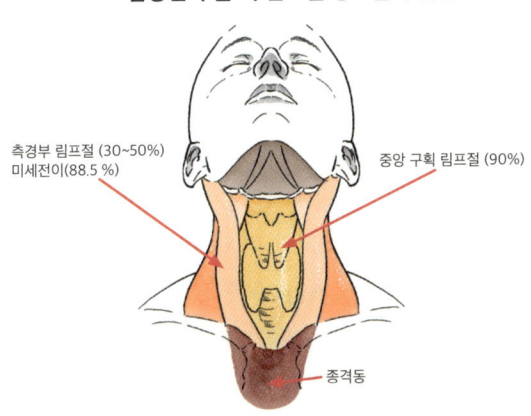

[그림 12-2] **갑상선 수술 시 림프절 청소술의 범위**

수술 전에 여러 가지 검사를 해서 이런 전이 여부를 알고 수술 범위를 정하게 되는데, 전이가 있는 부위를 포함하도록 수술 범위를 넓혀서 확실하게 제거하는 것이 원칙입니다.

간혹 처음부터 아예 확 다 들어내는 것은 어떤가 하는 질문을 하는 분들도 있습니다. 암을 초반에 아예 박멸하자는 관점에서는 그 말이 맞긴 하지만 암을 잘 제거해도 사람이 견디기 힘들면 그건 할 수 없는 일입니다. 그래서 적절한 범위를 잘 선택하는 것이 중요합니다. 환자도 편하고 암도 잘 없앨 수 있는 그러한 적절한 경계를 잘 파악해야 합니다.

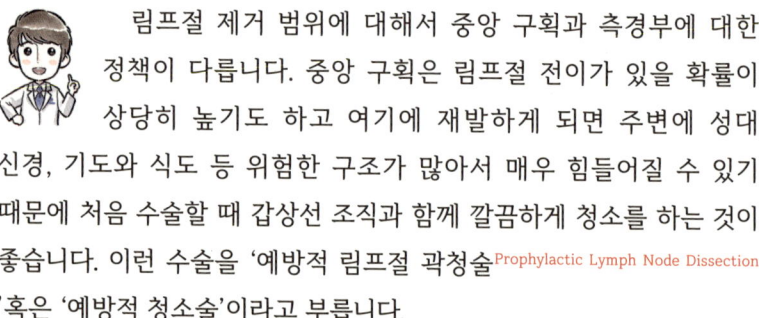
림프절 제거 범위에 대해서 중앙 구획과 측경부에 대한 정책이 다릅니다. 중앙 구획은 림프절 전이가 있을 확률이 상당히 높기도 하고 여기에 재발하게 되면 주변에 성대 신경, 기도와 식도 등 위험한 구조가 많아서 매우 힘들어질 수 있기 때문에 처음 수술할 때 갑상선 조직과 함께 깔끔하게 청소를 하는 것이 좋습니다. 이런 수술을 '예방적 림프절 곽청술Prophylactic Lymph Node Dissection' 혹은 '예방적 청소술'이라고 부릅니다.

그런데 측경부의 림프절에 대해서는 이러한 예방적 청소술을 하지 않습니다. 측경부 림프절 청소술은 목 옆의 중요한 구조만 남기고 모든 조직을 다 긁어내는 수술인데 4시간 이상 걸리는 큰 수술이며 후유증도 심각합니다. 그렇기 때문에 이런 수술은 거기에 암 전이가 있다는 증거가 있는 경우에만 하도록 되어 있습니다. 임상적으로 증명되어 확진된 암Clinically Proven Cancer이 있을 경우에만 해야 한다고 교과서에도 나와 있습니다. 이런 수술을 '치료적 림프절 청소술Therapeutic Lymph Node Dissection'이라 부릅니다.

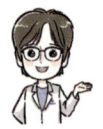
수술 범위를 결정하는 기준은 전 세계적으로 통일된 부분입니다만 딱 한 나라만 다르게 하고 있는데 일본이

그렇습니다. 일본은 갑상선은 최대한 반만 절제하려고 애쓰면서도 측경부 청소술은 예방적으로 하는 것을 원칙으로 주장하고 있습니다.

전 세계적으로 이런 일본의 방식을 이해하지 못하지만 그 나라의 사정을 살펴보면 조금은 이해가 가기도 합니다. 일본은 핵이라면 알레르기 반응을 보일 정도의 문화를 가지고 있고, 의료에서도 마찬가지인데 특히 방사성 요오드Radio Active Iodine에 대해서는 아주 엄격한 기준으로 제한해서 치료 시설도 거의 없고 치료를 받기도 힘듭니다. 그래서 애초에 방사능 요오드 치료를 하지 않을 텐데 굳이 갑상선 전절제를 할 필요를 못 느끼는 것이라고 볼 수 있습니다. 하지만 재발을 하면 골치가 아프니까 예방적으로 범위가 넓은 림프절 청소술을 하는 것입니다. 옛날에 암에 대한 딱히 마땅한 치료법을 몰랐을 시절에 그나마 수술이라도 광범위하게 해서 암을 확 다 들어내자고 하던 방식과 같은 의미라고 볼 수 있습니다.

방사성 요오드 치료는 뒤에서 자세히 다루겠지만 간단히 설명드리겠습니다. 방사성 요오드 치료 혹은 핵의학 치료라고 불립니다. 원래 갑상선 세포는 요오드를 선택적으로 흡수하는 성질을 가지고 있고 암이 되어서도 이 성질을 그대로 가지고 있습니다. 그래서 요오드에 방사능을 붙여서 투여하면 몸 속에서 갑상선암 세포에 흡수가 되고 방사능이 세포 자신과 주변의 암세포를 죽이는 효과를 내는 것입니다.

여기에서 이용하는 요오드는 자연에 존재하는 일반적인 요오드인 분자량 127의 요오드(^{127}I)가 아니고 방사능을 붙인 분자량 131의 요오드(^{131}I)입니다. 이것을 복용하게 되면 마치 드론에 핵폭탄을 실어 날려 보내는 것과 같다고 보면 됩니다. 조직에 들어가서 방사능을 내고 에너지가 나와 암세포가 파괴되는 것입니다. 이 치료는 고위험군과 중간 위험군의 일부에서 시행하는데 고위험군 환자가 전절제를 하는 이유는 이 방사성 요오드 치료를 하기 위해서입니다.

수술 전 검사의 결과에 따라 어떤 수술을 받는 것이 좋다는 것을 판단할 수 있습니다.

전절제가 필요한 경우는 고위험군의 암으로 4㎝ 이상의 크기, 피막 침범, 림프절 전이, 원격 전이가 있을 경우와 광범위 침윤형 여포암 Widely Invasive Follicular Cancer, 위험한 분자생물학적 표지자가 있는 경우가 되겠습니다.

저위험군에 해당하는 경우라도 양측에 암이 다발성으로 있는 경우나 갑상선암 세포의 특성이 공격적인 경우라면 전절제를 해야 합니다.

마지막으로 완결 갑상선 절제 Completion Total Thyroidectomy의 경우입니다. 수술 전에 미리 알았다면 갑상선 전절제를 해야 하는데, 수술 전 검사에서 알 수 없었고 수술 후에야 알게 된 경우에는 다시 수술로 갑상선 조직을 다 없애야 하는 경우입니다. 예를 들어 여포암 진단은 수술 전 세포 검사로는 내릴 수 없는 진단입니다. 혈관을 침범한 경우도 갑상선 종양 내부의 혈관 침범은 수술 전에는 알 수 없습니다. 결국 혈관 침범이 심하다는 것을 수술하고 나서 알게 되는데 이런 진단이 나오면 다시 재수술을 해서 남은 갑상선을 다 없애야 합니다.

림프절 전이 부분에서 림프절 조직 자체를 넘어서는 침범이 있다거나 중앙 구획 림프절 청소를 했는데 림프절 전이가 5개 이상 나오면 역시 완결 갑상선 절제를 하는 것이 좋습니다. 5개 이하면 주의 깊게 지켜보는 방식을 선택할 수 있는데 그보다 많으면 위험하다고 봐야 합니다. 그리고 분자생물학적으로 아주 공격적인 성격을 가지는 TERT와 BRAF 등의 유전자 돌연변이가 있으면 이 역시 재수술을 고민해 봐야 합니다. 이것도 수술 후에 알게 되는 경우가 대부분입니다.

완결 갑상선 절제라는 치료를 해야 하는 조건 중에는 수술 후 조직검사에서 공격성이 심한 아형 Subtype이라고 밝혀진 경우도 포함됩니다. 유두암 중에서도 예후가 불량한 변종들은 재수술을 해서 남은 갑상선을 없애 주는 것이 안전합니다.

완결 갑상선 절제술은 방사성 요오드 치료를 하기 위해 하는 수술입니다. 강력하고 효과적인 방사성 요오드 치료를 통해 생존율을 높이고 재발을 억제하기 위해 하는 수술입니다.

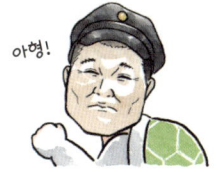
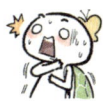

MC 연지's AI style 요약

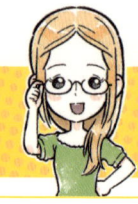

갑상선 전절제 Total Thyroidectomy가 필요한 경우

1. **고위험군 환자**
   - 4cm 이상의 크기
   - 피막침범
   - 육안적 림프절 전이
   - 원격 전이
   - 광범위 침윤형 여포암 Widely Invasive Follicular Cancer
   - 위험한 분자생물학적 표지자 존재
     예) BRAF, TERT, BRAF+TERT 등

2. **저위험군 환자 중**
   - 양측성, 다발성 암
   - 공격적인 세포형

3. **완결 갑상선 절제**: 수술 전에 알았다면 전절제를 했을 환자
   - 광범위 침윤형 여포암
   - 5개 이상의 림프절 전이
   - 위험한 분자생물학적 표지자 존재
     예) BRAF, TERT, BRAF+TERT 등
   - 공격성이 심한 아형 Subtype

CHAPTER 13 갑상선암의 수술법

전통적 갑상선 수술 절개법

MC 연지

다양한 수술법과 각 수술법의 장단점, 그리고 그것을 선택할 수 있는 적응증에 대해 알아보겠습니다.

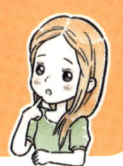

가장 많이 사용하는 수술법은 전통적인 수술법인 갑상선 수술 절개법입니다. 그림 13-1 이 수술법은 갑상선 수술의 기법을 확립한 테오도르 코허 Theodor Kocher가 개발한 방식을 그대로 따르고 있습니다.

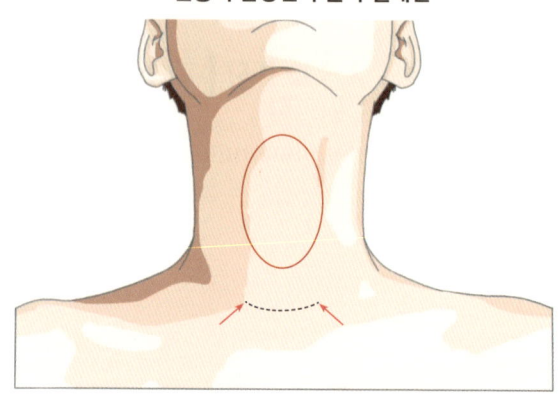

[그림 13-1] 전통적 갑상선 수술과 절개선

　목 아래 주름이 있는 곳에 5~6㎝ 정도의 작은 절개선을 넣고 수술하는 방식입니다. 환자들은 절개선이 있으니 그 부위를 수술한다고 생각하는데 실제로 수술하는 갑상선이 있는 위치는 동그라미로 표시한 부분입니다. 이 부위까지 피부를 들어올려 수술하는데 이것을 의학 용어로는 '플랩(Flap)을 뜬다'고 표현합니다. 이 수술 방법은 가장 간단하고 확실한 방법입니다. 갑상선에 접근하는 거리도 짧고 시야도 좋아서 암 제거와 주변 림프절 청소술도 넓게 할 수 있습니다. 가장 확실한 범위의 수술을 할 수 있는 장점이 있습니다.

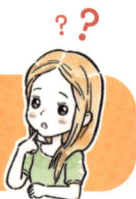

MC 연지
장점이 많은 수술인데요. 단점은 무엇인가요?

유일한 한 가지 단점은 목에서 바로 보이는 곳에 상처가 생긴다는 점입니다. 여기 절개선은 네크리스 라인$^{Necklace\ Line}$이라고 부르는데 목걸이를 하면 가릴 수 있다는 뜻입니다. 하지만 눈에 보이는 건 어떻게 할 수가 없습니다. 갑상선암은 여성이 압도적으로 많은 병이기 때문에 이런 상처에 신경을 많이 쓰게 됩니다. 그래서 다른 방법을 고민한 결과물이 이번 장의 주제입니다.

최소 침습, 최소 절개 수술법

최소 침습 혹은 최소 절개 갑상선 수술법$^{Modified\ Minimally\ Invasive\ Thyroidectomy}$입니다. 그림 13-2 목의 중앙에 길게 절개선을 넣던 방식에서 목 옆쪽의 주름선을 따라 2~2.5㎝ 정도의 절개선을 이용하는 수술법입니다. 다음 페이지의 그림 13-3의 노란색 화살표를 보면

[그림 13-2] **최소침습 갑상선 수술과 절개선**

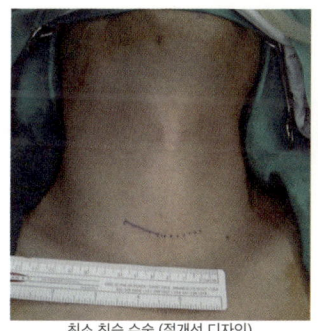
최소 침습 수술 (절개선 디자인)

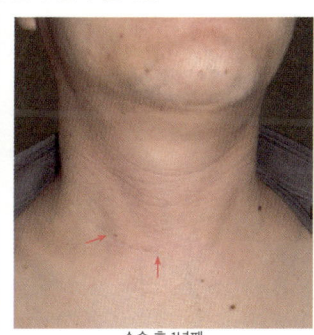
수술 후 1년째

근육과 근육 사이로 들어가는 방식을 그린 것입니다. 절개선이 작아도 바로 갑상선으로 접근이 가능해서 수술이 원활해집니다. 수술 범위는 전통적인 방식과 거의 같으면서도 절개선이 작아서 나중에 미용 효과도 탁월합니다.

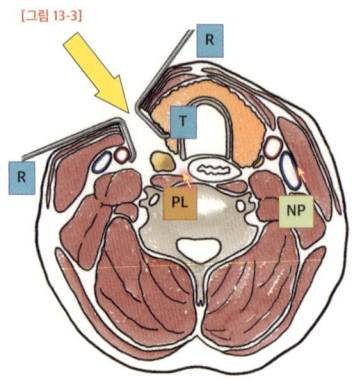
[그림 13-3]

MC 연지

전통적인 방식과 거의 같은 수술 방법이라고 했는데 모두 이 방법을 사용할 수는 없는건가요?

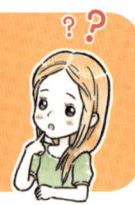

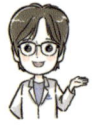
이 수술법은 종양이 너무 크거나 주변 조직으로의 침범, 림프절 전이가 심한 경우에는 사용할 수 없는 수술법입니다.

최소 침습 측경부 청소술

그래서 최근에는 림프절 전이가 측경부에만 진행된 경우를 위해서 개발한 방법이 최소 침습 측경부 청소술입니다. 이 방법은 측경부 청소술을 위해 조금 길게 절개선을 이용하는 방법입니다. 그림 13-4 기존의 수술 범위와 거의 동일한 범위를 다 청소할 수 있고 수술 후 상처도 아주 훌륭하게 잘 낫기 때문에 상당히 우수한 방법으로 인정되고 있습니다.

[그림 13-4] 최소 침습 측경부 청소술과 절개선

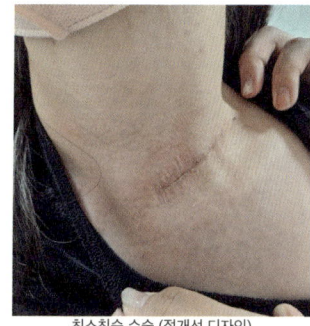
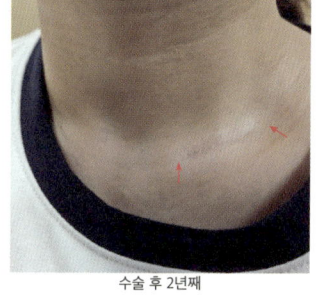

최소침습 수술 (절개선 디자인)　　　수술 후 2년째

내시경 수술

다음 방법은 내시경 수술입니다. 이 방식은 외국에서 개발되었는데 서로 먼저 했다는 주장이 맞서고 있습니다. 엄밀하게 말하면 논문 발표는 이탈리아에서 먼저 했고 이후 한국에서 집대성되었다고 말할 수 있습니다.

지금까지 다양한 수술 접근법 Surgical Approach Methods이 개발됐습니다. 그림 13-5 위 왼쪽 사진이 한국 최초의 수술 방식인데 가톨릭 의대에서 개발한 겨드랑이에 구멍을 뚫는 방법입니다. 위 오른쪽 사진은 서울대에서 개발한 방식입니다.

[그림 13-5] 내시경 수술의 다양한 수술 접근법

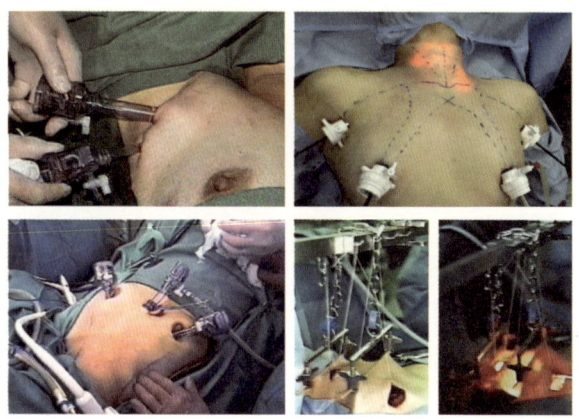

아래 오른쪽 두 개의 사진은 조금 끔찍하게 보일 텐데 쇄골 아래 피부 절개선을 넣어 피부 조직에 금속 꼬챙이 같은 걸 넣고 이걸 쇠사슬 같은 도르레로 당겨 올려서 공간을 만드는 방법입니다. 이 수술은 일본에서 개발됐는데 이제는 하지 않습니다. 그 이유는 미용 효과도 없고 수술이 어렵기만 한 데다 제대로 된 범위의 수술을 하기 힘들었기 때문입니다.

현재 한국에서 주로 사용되는 두 가지 방식의 내시경 수술을 소개해 드리겠습니다.

처음 소개할 방법은 서울대 계열의 BABA 방법인데 그림 13-6처럼 양쪽 유륜과 겨드랑이에 작은 구멍을 뚫어 수술하는 것입니다. B는 Breast, A는 Axilla, 가슴과 겨드랑이란 뜻입니다. 목에 상처가 없고 유륜과 겨드랑이 등 상처가 비교적 적게 남는 부위에 절개선이 있다는 것이 중요한 장점입니다.

[그림 13-6] **내시경 수술 (BABA 방식)**

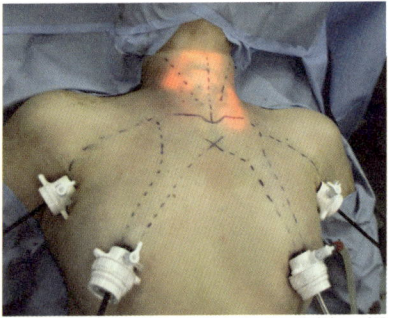

각 유륜 주위 절개를 통해 12㎜ 포트 두 개를 삽입하고, 양쪽 겨드랑이 절개를 통해 5㎜ 포트 두 개를 삽입했습니다.

그러나 유륜을 이용하는 방식은 여성 입장에서 받아들이기 힘들어 하는 경향이 있습니다. 심리적인 거부감이 심하고 나중에 모유 수유가 필요한 연령대에는 권하기가 쉽지 않습니다. 더 큰 문제는 유륜과 겨드랑이부터 길게 터널을 뚫어서 빛이 보이는 부분에서 갑상선 수술을 하다보니 터널을 만든 자리에 유착이 와서 불편할 수 있고 터널을 통해 수술을 해야하니까 수술하는 사람도 힘든 방식입니다.

다음 방식은 연세대 계열의 겨드랑이 접근 방식입니다. 그림 13-7

[그림 13-7] **내시경 수술 (액와 접근방식)**

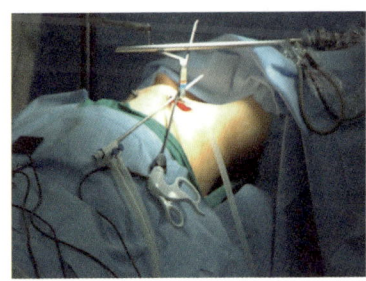 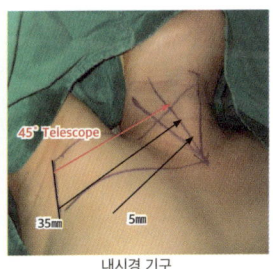

내시경 기구

이 방법은 한쪽 겨드랑이에 절개선을 길게 넣고 플랩^{Flap}을 떠서 목까지 공간을 만든 후에 목 옆의 근육을 열고 들어가 갑상선을 절제하는 방식입니다. 왼쪽에 보이는 기구를 들어 피판$^{Skin\ Flap}$을 견인합니다. 피부를 들어올리면 수술 준비가 된 것입니다.

이 수술도 목에 절개선이 없다는 장점이 가장 큽니다. 그리고 BABA법에 비해 넓은 시야를 확보할 수 있어서 수술 범위가 더 넓습니다. 단점은 침습도가 넓기 때문에 수술 후에 겨드랑이와 옆목의 불편감을 호소하는 사람들이 많은 경향이 있습니다.

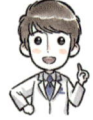
암을 수술하는 경우라면 이런 내시경 수술은 주의할 점이 있습니다. 이 수술법은 같은 내시경 수술 방식인 복강경 수술과 다르다는 점입니다.

복강경 수술은 자연적으로 공간이 존재하는 복강 내로 들어가서 하기 때문에 내시경 수술이 최대의 강점을 가질 수 있는데 갑상선 수술에서는 공간이 없는 데를 뚫고 들어가야 하는 문제점이 있고 좁은 공간에서 하다 보니 기구들이 들락거리며 그 길에 암세포를 퍼트릴 가능성이 있습니다. 그것을 파종^{Seeding}이라 하는데 곡식을 파종하듯이 암세포가 뿌려지면 거기서 다발성으로 재발하기 때문에 상당히 어려운 상황이 됩니다.

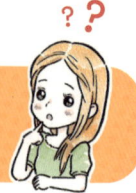

MC 연지
내시경 수술은 장점이 많은 수술인데요.
단점은 무엇인가요?

사실 이 수술은 주변으로 침습이나 림프절 전이가 심한 경우, 완벽한 암 절제가 필요한 경우에 사용하기 힘든 수술입니다. 수술은 엄격한 기준에 의해 할 수 있는 경우와 아닌 경우를 잘 구분해야 합니다.

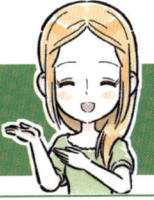

MC 연지's 알아두면 좋은 꿀팁

내시경 갑상선 수술 가능 조건
이 내용은 로봇 수술도 동일한 조건으로 참고할 수 있습니다.
- 미세 갑상선암 (1cm 미만)
- 피막 침범이 없을 것.
- 림프절 전이가 없을 것.
- 주변 기관 침범이 없을 것.
- 원격 전이가 없을 것.

로봇 수술

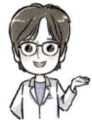

다음은 세계적으로도 관심이 높은 로봇 수술입니다. 원래 이 수술법은 우주시대를 겨냥해 개발된 방식이라고 합니다. 지구 외부 혹은 먼 거리에서 통신을 통해 기구를 조작해 수술하는 방식입니다. 로봇 수술은 내시경 수술과 기본적으로 동일한 방식입니다. 내시경 수술에서는 모든 기구를 의사가 직접 손으로 조작해야 하지만 로봇 수술에서는 로봇팔^Arm을 원격 조정해서 수술을 진행합니다. 그림 13-8

로봇 장비는 이런 두 가지 기계 설비로 구성됩니다. 수술방 안에 콘솔^Console이라는 기계 장치에 의사가 앉아서 화면에 머리를 대고 보면 3차원 영상이 보이고, 아래에 손가락을 끼워서 동작을 하게 하는 장비가 있고, 조금 떨어진 곳에 수술 침대 옆에 로봇팔들이 있어서 외과의사의 동작 명령을 전달받아 움직이게 됩니다.

[그림 13-8] **로봇 갑상선 절제술**

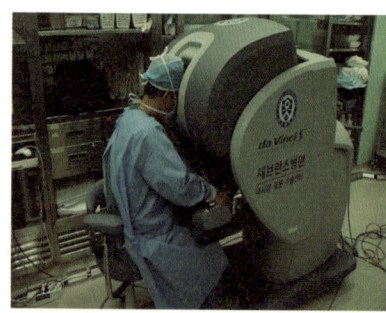
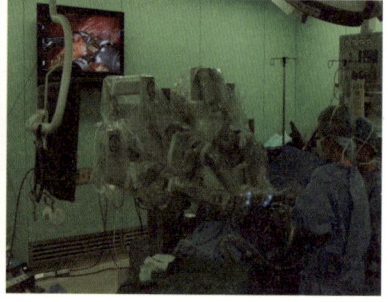

대부분의 사람들이 로봇 수술은 로봇이 다 알아서 움직일 것이라고 오해를 합니다. 그래서 사람이 하는 것보다 오차나 오동작이 거의 없다고 생각합니다. 하지만 아직 그런 수준까지 오지는 않았습니다.

로봇은 두 가지 타입이 있습니다. 하나는 스스로 알아서 움직이는 우주 소년 아톰 타입이고, 또 하나는 사람이 들어가서 조종해야 하는 로봇 태권브이 타입입니다. 우리가 현재 하고 있는 로봇 수술은 전형적인 로봇 태권브이 방식입니다. 결국 누군가가 리모콘으로 많은 동작을 조종하며 수술해야 하는 것입니다. 그래서 로봇은 오차나 동작의 오류가 없을 것이라는 생각과 달리 로봇 수술도 의사에 따라 오차가 생길 수밖에 없습니다. 그러니까 기본적으로 수술을 잘하는 사람이 로봇 수술도 잘하기 마련입니다. 현재 로봇 수술은 완벽하지 않고 개선되어야 할 점이 있습니다.

MC 연지's 알아두면 좋은 꿀팁

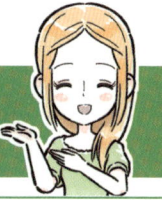

로봇 수술에서 개선할 점

- 아직은 기구가 무디다. ➔ 정밀한 수술 불가
- 로봇팔과 기구에서 촉감 Tactile Sense 을 느낄 수 없다.
  ➔ 주변 조직 손상 위험 증가
- 절삭을 위해 사용하는 초음파 절삭 방식 Harmonic Scalpel 혹은 전기 소작 방식 Bipolar Electric Cautery 에서 나오는 열로 인한 손상 위험이 크다.
  ➔ 부갑상선, 성대 신경 손상 가능성 상승
- 로봇 수술 기계가 너무 크고 유지가 어렵다. ➔ 소형화 필요
- 기구를 다루는 데 경험(극복 Learning Curve)이 필요하다.
  ➔ 초심자 사용은 위험
- 수술비가 비싸다.

경구강 갑상선 절제술

가장 최근에 개발된 경구강^{Trans-Oral} 수술법입니다. 그림 13-9 처음에는 다양한 방식으로 시도되다 요즘은 이렇게 입술과 잇몸 사이로 뚫고 들어가는 것으로 거의 완성이 되었는데 그림처럼 입술과 잇몸 사이에 절개를 하고 구멍을 뚫어 턱 아래 갑상선 위치까지 들어가게 됩니다. 처음 이 수술이 개발될 때는 혼란이 있었습니다. 이 수술을 개발한 건 독일이었고 당시 돼지 실험으로 시작했기 때문에 입 안쪽으로 뚫고 들어가는 방식이었습니다. 하지만 이런 접근 방법은 신경 손상이 많고 여러 문제가 있어서 지금 방식으로 개선되어 왔습니다.

[그림 13-9] **경구강 갑상선 절제술** Trans-Oral Thyroidectomy

2016년, Anuwon 외, World J Surg
60명의 환자, 3개의 전정 접근법 포트
비강 기관 삽관

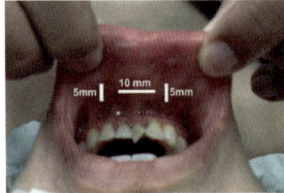
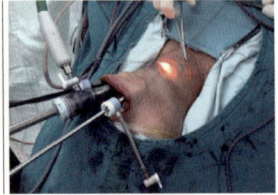

구강 전정의 절개 · 수술 과정 중 투관침 삽입

미용을 강조한 수술법 중에서 경구강 수술법이 가장 진화한 방식이라고 생각합니다. 피부에는 절개선이 하나도 없다는 미용 효과가 있고 다른 수술에 비해 비교적 최단 거리, 숏컷으로 접근하는 방식이어서 피부 플랩으로 인한 부작용도 최소화 할 수 있습니다.

하지만 내시경, 로봇 수술 방식과 마찬가지로 병기가 높은^{병이 심한} 경우에는 선택할 수 없습니다.

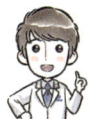
　　　　미용을 강조한 수술을 선택할 수 있는 조건과 그렇지 못한 경우가 있습니다. 병의 상태가 심하지 않은 경우라면 이런 다양한 옵션을 선택할 수 있다는 것을 기억하시면 좋겠습니다.

수술 목표 중 제일 중요한 것은 환자가 병에서 해방되고 부작용이 발생하지 말아야 하는 것입니다. 그리고 그 다음 여러 가지 조건을 충족시킨 다음에 한참 뒤 순위에 미용이 있습니다. 이런 미용을 강조하는 수술은 분명한 한계가 있기 때문에 자신이 이 수술에 적응증이 되는지 아닌지를 반드시 따져 보고 선택해야 합니다.

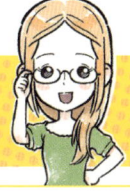

MC 연지's AI style 요약

- 갑상선 수술은 현재 다양한 수술법이 사용되고 있는데 각기 장단점이 있으니 충분한 정보를 가지고 선택해야 함.
- 갑상선암에서는 병기가 높으면(병이 많이 진행) 미용을 강조한 수술을 선택할 수 없음.
- 내시경 수술과 로봇 수술은 기본적으로 동일.
- 경구강 방법은 최신 방법이지만 초기 암에서 사용 가능.
- 내시경 혹은 로봇 수술이 부담될 경우 좀더 간편한 최소 절개 수술법을 선택할 수 있음.

갑상선 브로스
CHAPTER

14 진행성 갑상선암 수술

🦋 진행성 갑상선암

MC 연지
진행성 갑상선암은 어떤 건가요? 뭔가 계속 진행되고 안좋다는 생각이 드는데요.

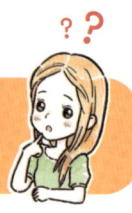

진행이라고 하면 병이 더 악화되었다는 걸 뜻하는 거예요. 진행성 갑상선암은 일이 많이 벌어져 있는 걸 의미합니다.

갑상선암을 세 가지로 구분할 수 있습니다. 거북이는 그냥 놔뒀다가 한참 뒤에 잡아도 쉽게 잡을 수 있고, 토끼는 열심히 쫓아가서 잡아야 하고, 새는 이미 멀리 날아가서 잡기 힘든 상태라고 생각하면 됩니다.

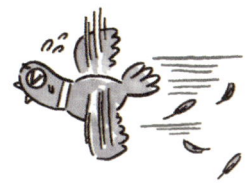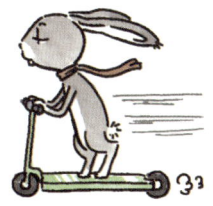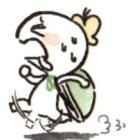

진행성 갑상선 암은 저 새에 해당하는 굉장히 잡기 힘든 경우입니다. 갑상선암이 목 주변의 림프절뿐만 아니라 생명 기관, 즉 기도 식도, 혈관 신경 등을 침범한 경우를 말합니다. 원격 전이가 발생한 경우, 암이 급속도로 자라서 감당이 되지 않는 경우, 난치성 갑상선암이라고 불리는 요오드 불응성 갑상선암과 미분화암을 통칭하는 말입니다.

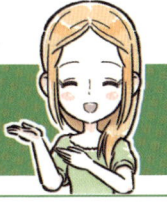

MC 연지's 알아두면 좋은 꿀팁

진행성 갑상선암이란

- 국소 침습형 갑상선암 Locally Advanced Thyroid Cancer
  - 국소 림프절 침범 Loco-regional Lymph Node Metastasis
  - 생명 기관 침습 Invasion To Vital Organ
- 원격 전이 Distant Metastasis : 폐, 뼈, 간, 뇌 등
- 급속 진행형 Rapid Progression 갑상선암
- 불응성 갑상선암 Refractory Thyroid Cancer
- 미분화암 Anaplastic Thyroid Cancer

난치성 갑상선암

요오드 불응성 갑상선암은 설명이 필요합니다. 갑상선암이 예후가 좋은 이유 중 하나는 분명 방사성 요오드 치료라는 효과적이고 강력한 치료가 있기 때문입니다. 그런데 불응성 갑상선암 상태에서는 요오드를 흡수하는 능력이 없는 암이기 때문에 이런 치료를 할 수 없다는 뜻입니다. 다른 치료도 거의 효과를 보기 힘든 상황이라서 난치성 갑상선암이라고도 불립니다.

이런 불응성 암은 비교적 드물기는 하지만 전체 환자의 약 10~15%는 세월이 지나면서 불응성 암이 된다는 통계가 있습니다. 미국 기준으로 보면 한 해 약 5,600명이 넘는 갑상선암 환자가 발생한다고 보고되고, 이들 중 5,000~7,000명 정도가 난치성 감상선암 상태로 간다고 봐야 합니다. 여러 논문에서 난치성 갑상선암이 되면 예상 수명이 10년이 되지 않는다고 했습니다. 무시 못할 숫자에 무시 못할 위험이라고 하겠습니다. 갑상선암 관련 사망은 2017년 기준으로 미국에서 한 해 약 2,000명이 넘는다고 합니다.

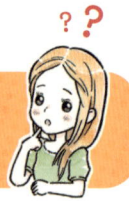

MC 연지
그렇다면 난치성 갑상선암의 치료는 어떻게 해야 할까요?

이런 상황이 되면 다른 치료가 거의 효과를 볼 수 없기 때문에 원칙적으로 처음 수술에서 확실하게 다 들어내겠다는 목표로 수술 계획을 세워야 합니다. 하지만 많은 경우에 수술이 불가능할 수 있고, 외과의사의 수술 경험도 다 다릅니다. 무엇보다 이런 어려운 수술을 할 수 있는 환경이 되어야 합니다. 아무리 뛰어난 외과의사가 있어도 수술을 함께할 숙련된 팀이 없으면 어려운 수술을 할 수 없습니다. 수술을 준비하기 위해서는 상황을 정확하게 파악하는 일이 시작입니다.

국소 진행성 갑상선암

수술을 해야 하는 국소 진행성 갑상선암에 대해 알아보겠습니다. 주로 고령층에 많고 남성에서 많은데, 전체 갑상선암 빈도가 여성이 거의 5배 정도 많은 것에 비해 국소 진행성 갑상선암 빈도는 여성과 남성이 거의 비슷합니다. 그러니까 남성이 갑상선암에 걸리면 더 위험할 수 있다는 이야기가 되겠습니다. 표 14-1

[표 14-1] **국소 진행성 갑상선암**

- **발생 빈도**: ~21%
  - 고령층, 남성에서 높음(여성)
- **침습도** (공격성 Aggressiveness)
  - 분화 갑상선암 VS 수질암 = 15% : 8% (더 공격적인 more Aggressive)
    - 반회후두신경 침범 = 2% : 53%
  - (Surgery 2001;129:23-8, World J Surg 2001;25:723-7)
  - 미분화암 : 100%
- **림프절 전이**
- **증상 발현**: 침습 장소, 침습 정도에 따라 발생

> **[표 14-2] 중요 생명 기관 침범 빈도**
>
> - **주요 침범 기관 빈도:**
>   띠근육 > 반회후두신경 > 기도 >식도 > 측경부 혈관 및 신경 > 인후두
>   (TV McCaffrey et.al. Head Neck 16(2):165-72, 1994)
> - **인·후두, 기도 침범:** 암 자체
> - **중요 혈관 침범:** 암 자체, 림프절 전이
> - **경추, 흉추 침범:** 림프절 전이

분화 갑상선암보다는 수질암, 저분화암, 미분화암에서 보다 공격적인 양상을 보입니다. 주변을 침범한 암이 생기는 확률은 분화 갑상선암이 더 많지만 표 14-1에서 보시면 수질암은 거의 20배 이상의 침습도, 즉 공격적인 침범 성향이 있습니다. 미분화암은 거의 100%에서 주변 조직 침범이 나타납니다. 이 상태가 되면 전에는 증상이 없던 갑상선암도 증상이 나타나기 시작하는데 침범된 장기와 침범 정도에 따라 증상이 각각 다릅니다. 주로 많이 침범되는 장기는 갑상선 앞에 있는 근육층, 목소리 신경인 반회후두신경, 기도, 식도, 경동맥 경정맥 등의 중요 혈관, 그리고 인후와 후두 침범 순입니다.

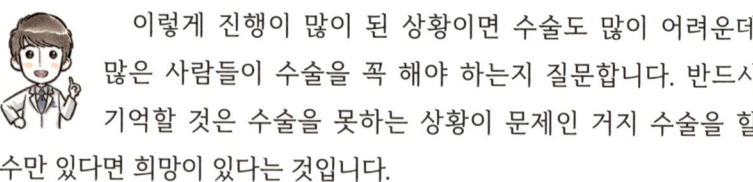

이렇게 진행이 많이 된 상황이면 수술도 많이 어려운데 많은 사람들이 수술을 꼭 해야 하는지 질문합니다. 반드시 기억할 것은 수술을 못하는 상황이 문제인 거지 수술을 할 수만 있다면 희망이 있다는 것입니다.

이 상황에서는 수술 원칙이 여느 갑상선암과는 다릅니다. 제일

중요한 목표가 '후유증을 적게 남기는 것'입니다. 모든 수술에서 부작용을 최소화 하려는 노력은 중요하지만 국소 진행형 갑상선암의 수술에서는 후유증이 매우 심각하게 남을 수 있으므로, 심한 후유증이 예상된다면 그 부분은 아예 접근하지 않아야 합니다. 표 14-3

[표 14-3] **중요 생명 기관 침범 치료 원칙**

수술의 목표
- 수술 후유증 최소화
- 장기간의 관해 상태 Remission Status 유지
- 완치

수술 후 추가요법
- 방사성 요오드 치료 Radio-Iodine Therapy
- 방사선 치료 External Beam Radiation Therapy
- 항암 치료 Chemotherapy
- 표적 치료 Targeted Therapy

육안으로 보이는 잔존 질환에는 특히 가장 중요 Most important esp. for gross remnant diseases

이런 조건들을 충족시키면서 암 조직을 완벽하게 들어낼 수 있는 수술이 되면 좋겠지만 그렇지 못하더라도 가능한 한 모든 암을 잘 제거해서 장기간 병을 제압해 둘 수 있는 상태를 유지하는게 목표가 되어야합니다. 이것은 치유 Cure 라고 하지 않고 관해 Remission 상태라고 하는데 이 상태를 오래 유지할 수 있는 수술을 계획해야 합니다. 그리고나서 병의 상태에 따라 여러 추가 요법을 통해 치료 효과를 높이는 시도를 하는데 그 어떤 요법도 수술만큼 확실한 효과를 보이지 못하기 때문에 수술이 가장 중요합니다.

불응성 난치성 갑상선암

MC 연지
불응성 난치성 갑상선암의 수술은 다양한 방법으로 하나요?

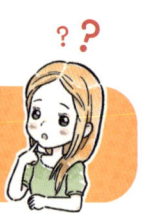

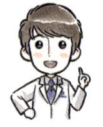
국소 진행성 갑상선암은 침범 정도와 장소에 따라 다양한 경우가 있어서 통일된 수술이란 것이 존재할 수 없습니다. 대규모 환자를 대상으로 하는 전향적인 연구 같은 것은 꿈도 꾸기 힘든 상황이라 앞으로도 의견 통일을 이룰 가능성은 거의 없다고 생각합니다. 표 14-4

[표 14-4] 수술적 치료의 원칙

수술 범위: 논란이 있음
- 전향적 연구 불가능 Lack Of Prospective Studies, Base Only On Retrospective Studies
  DL Price et al. Otolaryngol Clin N Am 41:1155-68,2008

보존적 수술 Conservative Treatment
- 침습 정도가 작은 경우
- 면도식 절제 Shaving Or Peeling Procedures
  Y Ito et.al. Asian J Surg 32(2):102-82009

광범위 절제술 Radical Resection
- 확실한 침범이 확인된 경우
- 분절 절제 후 재건술 Sleeve Resection And Reconstruction
  Park CS, et al. Head Neck 1993:15:289-91

수술적 치료의 원칙은 대략 두 가지 정도로 요약할 수 있습니다. 하나는 보존적 수술^{Conservative Surgery}이라고 해서 침범이 아주 심하지 않는 경우에 그 기관을 보존하면서 암을 제거하는 방식입니다. 보통 면도식 절제^{Shaving-Off}라는 용어를 쓰는데 칼로 저며내듯이 수술하는 것을 뜻합니다. 암 조직을 마치 면도하듯이 얇게 깎아내거나 표면을 따라 박리하며 제거하는 방식입니다.

암이 깊게 침범해서 그 부위를 다 들어내는 광범위 절제술^{Radical Surgery}을 해야하면 분절 절제^{Segmental Resection}를 하고 나서 기관 기능을 재건^{Reconstruction}하는 수술을 하게 됩니다. 분절 절제는 예를 들어 파이프가 있으면 중간을 잘라서 들어내는 것에 비유할 수 있습니다. 남은 파이프를 연결하는 것이 재건에 해당됩니다. 이것도 매우 어려운 수술이고 다양한 경우의 수가 있어서 경험이 많은 외과의사가 있어야 합니다.

[그림 14-2] **갑상선 암 증례 1**

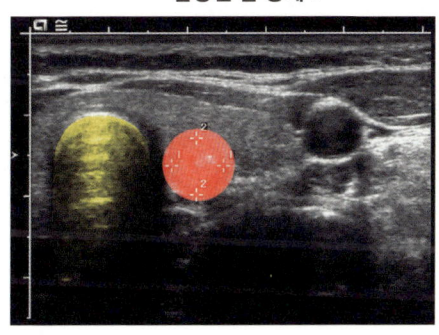

그림 14-2에서 노란 부분은 기도, 빨간 부분은 암, 흰 부분은 갑상선입니다. 암이 있는 부위가 목소리 신경이 지나가는 길이어서 면도식 절제로 암을 제거했습니다.

[그림 14-3] 갑상선 암 증례 2

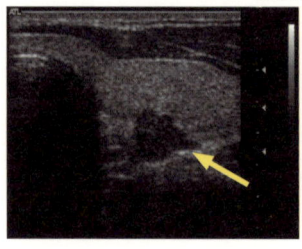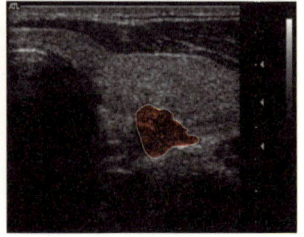

그림 14-3은 비슷한 위치에 암이 있지만(화살표) 이미 목소리 신경을 침범해서 신경을 잘라내고 연결했지만 재건이 어려웠습니다. 이럴 때는 실리콘 블록을 이용해 성대 교정 수술을 진행합니다. 실리콘 블록을 이용하는 방식 말고 성대에 필러를 주입하는 방식도 있습니다.

[그림 14-4] 갑상선 암 증례 3-1

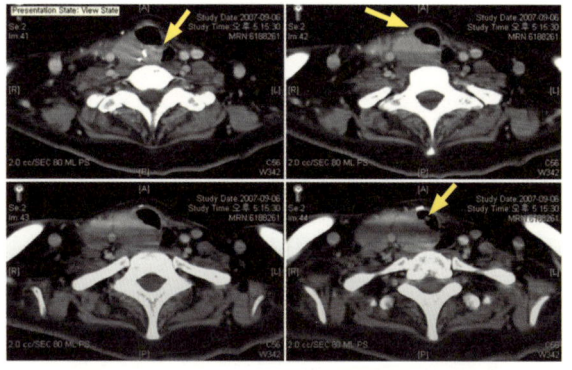

다음 케이스 그림 14-4는 45세 환자입니다. 기도와 식도에 침범이 있었습니다. 그림 14-5는 MRI인데 화살표를 보면 암이 동그랗게 기도를 막아서 환자가 누우면 숨이 막혀서 눕지 못하는 상태였습니다. 위험한 상태였는데 이분은 수술로 기도를 자르고 이어붙이는 분절 절제를 시행했습니다.

[그림 14-5] **갑상선 암 증례 3-2**

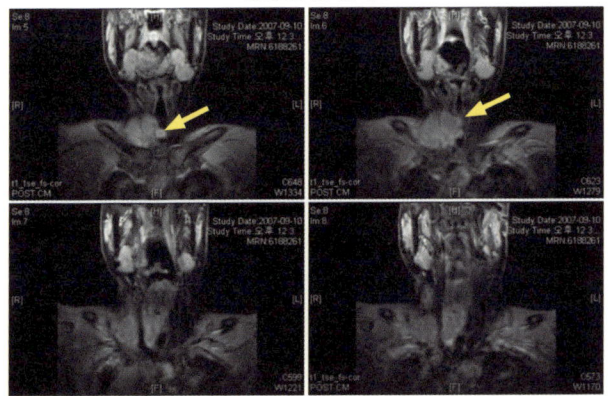

　기도 침범은 스테이지1,2,3,4의 경우가 있는데 그림 14-6의 스테이지1의 경우는 면도식 절제가 가능하지만 스테이지 2부터는 구멍 뚫듯이 도려내야 합니다. 스테이지 3, 4의 경우는 분절 절제를 진행합니다.

[그림 14-6] **기관 절제술 적응증** Indication for Tracheal Resection

- 갑상선 연골 또는 윤상갑상연골막(윤상갑상막)에 의한 종양의 직접 침범
  Direct tumor extension by thyroid cartilage or cricothyroid membrane
- 점막으로 완전 종양 침범 환자
  : 예후 불량
  Pts with complete tumor invasion into the mucosa: poor Px

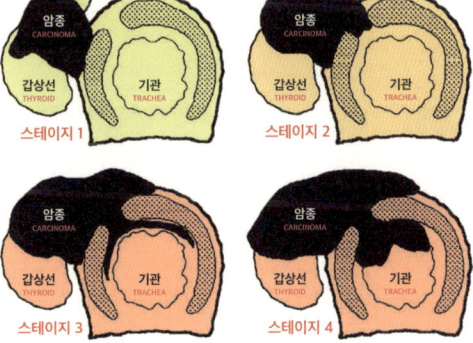

출처: DH Shin et.al. Human Patho Vol 24, No 8, 1993

CHAPTER 15 갑상선암 수술 부작용

❈ 수술 부작용

MC 연지

모두 그렇지는 않지만 갑상선 수술을 하면 불가피하게 올 수 있는 부작용이 있을텐데요. 부작용과 대처 방법에 대해 알아 보겠습니다.

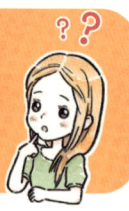

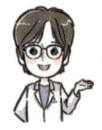
　　　　수술이라고 하는 것은 자연스럽지 않은 상황을 인위적으로 만드는 행위입니다. 몸의 일부분을 떼어내거나 붙이는 것이 바로 수술이기 때문에 아무리 간단한 수술도 당연히 부작용은 있습니다.

　갑상선암 수술의 원칙은 안전한 거리를 확보해 갑상선 조직을 넓게 떼어내고 주변의 림프절을 청소하는 것입니다. 그림 15-1의 왼쪽은 갑상선 수술 후 상태인데 기도와 식도, 목소리 신경이 다 노출됩니다. 여기서는 잘 보이지 않지만 부갑상선도 갑상선 조직에서 분리해서 보존해야 하고 이 과정에서 모든 조직이 손상을 입을 수 있습니다.

[그림 15-1] **갑상선 수술의 원칙**

암덩어리를 포함 갑상선 조직을 넓게 떼고
주위의 림프절을 청소해야 한다

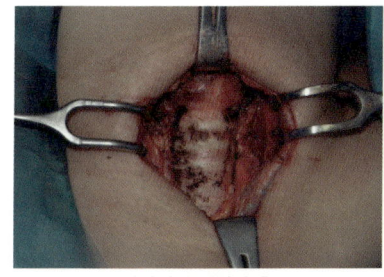

갑상선만 제거한 후

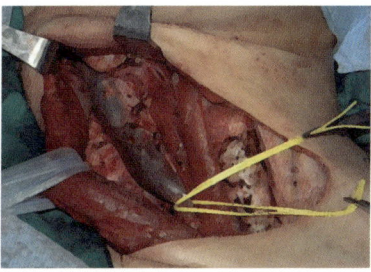

측경부 임파선 청소술 후

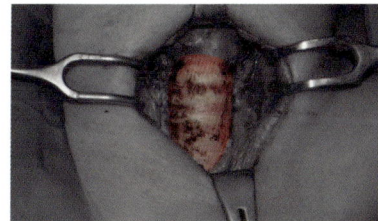

식도

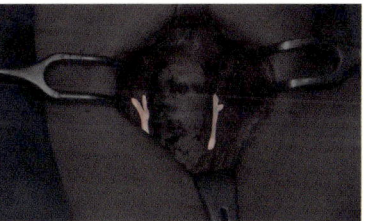

성대 신경

오른쪽은 측경부 청소술을 한 후인데 경정맥, 경동맥, 미주 신경 등 중요한 신경은 주변 림프 조직을 깨끗하게 청소하게 됩니다. 마찬가지로 노출되는 모든 장기들이 다칠 수 있습니다. 이 과정에서 나타날 수 있는 대표적인 부작용들을 하나씩 살펴보도록 하겠습니다.

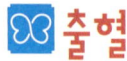 # 출혈

갑상선 수술 후 출혈은 매우 위험한 부작용입니다. 갑상선 조직은 혈관이 많고 혈류량도 많아서 조심을 하는데도 1년이면 한두 명 정도 발생합니다. 빈도는 아주 낮지만 상당히 위험한 상태가 됩니다. 수술하고 회복해서 병실로 돌아온 환자가 출혈이 생기면 갑자기 목이 붓고 바로 기도를 누르기 때문에 목을 졸라서 숨을 쉬지 못하게 됩니다. 이런 경우에는 발견한 사람이 누구든 바로 절개선을 열어서 고인 피를 외부로 배출시켜서 호흡이 되도록 해주어야 합니다. 이런 위급한 상황이 생기면 대처할 수 있는 프로토콜이 각 병원마다 준비되어 있어야 합니다.

요즘은 좋은 수술 장비들이 많아서 모든 혈관을 다 실로 묶어야 했던 과거에 비해 수술 시간도 단축되고 안전도도 증진되었습니다. 그러나 요즘이라고 위험한 일이 없는 것은 아니어서 수술하는 동안 외과의사는 집중하고 치밀하게 수술을 해야 합니다.

수술 후 2일까지가 가장 위험한 시기인데 이 때를 잘 넘기면 이런 일은 거의 없습니다. 그래서 갑상선 수술을 하고 바로 퇴원을 시키지 않는 이유이기도 합니다. 목 부위를 수술했기 때문에 문제가 생기면 위험할 수 있기 때문입니다.

그렇다고 시간이 지났다고 모두 안전한 것은 아닙니다. 지연 출혈 Delayed Bleeding이라는 특수한 상황이 있을 수 있습니다.

주로 측경부 청소술을 포함해 광범위한 수술을 한 사람에서 나타나는데 2~3주 뒤에도 올 수 있어서 주의가 필요합니다. 일반적으로 병원에서는 퇴원을 할 때 주의할 점을 알려주는데 그중에 3주 간은 무거운 것을 들지 말고 과격한 운동을 하지 말라고 합니다. 과격한 동작을 하거나 힘을 쓰다 출혈로 실려 오는 경우도 있기 때문입니다. 이런 환자들이 공통적으로 말하는 표현이 있는데 "어떤 움직임을 하다 목 옆에서 갑자기 뚝하는 소리가 나면서 목이 확 부어 올랐다"고 합니다. 바로 그 순간에 묶어 놨던 혈관이 터졌다는 뜻입니다. 수술 후유증 리스트 중에서 출혈은 제일 빈도가 낮지만 가장 위험하고 목숨이 왔다갔다하는 부작용입니다. 수술 직후 출혈 및 혈종 형성의 발생 빈도는 약 0.1% 정도입니다.

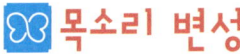 목소리 변성

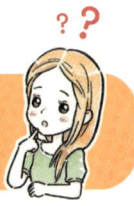

MC 연지
목소리 변성은 2% 정도 되는 걸로 보이네요.

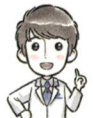
목소리 변성 역시 중요한 수술 합병증입니다. 갑상선의 해부학적 구조가 근처에 중요한 생명 기관이 많아 모두 위험하지만 특히 목소리 신경이라고 불리는 반회후두신경^{Recurrent Laryngeal Nerve}은 특히 민감한 조직이어서 주의를 많이 기울여야 합니다.

갑상선 수술 후 올 수 있는 목소리 변화는 쉰 목소리가 나는 경우가 있고, 음역대가 좁아지는 변화도 있을 수 있습니다. 두 가지 현상은 메커니즘이 다릅니다.

쉰 목소리가 나는 변성은 성대 신경 손상으로 인해 한쪽 성대가 제대로 움직이지 않아서 변성이 오게 됩니다. 정상 성대의 상태는 우리가 호흡할 때는 성대가 열려서 공기가 들고 나게 되고 음식을 먹을 때는 닫혀서 사래가 들지 않도록 막아주게 됩니다. 그런데 한쪽 성대가 마비되면 성대가 움직이지 않고 고정되면서 중간 부분이 닫히지 않고 공간이 발생하게 됩니다. 섬세한 발성이 되지 않고 거칠고 쉰 목소리가 나고 음식을 먹을 때도 완벽하게 닫히질 않아서 사래가 들게 됩니다.

수술 후 신경 손상이 아니라 수술 전에 이미 암이 침범돼서 한쪽 신경마비가 오는 경우도 있습니다. 이런 경우에는 한쪽 성대 근육이 퇴화되어 성대 사이에 빈 공간이 생겨서 변성이 오고 사래도 들게 됩니다. 쉰 목소리를 이상하게 생각해 조사를 하다 갑상선암이 있다는 것을 알게 되는 경우도 많습니다. 수술 전에는 목소리가 괜찮았는데 수술 중에 보니 신경이 암에 침범되어 도저히 살리기 힘든 경우가 있고, 우리가 현미경 하에서 신경을 최대한 살리려고 칼로 발라내듯이 수술을 하더라도 결국 신경 마비가 되는 경우도 있습니다. 갑상선 관련보다 파킨슨병과 같이 전신 증상을 보이는 신경 계통의 질환에서 성대 마비가 더 흔히 발생하는 것으로 되어 있습니다. 그건 어떤 원인이 있다기 보다는 전신적으로 신경이 약화되면서 오는 것입니다.

MC 연지
교정하는 방법은 어떤 것이 있을까요?

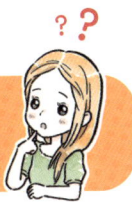

한쪽 성대가 마비되어 생긴 빈 공간을 좁혀주는 교정 방법을 쓸 수 있습니다. 한쪽 성대를 밀어서 바깥쪽으로 밀려나 있는 성대를 중앙으로 고정시켜주면 목소리는 상당히 호전됩니다. 성대를 밀어 넣어줄 블록 같은 것을 삽입해 주는데 티타늄이나 실리콘으로 만든 블록이 주로 쓰입니다. 요즘은 고형물인 블록을 넣지 않고 간단하게 필러 같은 액체 조형물을 넣기도 합니다. 이 방식은 전신 마취를 하지 않고 외래에서 할 수도 있어서 요즘 많이 보편화 되었습니다만 영구적인 것이 아니어서 유지를 위해서는 주기적으로 다시 주입을 받아야 합니다.

일시적인 변성

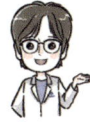

갑상선 수술 부작용이 영구적인 성대 신경 손상보다 일시적인 경우가 많은데 이렇게 설명할 수 있습니다. 성대 신경은 갑상선 조직에 딱 붙어서 뒷면을 따라 흘러서

성대까지 들어가게 되는데 갑상선 수술을 할 때는 마치 생선살에서 가시 발라내듯이 분리해야 합니다. 이 과정에서 신경을 당기고 붙잡고 하면서 일시적인 마비가 올 수 있습니다. 일시적인 마비는 얼마 지나면 정상으로 돌아오게 되는데 마비 기간에 대한 정확한 답은 없습니다. 사람마다 제각각이라서 짧게는 한 6주 정도 걸리고 길게는 6개월 정도 걸리기도 합니다.

수술할 때 아무런 문제가 없었는데 일시적으로 목이 잠기는 사람도 있습니다. 그것은 성대 신경 마비가 아니라 감기처럼 목이 부어서 그럴 가능성이 높습니다. 수술할 때는 전신 마취를 하고 인공기도를 삽관Tracheal Intubation 하기 때문에 목이 붓고 목소리가 잠기는 증상이 올 수 있습니다. 별다른 치료법은 없고 일시적으로 수술 직후부터 스테로이드 제제를 사용할 수 있고 어떤 기관에서는 다른 약을 쓰기도 하는데 결정적인 치료법은 아니고 보충적으로 쓰는데 불과합니다.

호너 증후군

보기 드문 합병증으로 호너 증후군Horner's Syndrome이라는 것이 있습니다. 이 증상은 호너Horner 박사가 명명한 것인데 한쪽 교감신경을 다쳐서 기능을 제대로 못해 생기는 것입니다. 경동맥과 경정맥 깊은 곳까지 전이 림프절이 있을 경우 그걸

다 제거하면서 생길 수 있습니다. 증상으로는 신경 손상이 있는 쪽에 안검하수Ptosis, 홍체 수축Miosis, 땀이 나지 않는 무한증Anhidrosis 증상이 나타납니다. 특별한 치료법은 없으며 스테로이드를 사용할 수 있고 일시적으로 오는 경우에는 목소리 신경처럼 회복되기도 합니다.

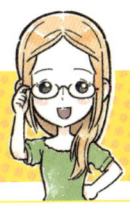

MC 연지's AI style 요약

갑상선 수술의 합병증

- **수술 직후 출혈, 혈종**Hematoma **발생**: 0.1%, 초응급 상황, 가장 치명적인 부작용
- **목소리 변성**: 2%
    - 성대 신경 손상: 0.1%
    - 일시적 변성: ~2%
    - 목소리 약화: 수술 후 주변 유착으로 발생, 고음 불가, 저음 불가, 자주 목이 잠김.
- **저칼슘혈증**(부갑상선 기능 저하): 10%, 손발이 저리고 쥐가 나는 증상
    - 일시적: 8%
    - 영구적: 2%
- **기타 부작용**: 상처 유착, 비후성 반흔Hypertrophic Scar, 수술 부위 감각 이상, 유미루Chyle Leakage, 호너 증후군Horner's Syndrome 등

저칼슘혈증

갑상선암 수술에서 가장 흔한 부작용은 저칼슘혈증으로 증상은 다양한 형태로 나타납니다. 강직이 오고 쥐가 나는 상황을 테타니Tetany라고 부르는데 이렇게 심한 증상은 흔하지 않습니다. 일반적으로는 손발이 저리고 입 주변에 감각이 이상한 증상이 옵니다. 이 합병증의 빈도는 비교적 높아서 약 10%에서 나타납니다.

원래 갑상선은 혈류가 많은 기관인데 부갑상선은 갑상선으로 가는 혈류에서 곁다리로 먹고사는 작은 기관입니다. 수술을 할 때 부갑상선으로 가는 혈관을 잘 보존하고 조직을 잘 살렸는데도 부갑상선 기능이 일시적으로 마비가 오는 경우가 흔한데 이것은 갑상선으로 향하던 혈류가 확 줄어들면서 곁에서 먹고살던 부갑상선이 힘들어지는 현상입니다. 시중에 유입되는 자금이 확 줄어들면 사업체나 개인이 곤궁에 빠지는 것과 비슷한 이치로 설명할 수 있겠습니다. 갑상선암 병기가 높을 때, 심하고 넓은 수술을 해야 할 경우에 더 많이 생깁니다.

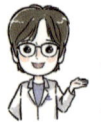

이런 상황이 오면 몸에서 칼슘이 빠져나가서 생기는 증상이기 때문에 칼슘약을 복용하게 됩니다. 칼슘 흡수를 좋게 하기 위해 비타민D도 같이 처방합니다.

MC 연지

보다 근본적인 치료로 아예 부갑상선 호르몬을
투여한다거나 하는 걸로는 안될까요?

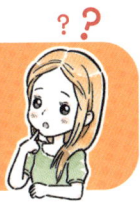

부갑상선에서 나오는 호르몬을 투여하면 칼슘을 먹을 필요도 없겠지요. 부갑상선 호르몬 Parathyroid Hormone 은 간단한 구조입니다. 겨우 84개의 아미노산으로 이루어진 호르몬이기 때문에 진작에 합성에 성공했습니다. 비슷한 분자량을 가진 호르몬으로는 인슐린이 있는데 인슐린이 널리 사용되고 있는데 비해 부갑상선 호르몬을 사용하지 않는 건 반감기가 너무 짧기 때문입니다. 부갑상선 호르몬의 경우 반감기가 겨우 4분 밖에 되지 않아서 약으로 개발될 가능성이 없습니다. 부갑상선 호르몬은 합성에 성공한지는 거의 20년이 넘었는데 그동안 호르몬을 안정화시키고 반감기를 길게 늘리기 위한 수많은 연구가 있었지만 결국 실패하고 말았습니다. 지금까지는 이와 비슷한 물질은 개발했지만 부갑상선 호르몬과 동일한 효과를 보이는 물질은 없는 상태입니다. 아마도 이 호르몬을 대신하는 것을 찾기는 힘들지 않을까 전망하고 있습니다.

그래서 부갑상선은 수술 중에 잘 살려야 하고, 보존하기는 했지만, 상태가 좋지 않아 보일 때는 수술 중에 부갑상선 조직을 떼어내서 작은 조각으로 분쇄해서 근육에 바로 심어주는 자가 이식 방법을 쓰기도 합니다. 수술 중에 떨어져 나온 부갑상선 조직을 잘게 다져서(Mincing한다고 합니다.) 근육에 심어줍니다. 생리 식염수에 이 조직을 잘 섞어서 근육에 주사하는 방법을 쓰기도 하고 다져진 조직을 직접 근육층에 심어주는 방식도 있습니다. 이러한 기술이 상용화되면서 부갑상선 기능 저하는 상당히 많이 줄일 수 있었습니다.

이런 이식이 어려운 사람도 있습니다. 자가 이식을 못하는 사람은 신장이나 간 이식처럼 다른 사람의 조직을 얻어서 이식할 수는 없을까 하는 의문이 생길 수 있지만 안타깝게도 지금까지는 성공한 예가 없습니다. 부갑상선 조직은 결국 세포로 만들어 이식하는 방법 밖에 없는데 세포를 보호하는 피막 같은 구조가 없는 상태에서는 이식해 봤자 바로 면역기능 공격으로 파괴되고 말 것입니다. 그래서 오가노이드 Organoid, 유사 장기 같은 것도 개발되지 않고 있는 것입니다.

🎀 수술 부위 유착

MC 연지
다른 부작용들은 어떤 게 있나요?

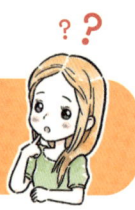

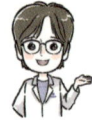
여기에는 상처 유착, 비후성 반흔, 감각 이상, 유미루가 포함됩니다. 설명하기에 앞서 갑상선 환자들이 가장 많이 호소하는 불편감들을 알아보겠습니다.

> **[표 15-1] 수술 후 호소하는 불편감**
>
> - 피곤해요.
> - 음식 삼킬 때 불편해요.
> - 목이 쉽게 피곤하고 고음이 잘 안 나와요.
> - 수술 부위 주변에 감각이 이상해요.
> - 어깨 움직이기가 불편해요.

 늘 피곤하다는 것, 삼키는 것이 힘들다, 목소리 변성이 없는데도 목이 쉽게 피로하고 고음이 잘 안 나온다, 수술 부위 감각이 떨어진다. 측경부 청소술 같은 광범위 수술을 한 경우에는 어깨가 불편하고 움직이기 힘들다는 내용입니다. 이중에 첫 번째 피곤한 증상을 제외하고는 모두 수술 부위 상처 조직과 유착 때문에 오는 것입니다. 수술 부위 감각 이상은 이렇게 표현하면 끔찍하게 들릴 수도 있지만 가죽을 벗겨서 들어 올린 다음에 수술하기 때문에 감각이 떨어질 수 밖에 없어서 생기는 것입니다.

 추가 설명을 하자면 상처가 나올 때는 필연적으로 조직들이 들러 붙고 섬유 조직이 쌓여서 강화되는 과정이 필요합니다. 그렇게 낫는 과정이 수술한 부위 모든 곳에서 생기는 겁니다. 밖에 있는 수술 상처는 작더라도 안에서는 이런 일이 일어나니까 수술 부위들이 뻣뻣하고 땡기는 느낌이 듭니다. 측경부 청소술을 한 사람은 목 옆과 어깨가 결리고 불편한 것입니다. 식도 주변에 유착이 오면 삼키는 게 힘들고, 기도 주변의 유착이 오면 숨쉬고 기침하는 것이 힘들어질 수 있습니다.

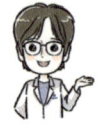
목소리 신경 쪽에 유착이 오면 압박이 생겨서 목소리 변성이 올 수 있는데 이 경우는 섬유질 침착과 유착으로 인한 현상으로 신경마비로 인한 증상과는 많은 차이가 있습니다.

발성이라는 현상은 목소리 신경만으로 되는 것이 아니고 주변 근육과 기도가 함께 움직이는 과정입니다. 그래서 신경을 다치지 않은 경우에 목소리톤이 변하지 않지만 발성 과정 자체가 어려워서 오래하는 힘있는 발성이 어려워지는 것입니다. 갑상선 수술을 하면 힘이 많이 드는 고음이나 저음 발성이 어려워진다고 환자에게 미리 설명을 합니다. 한동안은 노래뿐만 아니라 말을 많이 하는 직업인 선생님이나 상담을 하는 분은 6개월 정도 쉬는 것이 좋다고 설명합니다. 쉬는 기간동안 잘 지내면서 회복하면 강의할 사람은 강의하고, 노래할 사람은 노래하고 할 수 있으므로 걱정하지는 않아도 됩니다. 보컬 트레이닝을 하는 곳에서는 오히려 발성 연습을 더 많이 하라고 하지만 외과의사들은 목소리를 쉬게하는 정책을 고수하고 있습니다.

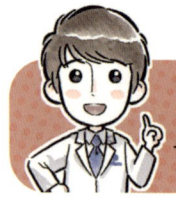
그 이유는 '득음'하는 과정에 비유해서 설명할 수 있습니다.

> **MC 연지**
> 국악하는 분들이 폭포수를 맞으면서 폭포 소리보다 크게 피를 토하도록 소리를 내는 게 득음 아닌가요?

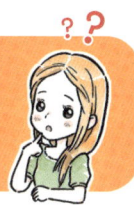

　의학에서는 피를 토하는 것은 성대 파열이 일어나서 출혈이 생긴 것으로 판단하고 있습니다. 성대 파열이 생기면 목소리가 우렁차고 크게 나오는데 섬세하지는 않습니다. 이런 비유도 많이 합니다. 사춘기 남자 아이들은 변성기가 오는데 후두부 성장이 완전하지 않아서 목소리가 갈라지고 음 이탈이 나기도 하는 것입니다. 이 시기에 목소리를 혹사하지 않으면 나이가 들어도 좋은 목소리를 유지할 수 있는데 목을 혹사한 경우 예를 들어 운동부 애들은 어른이 되어도 걸걸한 목소리를 가지게 되는 경우가 많습니다. 갑상선 수술을 한 사람은 이런 사춘기 남자 아이들과 비슷한 상태니 조심하라고 설명하고 있습니다.

수술 부위 감각 이상

　수술 부위의 감각 이상은 수술을 위해 만든 피판(Skin Flap) 부위에 필연적으로 감각 신경 손상이 올 수 밖에 없어서 생기는 증상입니다. 경구강 수술법처럼 특이한 수술 접근 방식의 경우에는 전통적인 부위가 아닌 특이한 부위에 감각 이상이 옵니다. 이 경우에는 입술 아래부터 턱과 목 부위까지 감각 이상과 뻣뻣한 증상이 오기도 합니다. 그래서 턱이 아래 쪽으로 땡기는 증상이 생기기도 합니다. 내시경 수술이나 로봇 수술 역시 접근을 위해 만든 터널 공간에 유착과 감각 이상이 올 수 있습니다.

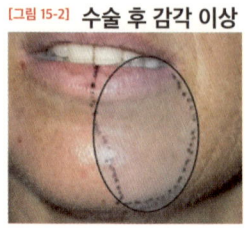
[그림 15-2] 수술 후 감각 이상

환자들이 많이 호소하는 흔한 부작용인 피곤한 증상은 잘 설명이 되지 않습니다. 예전에 갑상선 수술을 하면 무조건 갑상선 호르몬을 먹었던 시절에는 이런 증상이 있을 수 있지만 지금은 약을 먹지 않는 사람이 많고, 먹더라도 갑상선 기능 항진이 아닌 정상 기능을 유지하는데 이런 사람들도 피곤하다고 하기 때문에 달리 설명할 방법이 없습니다. 이 증상은 심리적인 문제라고 생각하는 학자들이 대부분입니다. 검사를 해도 적당한 이유를 찾을 수 없는데 증상이 있다고 하니 수술 이후 걱정이 많아 그런 게 아닐까하는 판단이 주류를 이룹니다.

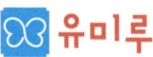
유미루

마지막으로 유미루는 림프절을 넓게 들어내는 측경부 청소술의 경우 올 수 있는 합병증입니다. 림프절을 제거하기 위해서는 혈관 같은 구조로 연결된 림프관을 자르게 되는데 여기서 나오는 림프액 유출로 생기는 부작용입니다. 보통은 림프절을

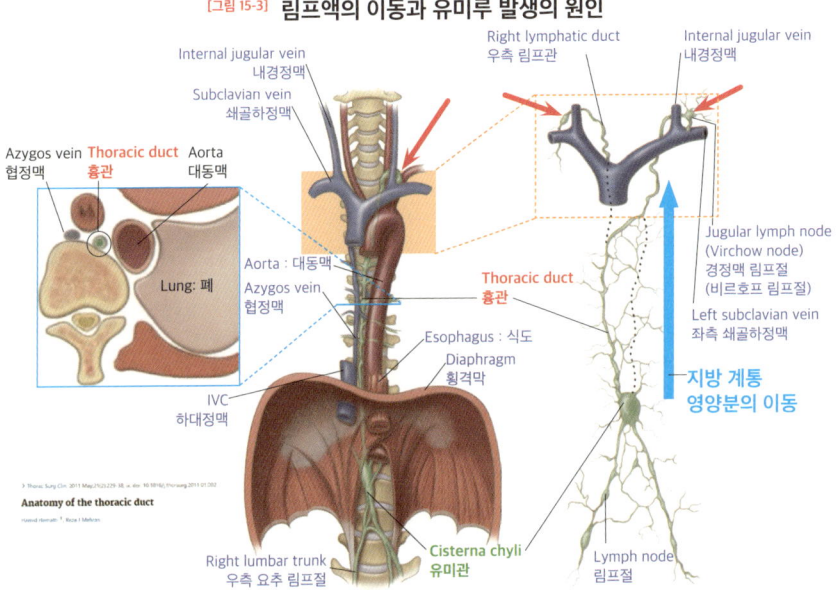

[그림 15-3] 림프액의 이동과 유미루 발생의 원인

 절제하면서 남은 부분을 꼼꼼하게 잘 묶어 주는데, 림프관이 워낙 가늘고 림프액이 투명해서 물처럼 보이기 때문에 놓치게 되는 경우가 있어서 생깁니다.

 유미루는 영어로 Chyle Leakage인데 유미^{Chyle}라는 것은 우윳빛 젖처럼 생긴 액체란 뜻입니다. 림프액은 지방질이 풍부한 액체입니다. 복강 내에서 장으로부터 흡수된 지방이 풍부한 영양액이 림프관을 통해 올라와서 흉관$^{Thoracic\ Duct}$을 통해 경정맥으로 유입됩니다. 그림 15-3

 측경부 청소술을 할 때 이 부위까지 들어가서 림프절을 제거하는 경우가 많은데 손상을 입으면 작은 림프관에서 젖빛에 가까운 액체인 유미루가 생깁니다. 간혹 이 흉관이 좌측에만 있는 줄 알고 있는 의사도 있는데 왼쪽보다 메인은 아니지만 좀 더 가늘게 오른쪽에도 있기 때문에 수술할 때는 주의를 해야 합니다.

 이런 일이 발생하면 치료가 어렵기 때문에 처음부터 이런 일을 만들지 않도록 주의를 기울여야 합니다. 보통은 지방질을 제한하는 식이 조절만 해도 점차 줄어서 멈추게 되는 경우가 많습니다. 그래서 넓은 범위의 광범위 청소술을 받은 사람은 무지방 식이를 유지하는 경우가 많습니다. 흉관이 경정맥과 합쳐지는 부위를 외부에서 압박 드레싱을 해서 압력을 높여 막는 것도 한 방법입니다.

 이렇게 보존적인 방법만 쓴다면 환자나 의료진이나 하염없이 기다려야 하기 때문에 힘이 듭니다. 빠른 조치가 필요할 경우에는 될 수 있으면 신속히 판단해서 재수술을 들어가 새는 부분을 막아주는 조치를 취하는 것이 간편하고 빠른 방법이 될 수 있습니다. 대부분은 최대한 기다려 보다 그래도 안되면

[그림 15-4] 영상 의학 중재술을 이용한 림프관 색전술

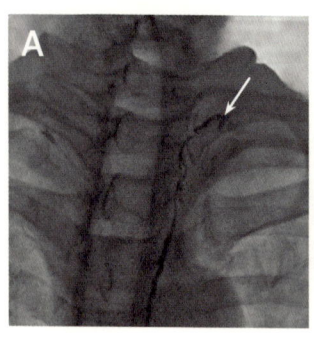 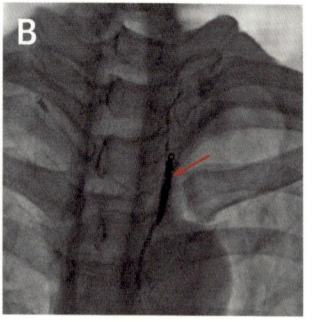

다시 수술하는 방법을 택합니다. 재수술 방법이 너무나도 어려운 현미경적 수술을 해야 하기 때문이기도 합니다.

다른 치료 방법으로는 림프액 흐름을 줄이는 약을 쓰기도 하고 영상 의학에서 하는 중재술 Intervention Radiology을 이용하기도 합니다. 그림 15-4는 카테터를 넣어 유미루가 생긴 부위를 막아주는 색전술 Embolization 방법인데 왼쪽 사진은 림프관에 카테터를 넣어 조영술을 해서 새는 부분을 확인하는 사진이고 오른쪽 사진은 막아주는 물질을 넣어서 새는 부분을 막은 사진입니다.

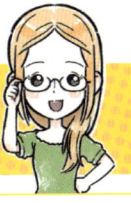

MC 연지's AI style 요약

- 부갑상선 기능 저하(저칼슘혈증)는 가장 흔한 부작용이지만 아직 획기적인 치료법이 없다.
- 피곤한 증상은 갑상선 수술과 상관 없다.
- 수술 부위의 감각 이상과 땡기는 불편감은 수술 중 공간을 만드는 과정과 수술 부위에 생기는 유착 때문에 생긴다.
- 목소리 신경 손상 없이도 변성(고음 불가, 저음 불가)이 올 수 있는데 역시 유착 때문에 생긴다. 이 경우 6개월 정도 목소리를 쉬는 편이 유리하다.
- 유미루는 흔하지 않지만 보존적으로 치료하는 방법과 재수술, 영상 의학 중재술 등 치료 방법이 있다.

갑상선 브로스

갑상선 암 수술 후 치료

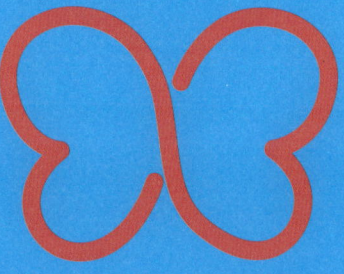

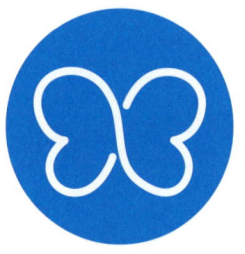

CHAPTER 16 방사성 요오드 치료

MC 연지

수술 이후에는 어떻게 해야 하는지 궁금합니다. 다른 암도 그렇지만 갑상선암도 수술만으로는 완전히 마무리가 되지 않을 것 같고 다른 치료가 있을 것으로 예상되는데요.

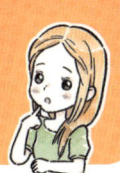

앞에서 강조했듯이 갑상선암은 수술이 제일 중요합니다만 수술 이후 정확한 추가 치료는 예후를 좋게 만듭니다. 추가 치료는 치밀한 준비를 해야 효과가 좋아지기 때문에 잘 아는 것이 필요합니다.

밝 방사성 요오드 치료

첫 번째는 방사성 요오드 치료입니다. 사람들이 많이 헷갈리는 것이 방사선, 방사능, 방사성이 모두 같다고 생각하는 겁니다. '방사선'은 예를 들면 우라늄 같은 어떤 물질이 내는 에너지를 뜻합니다. '방사능'은 방사선의 강도와 세기를 의미합니다. '방사성'은 방사선을 내는 능력이 있는 물질 자체를 말합니다. 이렇게 표현하면 이해가 쉬울지 모르겠습니다. 방사성은 불을 밝히는 전구의 성질을, 방사선은 전구가 내는 빛을, 그리고 방사능은 그 전구가 내는 빛의 밝기를 의미합니다.

방사성 요오드 치료는 방사성 동위 원소를 이용합니다. 동위 원소라는 것은 동일한 원소이지만 질량이 다른 원소를 말합니다. 이런 것은 자연에는 존재하지 않고 일정한 에너지의 변형이 있어야 하므로 핵폭발이나 인위적으로 물질을 만들어 내야 합니다. 갑상선암 치료에는 요오드에 원자량을 달리 해서 에너지를 방출할 수 있는 물질로 만들어 사용하게 됩니다. 요오드 원자의 원자량은 약 127(^{127}I)이며, 자연에 존재하는 요오드는 주로 이 원자 두 개가 결합한 I_2 분자(분자량 약 254) 형태로 존재합니다. 갑상선암 치료에 사용하는 방사성 요오드 131(^{131}I)은 원자량이 131인 동위 원소를 인위적으로 만든 것입니다. 요오드 131(^{131}I)은 그 핵이 불안정하여 생성될 때부터 고유의 방사능을 띠고 있으며 이 방사선을 이용하여 암세포를 치료하는 것입니다.

하지만 방사성 요오드 치료는 일반적으로 알고 있는 방사선 치료보다는 훨씬 쉽습니다. 방사선 치료는 육중한 치료 장비에 환자가 들어가면 기구가 빙 돌아가면서 방사능을 쏴서 정상 조직에는 에너지가 덜 가고 원하는 부위에 많은 에너지를 집중시켜 암세포를 죽이는 기술입니다. 이 치료는 한 번에 끝나지 않고 매일 치료를 받으면서 6주에서 8주 정도 지속하는데 암을 태우는 과정에서 정상 조직인 피부나 주변 장기가 화상을 입게 됩니다. 이것을 의학적으로 방사선 손상Radiation Injury, 혹은 화상Burn이라고 부릅니다. 이런 방사선 치료를 외부External란 단어를 붙여서 외부 방사선 조사 요법External Radiation Therapy이라고 부릅니다.

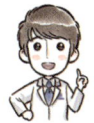
방사성 요오드 치료는 분류하자면 내부 방사선 조사 요법Internal Radiation Therapy으로 몸 안에서 방사능을 일으켜 치료하는 방법입니다. 그림 16-1

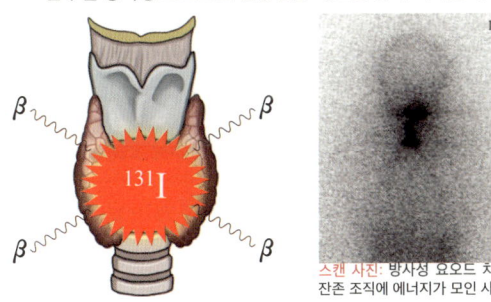

[그림 16-1] **방사성 요오드(^{131}I) 치료** Internal Radiation Therapy
흡수된 방사성 요오드는 갑상선암 세포를 찾아 파괴한다.

스캔 사진: 방사성 요오드 치료 시 잔존 조직에 에너지가 모인 사진

출처: 강남세브란스병원 갑상선암센터 교육자료

방사성 요오드 약을 먹으면 그게 암세포에 흡수돼서 베타선을 방출해 암세포와 주변 세포를 태워 죽입니다. 갑상선암 세포를 찾아가 파괴하는 아주 효과적인 치료입니다. 아주 긴 역사를 가지고 있는 치료인데, 워낙 효과가 좋아서 미사일 요법이라고 불립니다. 요즘은 표적 치료라는 게 많이 나왔습니다만 이 방사성 요오드 치료가 가장 효과적인 표적 치료의 효시라고 볼 수 있습니다.

이 치료가 이렇게 효과가 좋으면 다른 암에서는 왜 사용하지 않냐는 질문이 있을 수 있습니다. 이 치료는 갑상선 유래의 세포가 요오드를 선택적으로 흡수하는 성질을 가지고 있기 때문에 가능한 치료입니다. 갑상선암 중에도 수질암처럼 갑상선 세포와 다른 성질을 가지고 있으면 치료가 되지 않습니다. 그렇다 보니 다른 암에는 효과가 없어서 사용할 수가 없습니다. 과거에 다른 암세포에서도 요오드를 흡수할 수 있는 환경을 만들어 주고 이런 치료를 하면 안 될까 하는 아이디어가 있었고 지금도 많은 연구가 이루어지고 있습니다. 요오드를 선택적으로 흡수하게 만드는 유전자를 암세포에 전달하려는 시도는 아직은 이른 감이 있지만 성공한다면 획기적인 일이 될 것이라고 생각합니다.

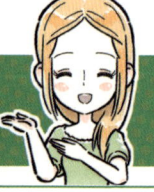

MC 연지's 알아두면 좋은 꿀팁

헷갈리는 용어 정리 "전구와 빛으로 비유했어요."
- **방사선**: 방사성 물질이 내는 에너지, 광선 (전구가 내는 빛)
- **방사능**: 방사성 물질이 내는 방사선의 강도 (전구의 밝기)

- **방사성:** 그 능력을 가진 물질 (전구)

갑상선암 치료에 사용하는 방사성 요오드의 정체

- **동위 원소:** 원자 번호가 동일한 원소지만 원자량이 다른 물질로 특정 원소의 이름 뒤에 숫자를 붙여 표기한다.
- **방사성 동위원소:** 불안정 상태에서 방사선을 방출하여 안정된 상태로 이행하려는 동위 원소
- **방사성 요오드의 종류**
    → I-123(^{123}I): 검사용, 방사선 피폭량이 적다.
    → I-131(^{131}I): 검사 및 치료용, 갑상선 세포를 파괴할 수 있다.

방사성 요오드 치료 방법

방사성 요오드 치료의 목적과 방법에 대해 자세히 말씀드리겠습니다.

첫 번째 치료는 갑상선 수술을 하고 나서 잔존 조직을 태워서 없애는 목적으로 사용합니다. 수술할 때 갑상선 조직을 최대한 없애기 위해 노력하지만 사람의 몸은 기계처럼 딱 떨어지게 만들 수는 없으니 갑상선 부위에 필연적으로 잔존 세포가 남게 마련입니다. 그래서 방사성 요오드를 이용해 잔존 조직을 제거하는 목적의 방사성 요오드 치료입니다. 이 치료는 절제술$^{Ablation\ Therapy}$이라고 불리며, 낮은 용량으로도 충분합니다.

두 번째는 고용량 치료인데, 수술로 제거할 수 없었거나 보이는 것은 다 제거했지만 다른 곳에 암세포가 있을 가능성이 있는 경우 사용합니다.

중요한 것은 저용량이건 고용량이건 치료 중에 수술 전 검사로는 알 수 없었던 전이가 발견될 가능성이 있습니다. 그림 16-2의 환자도 수술 전에는 몰랐던 폐의 미세 전이가 방사성 요오드 치료에 의해 발견된 경우입니다. 사진에서 까맣게 보이는 부분에 방사성 요오드가 흡착돼서 에너지를 내고 있는 것입니다. 이런 미세 전이는 CT에도 잘 안 나타나고, 이렇게 방사성 요오드 치료를 해야 나타나는 경우가 상당수 있습니다.

[그림 16-2] **방사성 요오드(I-311) 치료로 발견 된 미세전이**

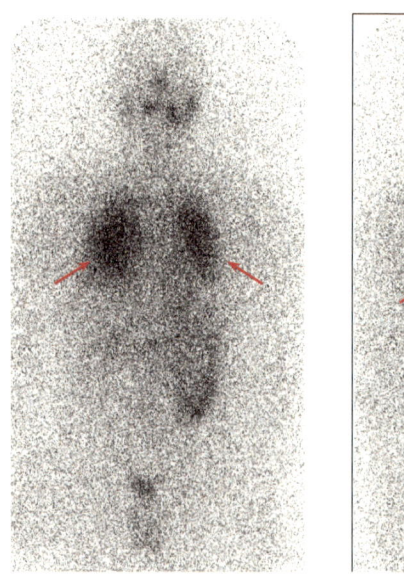
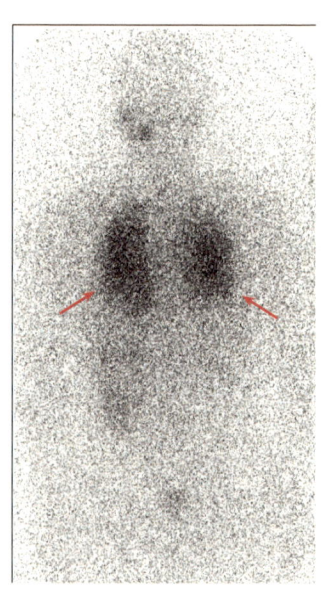

그래서 이왕 전절제를 했다면 최소 용량이라도 방사성 요오드 치료를 선호하는 사람이 있습니다. 확실하게 태워 없애고 모르고 있던 것도 발견하게 해 줄 것이라는 기대 때문입니다.

그렇지만 이 치료는 모든 경우에 다 적용하지는 않습니다. 그림 16-3에서 볼 수 있듯이 애초에 요오드를 흡수하는 능력이 없는 암에는 사용할 필요가 없습니다. 노란색으로 표시한 암들은 효과가 없어서 사용하지 않습니다.

나트륨-요오드 공동수체(Na+/I- Symporter, NIS) 발현이 되는 분화 갑상선암 환자와 저분화 갑상선암 환자 중에서 일부 환자가 이 치료를 받을 수 있습니다.

[그림 16-3] **방사성 요오드 치료 적응증**

갑상선 조직은 여포 상피 세포와 여포 주위 C 세포의 두 가지 세포 유형으로 구성 됨

- Follicular epithelial cells 여포 상피 세포
  - Non-medullary thyroid cancer (NMTC) 비수질성 갑상선암
    - Differentiated thyroid cancer (DTC) 분화 갑상선암
      - Papillary TC (PTC) 유두 갑상선암
      - Follicular TC (FTC) 여포 갑상선암
      - Hurtle cell cancers (HC) 허들 세포암
    - Poorly differentiated thyroid cancer (PDTC) 저분화 갑상선암
- C-cells C 세포 (칼시토닌 분비 세포)
  - Medullary thyroid Cancer (MTC) 수질성 갑상선암
- Anaplastic thyroid cancer (ATC) 역형성 갑상선암

나트륨-요오드 공동 운반체(NIS) 발현이 되는 갑상선 분화암(DTC) 환자에게만 방사성 요오드 치료를 권고함

출처: Yu Q et al. (2023) Asia Pac J Clin Oncol, 19(3), 279-289
(강남세브란스병원 갑상선암센터 교육자료)

대한갑상선학회 권고안에 따르면 고위험군 분화 갑상선암 환자, 전절제술을 받은 저위험군 환자, 특히 재발의 위험도가 높은 상황이라 판단되는 경우에 시행하도록 합니다. 그리고 암은 아니지만, 약물로 치료가 되지 않고 재발되는 갑상선 기능 항진의 치료법 중 하나로도 사용됩니다.

고위험군 분화 갑상선암은 필수적으로 하는 것이 좋고, 중간 위험군은 위험 인자를 따져 선택합니다. 저위험군에서는 일반적으로 할 필요가 없는데 여러 가지 상황을 고려해 결정하는 것이 좋겠습니다. 약물 치료에 실패한 갑상선 기능 항진증의 경우에 방사성 요오드 치료를 해야 합니다.

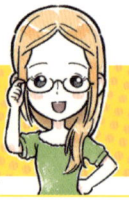

MC 연지's AI style 요약

방사성 요오드 치료의 목적

전이 유무 확인 및 치료

- **예방적 목적의 저용량 치료:** 30mCi 이하 용량, 외래에서 치료 가능
- **치료 목적의 고용량 치료:** 100 ~ 300mCi 용량. 입원 필수

방사성 요오드 치료의 적응증

- **고위험군 갑상선 분화암:** 갑상선 전절제술 후 방사성 요오드 치료를 일률적으로 권고함.(필수)

- **중간 위험군 갑상선 분화암:** 갑상선 전절제술 받은 경우 방사성 요오드 보조 치료를 고려함.(선택)
- **저위험군 갑상선 분화암:** 갑상선 절제술 받은 경우 잔여 갑상선 제거 목적의 치료는 일률적으로는 권고되지 않음. 재발 위험에 영향을 미치는 각 환자의 특성, 질병 추적에의 영향, 환자의 선호도를 고려하여 의사 결정을 함.(대부분 권유하지 않음. 의사 결정 가능)
- **갑상선 기능 항진증:** 항갑상선체 치료 불가, 혹은 재발(일부 선택)

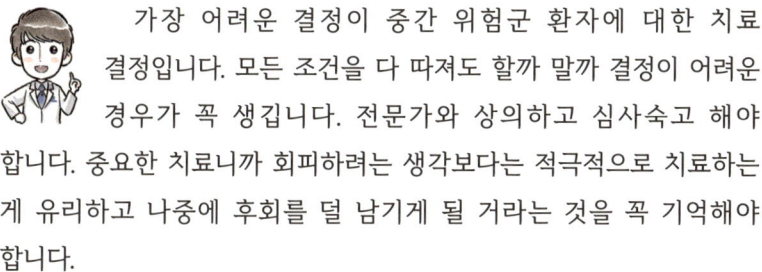

가장 어려운 결정이 중간 위험군 환자에 대한 치료 결정입니다. 모든 조건을 다 따져도 할까 말까 결정이 어려운 경우가 꼭 생깁니다. 전문가와 상의하고 심사숙고 해야 합니다. 중요한 치료니까 회피하려는 생각보다는 적극적으로 치료하는 게 유리하고 나중에 후회를 덜 남기게 될 거라는 것을 꼭 기억해야 합니다.

❀ 방사성 요오드 치료 금기

이 치료법이 효과적이지만 모든 사람이 받을 수 있는 것은 아닙니다. 방사능을 이용하는 것이기 때문에 유전적인 위험이 있어서 임신 중에는 받을 수 없습니다. 치료 중에는 임신하지 않도록 주의해야 합니다. 모유 수유 중이라면 수유를 중단하고 치료를 받아야 하는데, 치료 전 최소 6주를 끊으라고 되어 있습니다. 이것은 병원의 프로토콜에 따라서 치료 기간 동안 갑상선 기능 저하와 요오드를 엄격하게 제한하기 때문에 모유에 필수적으로 있어야 하는 영양소의 결핍으로 신생아 영양 상태가 나빠질 수 있기 때문입니다. 방사성 요오드 치료 후에는 적어도 4개월 이상 수유를 하지 않아야 합니다. 방사성 요오드의 물리적 반감기는 8일에 불과하지만 생물학적 반감기는 130일이 넘기 때문에 이 기간에는 모유를 통해 아기에게 방사성 요오드를 먹이게 될 수 있기 때문입니다.

임신에 대한 것은 남성보다 여성에게서 중요합니다. 세계적인 가이드라인은 두 가지가 있는데, 여성들은 치료 6개월 후 임신해도 좋다는 것과 적어도 치료 1년 후 하라는 말이 있습니다. 그보다 일찍 임신하게 되면 태아의 유전적 문제가 발생할 확률이 높기 때문입니다. 요즘은 남성의 경우는 치료 3개월 후 임신하라는 권유가 대세를 이룹니다. 과거에는 남성에게는 영향이 없다고 하기도 했습니다만 아무래도 조심하는 것이 좋습니다. 그런 일이 없어야겠지만 금지된 기간에 임신이 되면 그건 정말 어려운 상황이 됩니다. 이 경우 낙태가 합법인 나라에서는 중절을 권합니다. 하지만 우리나라를 비롯한 낙태가 금지된 나라에서는 이건 그야말로 재앙 수준의 걱정거리가 됩니다. 임신을 유지하겠다고 결정하는 경우에는 산전 유전자 검사와 정확한 검사를 통해 선천적인 돌연변이나 장애가 없는지 모니터를 잘 해야 합니다. 오래된 논문에 나왔던 내용을 인용하면, 매우 심각한 유전자 돌연변이나 장애가 있는 경우에는 임신 자체가 유지되지 않는다고도 했습니다. 임신이 유지되고 태아가 자연스러운 과정으로 발육해간다면 큰 문제는 생기지 않는다고 논문에서는 말하고 있습니다. 그렇지만 논문을 무조건적으로 믿을 것이 못 되기도 하고, 답답한 상황이라서 이런 논문도 나온 것이라고 이해하면 좋겠습니다. 이런 일이 생기지 않도록 주의에 또 주의를 기울여야 합니다.

앞에서 갑상선 기능 항진증 치료를 다룰 때, 방사성 요오드 치료는 어린이에게 권하지 않는다 했는데 방사성 요오드 치료의 금기에는 이런 대목이 없습니다. 어린이에게 이런 치료는 사실 위험합니다. 기능 항진증에서 방사성 요오드 치료를 어린이에게 권하지 않는 이유는 이런 여러 가지 위험을 감수하지 않고 다른 방법을 사용할 수 있기 때문입니다. 하지만 암을 치료하기 위한 방사성 요오드 치료법은 금기로 지정되지는 않았습니다. 암 치료를 위해서는 피할 수 없는 치료이기 때문이기도 하고, 이 치료를 함으로써 더 확실한 재발 방지 효과를 얻을 수 있기 때문입니다.

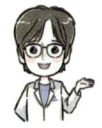

방사성 요오드 치료는 치료보다 준비하는 과정이 힘들다고 알려져 있습니다. 이 치료를 받으려면 몸을 요오드 흡수가 최대로 될 수 있는 상태로 만들어야 해서 여러 가지 준비가 필요한데 환자가 과정을 힘들어합니다.

방사성 요오드 치료를 위해서는 갑상선 자극 호르몬(TSH[Thyroid Stimulating Hormone]) 수치를 최대치로 높여야 합니다. 이 호르몬이 갑상선 암세포가 요오드를 더 많이 흡수하도록 명령을 내리기 때문입니다.

우리 몸 속에서 요오드를 최저로 낮게 유지해서 세포들이 요오드에 굶주린 상태로 만들어 놓습니다. 그리고 방사성 요오드를 투여했을 때 세포들이 허겁지겁 요오드를 삼키게 유도합니다. 굶주리고 있던 갑상선 암세포들이 요오드를 집어삼키고 거기서 나오는 방사능에 의해 세포가 파괴되어 버리는 것입니다.

갑상선 자극 호르몬 수치를 높이는 방법은 두 가지입니다. 가장 많이 사용하는 방법은 갑상선 호르몬을 중단하는 것입니다. 기본은 4~6주 정도 약을 끊는 것입니다. 그러면 극단적인 갑상선 기능 저하에 빠져서 그 반작용으로 갑상선 자극 호르몬[TSH]가 올라가게 됩니다.

갑상선 자극 호르몬

우리 몸을 갑상선 호르몬이 거의 없는 상태를 만들어 주면 온몸에 부종이 오고, 정신이 멍해지며 제대로 생활하기 힘든 상태가 됩니다. 그래서 많은 환자들이 힘들다고 하는 것입니다. 치료 자체보다도 기능 저하가 심하게 와서 힘들다는 말입니다.

이런 불편을 덜어주는 연구도 있는데 재조합 갑상선 자극 호르몬[rhTSH]을 투여하는 방법입니다. 이 방법을 쓰면 갑상선 호르몬을 굳이 중단하지 않고도 직접적으로 갑상선 자극 호르몬을 외부에서 넣어주니까 기능 저하에 빠지는 힘든 과정은 없습니다. 이 방법은 호르몬 중단하는 기간이 있어도 자극 호르몬 수치가 올라가지 않은 경우에도 사용할 수 있습니다. 그렇다면 이렇게 쉬운 방법이 있는데 왜 굳이 어렵게 갑상선 호르몬을 중단하는 방법을 쓸까요? 그 이유는 약이 아주 비싼데 의료보험에서는 일생에 딱 한 번만 커버해 주기 때문에 쓰지 못하는 경우가 많습니다. 다른 이유는 엄격한 기준을 가진 의사들은 이 약의 효과에 대해 100% 확신을 하지 못하기 때문이기도 합니다. 그래서 처음 치료 때는 전통적인 방법을 쓰도록 고수하는 경우가 많습니다.

재조합 갑상선 자극 호르몬(타이로젠 Thyrogen®)은 주사제로 방사성 요오드 치료하기 48시간 전과 24시간 전, 두 번 근육 주사를 맞고 다음 날 수치를 보기 위해 혈액 검사를 하게 됩니다. 이를 위해 병원을 적어도 4번은 와야 하기 때문에 개선이 필요한 부분이 되겠습니다.

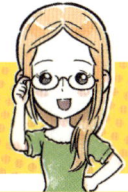

MC 연지's AI style 요약

방사성 요오드 치료의 준비

갑상선 자극 호르몬(TSH) 수치 증가법

- **갑상선 호르몬 중단**: 치료 시점에 TSH 수치가 30 이상 되어야 함.
- **타이로젠 투여**: 호르몬 중단 필요 없음, 갑상선 호르몬 중단 군에서도 목표 수치(TSH>30) 달성 안된 사람에서 사용 가능.

CHAPTER 17 요오드 제한 식이

요오드 제한 식이

> **MC 연지**
> 방사성 요오드 치료 준비 과정은 우리 몸 속의 요오드 수치를 최대한 낮춰서 세포들이 요오드에 굶주린 상태를 만들어 주기 위한 조치인 거죠?

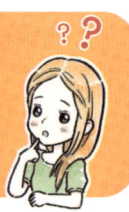

그래서 치료를 받기 전 2주 정도는 요오드 제한 식이 Iodine Restriction Diet를 하도록 합니다. 4주, 심지어 6주를 제한하도록 하는 프로토콜까지 있습니다. 이 방법은 갑상선 자극 호르몬을 높이기 위해 약을 중단하거나 타이로젠을 쓰거나 모두 해당됩니다.

요오드가 많이 포함된 식품을 제한하는데 외국과 달리 한국 경우에는 상당히 까다롭습니다. 우리나라는 기본적으로 식단에 해산물과 해조류가 많기 때문입니다. 국물 요리는 다시마 우린 물을 사용하고, 김치도 젓갈과 천일염을 사용하고 해서 참 지키기 어려운 환경입니다.

[표 17-1] 요오드 제한 식이

- 체내 축적된 요오드 최소화: 방사성 요오드 흡수 최대화
- 치료 전 2주 가량 권장
- 갑상선 호르몬 중단, rh-TSH 주사 방법 모두에 해당

	허용 식품	제한 식품
곡류군	쌀, 잡곡류, 밀가루, 감자, 고구마, 옥수수, 계란, 우유 사용 적은 빵	인스턴트 우동, 라면, 수프, 우유나 계란이 들어간 과자류, 케이크
어육류군	소고기, 돼지고기, 닭고기 두부, 콩류, 계란 흰자	생선, 게, 새우, 오징어, 젓갈류, 통조림, 계란 노른자
과일/채소군	모든 채소, 과일, 버섯류, 정제염 사용한 김치	해조류, 과일 통조림, 천일염 사용한 김치
우유군	없음	우유, 치즈, 생크림
양념류	무요오드 소금, 설탕, 마늘	천일염, 천일염으로 만든 장류
기타	견과류, 커피, 이온음료, 보리차, 녹차	초콜릿, 적색 식용색소 함유 음료, 요오드 함유 종합 비타민

출처: 대한갑상선학회. (2019.8.15). 방사성요오드 치료 안내서(2019 개정판) 대한갑상선학회.

표 17-1에서 허용 식품을 보면 빵, 감자, 옥수수, 고기를 먹고, 거기에 버섯도 곁들이고, 커피도 마실 수 있는데 외국인이라면 편하게 잘 지킬 수 있는 일상 식단이어서 어렵지 않을 것 같습니다. 다만 천일염만 조금 제한하면 됩니다. 그래서 이런 저요오드 식이, 혹은 요오드 제한 식이가 서양에서는 큰 문제가 되지 않습니다. 하지만 우리나라에서는 환자가 많이 힘들어 합니다. 그림 17-1는 강남세브란스병원에 방사성 요오드

치료를 위해 입원한 환자에게 제공되는 저요오드 식이의 사진입니다. 이런 식이를 2주 정도 하게 되는데 거의 모든 환자들이 어려워하는 부분입니다.

[그림 17-1] **저요오드 식이 예제**

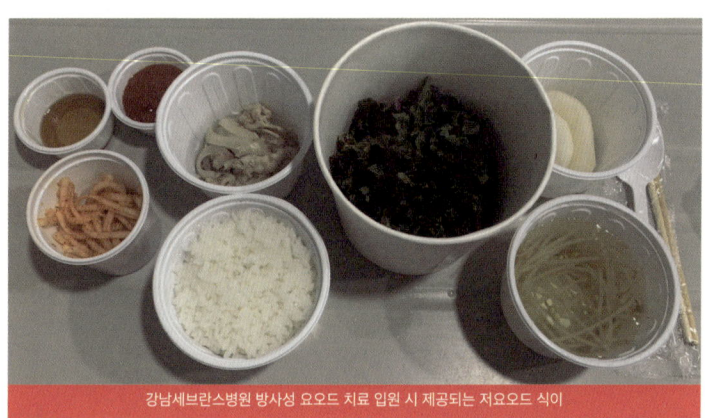

출처: 강남세브란스병원 영양과 제공

그 외에 부수적인 내용이긴 하지만 방사성 요오드 치료 준비 과정에 기억해야 할 것들이 있습니다. 의학용 사진을 찍을 때 조영제 사용은 하지 않도록 하는 것입니다. 조영제는 요오드가 많이 함유되어 있어서 방사성 요오드 치료의 효과를 방해할 수 있습니다. 적어도 3~4주 전부터는 찍지 말아야 합니다. 조영제가 들어가지 않는 MRI나 초음파 같은 것은 무방합니다. 10년 전에는 갑상선 수술 후 방사성 요오드 치료가 늦춰질 수 있으니 수술 전에 CT는 무조건 찍으면 안 된다는 주장이 있었습니다. 물론 아주 근거가 없지 않지만 보통 수술하고 3~4주 이내에 방사성 요오드 치료가 가능한 나라도 없고, 그렇게 빨리 한다고 이득이 있지 않아서 요즘 이 주장은 자취를 감추었습니다.

방사성 요오드 치료를 준비하면서 갑상선 기능 저하에 빠진 상황에서는 다른 시술은 될 수 있으면 받지 않는 것이 좋습니다. 갑상선 기능 저하 때문에 전신의 기능도 다 같이 저하되어 있는 상황이기 때문입니다. 특히 치과 치료는 침샘 기능이 떨어져 있는 상황이 되기 때문에 치아, 잇몸 손상의 가능성이 높아집니다. 그리고 건강 검진을 꼭 이런 기간에 받으려는 사람은 없을 거라 믿지만, 방사성 요오드 치료를 준비하거나 직후부터 컨디션이 올라오기 전까지는 정상 컨디션이 아니라서 검진을 하면 이상한 결과를 얻게 될 가능성이 있다는 것을 기억하면 좋겠습니다.

베타딘 혹은 포비돈이라는 소독용 약을 사용했는데 괜찮은지에 대한 질문을 하는 환자분도 많습니다. 옛날에는 요오드팅크라고 불리던 요오드 용액인데 요오드 제한 식이 동안 모르고 이 약을 발랐다며 화들짝 놀라기도 합니다. 하지만 크게 걱정하지 않아도 됩니다. 피부에 난 상처에 바른 정도로는 문제가 되지는 않습니다. 넓은 부위에 상처를 입은 경우라면 다른 종류의 소독약을 쓰도록 권유합니다.

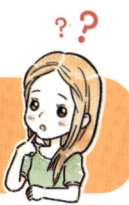

MC 연지
지금까지 과정을 잘 지키고 준비가 된 후에는 어떤 치료 과정을 거치게 되나요?

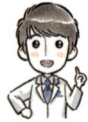 방사성 요오드 투약

방사성 요오드 치료에 들어가게 됩니다. 고용량 치료를 하는 사람은 입원하게 되고 저용량 치료를 하는 사람은 통원으로 치료를 하게 됩니다.

보통 입원을 해야 한다고 하면 고용량 방사성 요오드 치료가 훨씬 더 힘들어서라고 생각하는데 실제로 그렇지는 않습니다. 방사성 요오드 용량이 30mCi가 넘어가면 환자의 몸에서 나오는 방사능이 다른 사람에게 피해를 줄 수 있기 때문에 격리되어 있으라는 의미에서 입원하게 됩니다. 우리나라 기준은 이렇지만 미국의 경우를 보면 고용량 치료를 해도 바로 귀가하는 주도 많다고 합니다. 인종이 다르다고 몸에서 나오는 방사능 수치가 다른 것도 아니고, 위험한 방사능 수치에 대한 기준도 동일하지만 그렇게 합니다. 아마도 차로 두세 시간 달려도 집 한 채 보기 힘든 곳이 많기 때문에 그런 주에서는 방사성 요오드 치료를 받은 환자를 집으로 보내는 것이 병원에 입원시키는 것보다 더 낫다고 판단할 수도 있기 때문입니다. 일본의 경우는 기준을 엄격하게 적용하고 있기 때문에 이런 방사성 요오드 치료 자체가 어렵습니다. 아예 치료 시설도 별로 없습니다. 이렇게 전 세계적으로 방사능에 대한 기준은 동일하지만 사는 환경에 따라 정책이 다르다는 정도로 이해하면 되겠습니다.

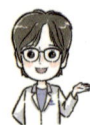 다음은 치료 당일 아침에 준비할 것입니다. 아침은 가볍게 먹고, 보통 오후에 치료를 하기 때문에 치료 4시간 전부터는

금식해야 합니다. 아무 것도 안 먹는 것보다는 물을 조금씩 마시면 더 좋습니다. 병원에 오면 바로 혈액 검사를 하게 됩니다.

저용량(30mCi 이하)으로 치료한 사람은 방사성 요오드 약을 복용하고 집으로 돌아가고, 고용량 치료를 하는 사람은 입원한 상태에서 약을 복용하게 됩니다. 약을 먹는 순간부터 몸에서 방사능이 나와서 격리되어 있어야 합니다. 다들 격리실이라고 하면 무섭게 생각하는데 그냥 1인실입니다. 물론 벽은 두꺼운 납으로 모든 면이 차폐되어 있고 유리도 납유리여서 방사능이 투과되지 않습니다. 이 시설이 일반 병원에 있기가 힘든 것은 차폐하는 것도 어렵지만, 완전히 독립된 오폐수 처리 시설을 가지고 있어야 하기 때문입니다. 정화조도 독립되고 특수 처리 시설이 되어 있어야 합니다. 병실은 환자가 편하게 지낼 수 있는 환경이긴 하지만 간호사나 의사가 들어올 수 없어서 치료 병실 밖에 있는 간호사 스테이션에서는 모니터 장비를 설치해 두고 실시간으로 살펴보며 환자에게 어려움이나 문제가 없는지 관찰하게 됩니다. 만약 위급한 상황이 되면 간호사나 의사는 납으로 된 가운을 입고 병실로 들어가 필요한 조치를 취하게 됩니다.

방사성 요오드 투약 과정은 그림 17-2와 같이 진행됩니다. 방사성 요오드는 안전한 용기에 담겨서 배달됩니다. 그 안에는 방사성 요오드 캡슐약을 담은 작은 용기가 있습니다. 이것을 의사가 복용을 도와줍니다.

치료를 한 후(방사성 요오드 복용 후)에는 누워만 있지 말고 몸을 움직여 흡수가 잘 되도록 하는 것이 좋습니다. 첫 2시간 동안은 물을 비롯해서 음식을 먹지 않는 것이 좋고, 이후부터는 가능하면 수분을

[그림 17-2] **방사성 요오드 캡슐 복용**

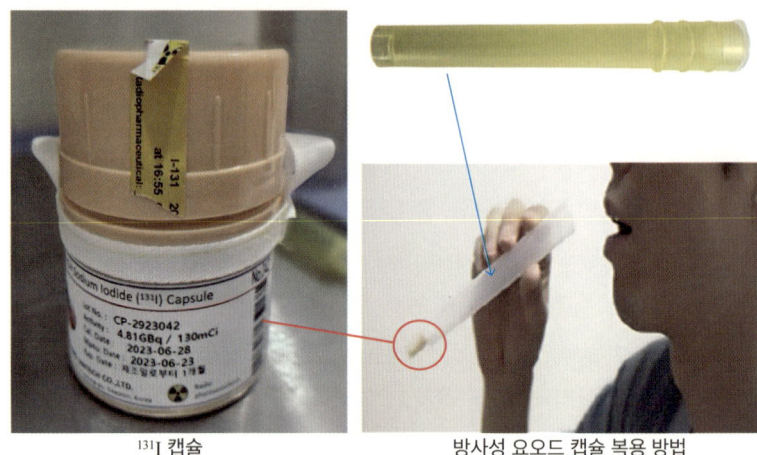

¹³¹I 캡슐　　　　　　방사성 요오드 캡슐 복용 방법

충분히 섭취하는 것이 좋은데 하루 3리터 이상을 권장합니다. 방사성 요오드가 장과 소변으로 배출이 되기 때문에 소변을 오래 참으면 방광 점막도 방사능의 자극을 받아 문제를 일으킬 수 있으므로 소변을 자주 보도록 합니다. 침샘을 자극하는 신맛 캔디 같은 것을 먹으면서 침의 배출을 증가시켜 줘야 나중에 침샘염 때문에 고생하지 않습니다. 양치질을 자주 하는 것도 도움이 됩니다.

⚘ 일상 생활 주의사항

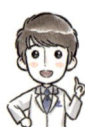
입원 기간은 치료 용량에 따라 다르지만 퇴원하기 전에 몸에서 나오는 방사능을 측정해서 기준치 이하로 나와야

퇴원할 수 있습니다. 대략적으로 고용량 중에서도 낮은 100mCi 정도라면 2박 3일, 150mCi 이상이라면 3박 4일 정도가 됩니다. 이것은 병원마다 내규가 있는데 엄격한 기준을 가진 병원은 원칙을 철저하게 지키는 편입니다.

방사성 요오드 치료를 하고 나서는 몸에서 나오는 방사능을 이용해 전신 스캔을 찍게 되는데 약 48~72시간 정도에 찍게 됩니다. 그림 17-3과 같은 결과를 얻게 되는데, 까맣게 보이는 부분이 방사성 요오드가 흡수되어 방사능이 나오고 있는 부분입니다. 이것을 보면 입원 기간에 대한 이해가 될 것입니다. 사진을 찍은 순간까지 몸에서 방사능이 나오고 있다는 것을 보여줍니다. 물론 사진은 감광이 아주 예민한 것이라 이렇게 찍히는 것이기 때문에, 사진에 나오더라도 방사능 준위가 기준치 이하라면 퇴원할 수 있습니다.

[그림 17-3] **방사성 요오드 전신 스캔**

Salivary gland uptake (+): 침샘 섭취 증가
Thyroid bed uptake (+): 갑상선床 섭취 증가
Stomach uptake (+): 위 섭취 증가

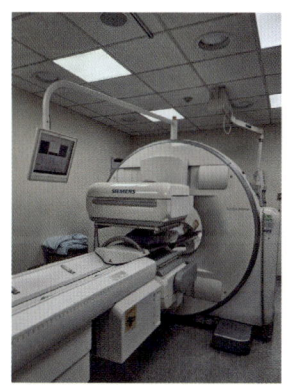
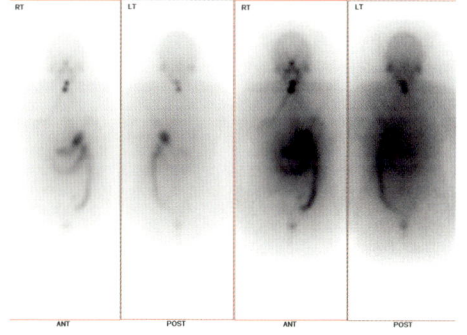

- 재발이나 전이 진단
- 방사성 요오드 복용 후 48~72시간 후 촬영
- 소요시간 20~30분

> **MC 연지**
> 퇴원 후에도 아직 방사능이 나오고 있는데
> 주의해야할 사항이 있나요?

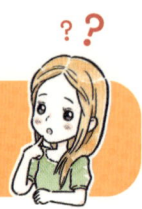

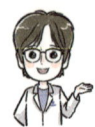

네, 바로 평소 생활로 돌아가면 안되고 주의를 해야 합니다.

[그림 17-2] **치료 후 귀가**

※ 귀가 시에는 가능한한 다른 사람과 직접 접촉하게 되는 대중 교통 수단을 피하고, 적어도 2m 이상의 거리를 유지할 수 있도록 한다.

투여량	50mCi	100mCi	150mCi	200mCi
투여 직후	1시간 30분	1시간	30분	20분
24시간(1박 2일) 경과 후	3시간	1시간 30분	1시간	50분
48시간(2박 3일) 경과 후	7시간	4시간	3시간	2시간
72시간(3박 4일) 경과 후	15시간	8시간	5시간	4시간
96시간(4박 5일) 경과 후	제한 없음	15시간	10시간	8시간

- 이용 가능 시간은 동승자와의 거리를 30cm로 가정하여 계산한 값.
- 거리가 멀어지면 이동 가능 시간도 길어지게 됨. (거리가 2배 멀어지면 시간은 2배, 거리가 4배 멀어지면 시간도 4배 늘어나게 됨)

출처: 대한갑상선학회. (2019.8.15). 방사성요오드 치료 안내서(2019 개정판)

표 17-2를 보시면 귀가할 때부터 다른 사람과 적어도 2m는 떨어져 앉아 가는 것이 좋습니다. 일반 차량으로는 쉽지 않은 이야기인데 실제로는 옆좌석에 앉지 않는 정도면 충분합니다.

될 수 있으면 2~3일은 각 방을 쓰고 접촉하지 않는 편이 좋고 꼭 필요한 경우라면 20분 이내로 제한하도록 합니다. 퇴원할 정도면 어른과는 약간만 떨어져 있어도 문제가 되지 않지만 어린 아이의 경우에는 조심해야 합니다. 어린 나이에는 방사능에 더 취약할 수 있기 때문입니다. 그래서 어린 아이가 있는 환자의 경우에는 아예 집에 들어가지 않고 요양병원 같은 곳으로 가는 사람도 많습니다.

일반적인 권유 내용은 다음과 같습니다. 방사성 요오드 치료를 하고 나서 적어도 1주일 동안은 방사능에 취약할 수 있는 임산부, 신생아, 어린 아이와는 일상적인 접촉을 하지 않는 편이 좋습니다. 적어도 3~4일은 각 방을 쓰는 것이 좋겠습니다.

대중탕 이용은 1주일 정도 후에 하고, 외국으로 나가야 할 경우나 공항을 이용할 경우 최대 95일까지 방사능이 검출되어 불편을 겪을 수 있으므로 미리 진단서 등의 서류를 준비해 두는 것이 좋습니다. 병원에서는 이런 것을 대비해 자료를 챙겨주니까, 이런 계획이 있다면 미리 이야기를 해야 합니다. 특히 퇴원 후 4일 이내 비행기를 타야 한다면 이 서류들은 꼭 준비하는 것이 필요합니다.

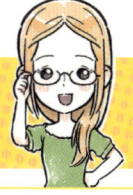

MC 연지's AI style 요약

방사성 요오드 치료를 받고 퇴원 후 주의할 점

퇴원 후 귀가할 때
- 가능한 다른 사람과 접촉을 피하도록 할 것.
- 적어도 2m 정도 떨어져 앉을 것.

집에서
- 어른은 2~3일은 각 방 쓰기.
- 취약할 수 있는 사람(어린이, 임산부 등)과는 적어도 3~4일 각 방 쓰기.

일상 접촉
- 어른은 1m 정도만 떨어지면 문제 없다.
- 취약할 수 있는 사람(어린이, 임산부 등)과는 접촉하지 말 것.

그외
- 대중탕 이용은 1주일 이후부터
- 외국 출국시 검색대에서 최대 95일까지 검출될 수 있음.

방사성 요오드 치료의 부작용

어떤 치료든 부작용이 있게 마련인데 방사성 요오드 치료는 특히 중요한 부작용이 있습니다. 방사성 요오드가 흡수되는 기관과 배설되는 경로에 손상을 줄 수 있습니다. 그래서 치료 초기에는 침샘염, 침 배출이 줄어서 생기는 구강 건조증이 생길 수 있습니다. 위염, 미각이 저하되는 부작용이 올 수도 있습니다. 갑상선 기능 저하 상태가 되기 때문에 이로 인한 전신 증상이 올 수 있습니다. 환자가 가장 불편해하는 것은 전신부종과 변비 같은 증상입니다.

초기의 불편감도 문제지만 시간이 흐른 후 나타나는 부작용도 있습니다. 가장 흔한 것은 만성 침샘염과 구강 건조증입니다. 비루관이 막혀서 늘 눈물이 흐르는 문제가 생길 수 있습니다. 여성의 경우 월경에 영향을 주기도 합니다. 남성 불임, 폐섬유증, 골수 기능 저하, 혈액암 등

2차암 발생이 있을 수 있지만 이 4가지는 아주 고용량으로 반복 치료가 필요했던 사람에게 올 수 있는 부작용이어서 그 수는 많지 않습니다.

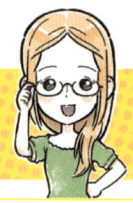

MC 연지's AI style 요약

방사성 요오드 치료의 부작용

초기 부작용
- 침샘염
- 위장 장애: 위염, 오심, 구토 등
- 갑상선 기능 저하: 전신 쇠약, 전신 부종, 변비
- 미각 상실/저하

후기 부작용
- 만성 침샘염, 구강 건조증(충치, 치주염 위험)
- 비루관 Nasolacrimal Duct 폐쇄
- 일시적 무월경, 과소월경
- 남성 불임
- 폐섬유증
- 골수 기능 저하
- 2차 암 발생: 혈액암(0.1% 이하)

출처: 박정수. (2012). 박정수 교수의 갑상선암 이야기. 도서출판 지누.
대한갑상선학회. (2019.8.15). 방사성요오드 치료 안내서(2019 개정판). 대한갑상선학회.

이처럼 다양하고 어려운 부작용이 많은데, 발생 빈도가 높지 않다는 점은 다행이라 하겠습니다. 어떤 치료든 부작용이 없는 치료란 없습니다. 방사성 요오드 치료는 우리가 지불해야 할 대가나 비용보다 훨씬 더 큰 효과를 볼 수 있는 좋은 치료임에 분명합니다.

CHAPTER 18 갑상선 호르몬 치료

갑상선 호르몬 치료

MC 연지

앞에서 이미 갑상선 호르몬이 몸에서 얼마나 중요한 역할을 하는지 알아보았습니다. 우리 몸에 꼭 필요한 호르몬이라고 알고 있는데 그걸로 치료를 한다고 하니 신기합니다.

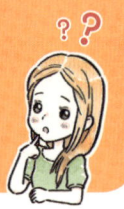

자연적인 상태에서 갑상선 호르몬은 갑상선에서 분비되는 호르몬을 의미하지만, 단순히 갑상선 자율로 분비되는 게 아니라 복잡한 경로를 통해 조절됩니다. 갑상선 호르몬 치료는 우리 몸의 자연적인 메커니즘인 호르몬의 되먹임 조절 Feedback Regulation 을 이용한 치료입니다.

[그림 18-1] **갑상선 호르몬과 갑상선 자극 호르몬**

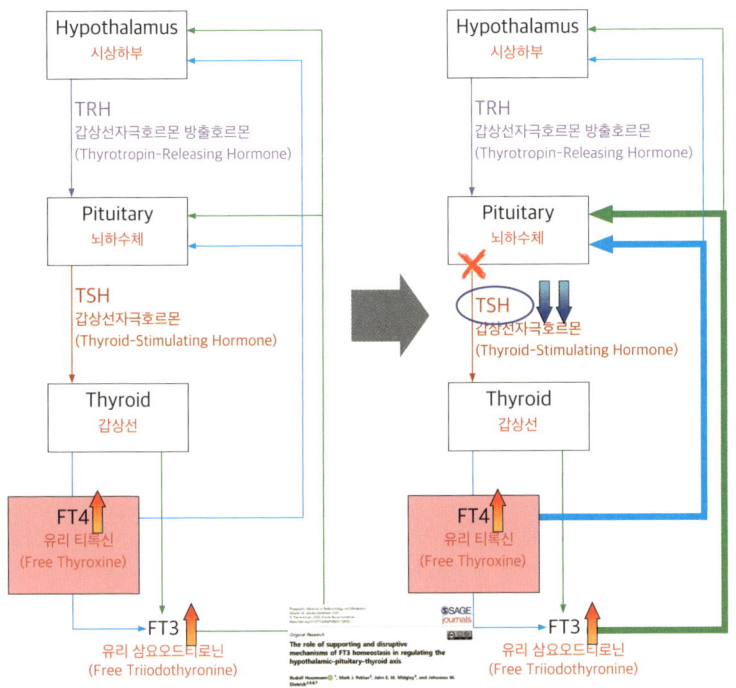

그림 18-1을 보면 우리가 사용하는 호르몬제제는 FT4제제인데, 이 약을 투약하여 FT4를 높게 유지하면 활동형 호르몬인 FT3가 됩니다. FT4와 FT3의 농도가 높아지면 뇌하수체로 신호가 전달되어 갑상선 자극 호르몬TSH의 분비를 줄이게 되는 음성 되먹임Negative Feedback 방식으로 조절됩니다.

갑상선 자극 호르몬^{TSH}은 말 그대로 갑상선을 자극해서 활성화시키는 호르몬입니다. 이 호르몬은 정상 갑상선 조직을 활성화시키지만 암세포도 활성화시켜서 갑상선 자극 호르몬^{TSH}이 높은 상태, 그러니까 갑상선 기능이 저하된 상태에서는 계속 암세포를 자극하게 되고 결국 잔존 암을 성장시켜 재발과 전이가 일어나게 합니다. 그래서 이 치료법은 갑상선 호르몬을 좀 높게 유지해서 갑상선 자극 호르몬^{TSH}를 억제하기 위한 목적으로 사용됩니다. 그래서 갑상선 호르몬 요법은 다른 말로 TSH 억제 요법이라고 합니다. 이 치료는 유두암, 여포암 등 분화 갑상선암에 효과적입니다. 대한갑상선학회 2016년 가이드라인에 의하면 재발의 위험도가 높거나 잔존 암 조직의 가능성이 있는 환자는 이 갑상선 자극 호르몬^{TSH}의 억압을 잘 해줄 것을 권장하고 있습니다.

물론 갑상선 자극 호르몬^{TSH}을 아주 강하게 억압하면 암 재발도 더 잘 억압됩니다. 하지만 몸이 견딜 수 있어야 하기 때문에 마치 외줄타기를 하듯이 균형을 잘 맞춰서 조심스럽게 조절해 가며 써야 합니다.

이 치료가 아주 효과적이지만 모든 갑상선암에 다 적용할 수는 없습니다. 분화 갑상선암인 경우에 쓸 수 있으며 세포 기원이 다른 수질암, 그리고 원래 갑상선 세포의 특성을 잃은 저분화암이나 미분화암에서는 효과적이지 않습니다.

그림 18-2는 방사성 요오드 치료가 가능한 암에 대한 설명에 도움이 됩니다. 방사성 요오드 치료를 할 수 있는 환자는 모두 갑상선 호르몬 요법의 적응증이 됩니다. 이유는 정상적인 갑상선 세포의 기능을 보존하고 있는 암세포들은 세포막 표면에 TSH Receptor라는 수용체가

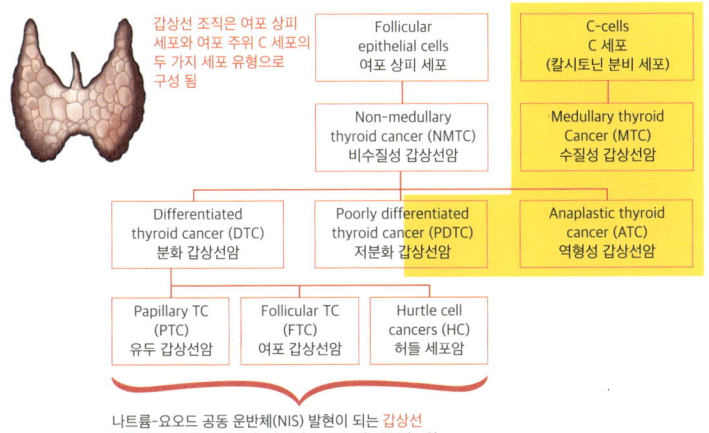

[그림 18-2] 방사성 요오드 치료 적응증 ➡ TSH 억압 요법

출처: Yu Q et al. (2023) Asia Pac J Clin Oncol, 19(3), 279-289
(강남세브란스병원 갑상선암센터 교육자료)

있어서 갑상선 호르몬을 썼을 때 효과를 볼 수 있습니다. 이런 세포들은 요오드를 흡수하는 능력을 가지고 있어서 방사성 요오드 치료도 역시 가능합니다.

  이 치료는 고위험군 환자에서 필수적으로 해야 하는 치료인데, 중간 위험군과 저위험군 환자에서도 개인별 상황에 따라 사용을 결정하게 됩니다. TSH를 얼마나 억압할 것인가는 위험군에 따라 다릅니다. 고위험군은 최대한 억압하는 것이 옳고, 그 외의 환자는 느슨한 수준으로 관리하게 됩니다. 물론 정확한 파악과 추적 관찰 데이터에 따라 결정되는 내용입니다. 꼭 전문가와 상의를 해야 하고 절대 스스로 판단해서 약을 조절해서는 안됩니다.

MC 연지's AI style 요약

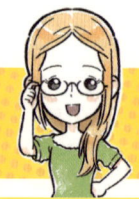

갑상선 호르몬 치료 = 갑상선 자극 호르몬(TSH) 억제 요법

- **적응증**: 분화 갑상선암(유두암, 여포암), 일부 저분화암 경우에도 사용 가능.

- **호르몬 사용 용량 및 목표지**: 재발 위험도에 따라 목표 TSH 농도가 다름.(Normal range of TSH: 0.86~4.69 mIU/L)
    - 고위험군: < 0.1 mIU/L (갑상선 전절제술 환자 ≒ 고위험군 환자)
    - 중간 위험군: 0.1~0.5 mIU/L
    - 저위험군: 0.5~2.0 mIU/L
    - 수술 후 기간에 따라서도 목표 TSH 농도가 달라질 수 있음.

- **기타 고려 사항**
    - 고령에서 목표 농도 조정: 약한 억제 치료 용량으로 변경, 유지.
    - 환자의 기저 질환 (골다공증, 심혈관 질환 등) 고려, 용량 조절 필요.

외래를 보다 보면 혼자 판단해서 이런 시도를 하는 분들이 있는데 정말 무모한 짓입니다. 더 위험한 건 어정쩡하게 아는 의사입니다. 분야에 대한 깊은 이해 없이 그저 정상 수치만 알고 있어서 왜 약을 강하게 복용하고 있는지는 몰이해한 채 환자에게 이래라 저래라 조언하는 경우도 상당수 있습니다. 치료를 위해 약을 복용하는 결정하는 과정이나 오랜 기간 동안 추적 관찰하면서 약을 조절해온 이유와 목적이 있는데 이런 내용을 모른 채 무턱대고 조언을 하는 것은 위험한 일입니다. 반감기가 긴 약이기 때문에 이렇게 복용 지침이 흔들리면 원하는 위치까지 회복시키는 데 더욱더 오랜 기간이 걸립니다. 이럴 때는 오히려 주치의에게 문의해 보라고 권하는 것이 바람직할 것입니다.

갑상선 호르몬제의 순차적 조절

좀더 알아보면 수술 후 초반에는 강하게 약을 유지하는 것이 좋고 10년, 20년 시간이 지나면 목표를 하향 조절하게 됩니다. 그리고 고령이 되면 약의 용량을 줄여 나갑니다. 환자의 기저 질환의 상황도 고려해야 합니다. 이 약은 심계 항진을 유발하기 때문에 이 계통의 질환이 있으면 약을 적게 쓰고, 골다공증이 있는 사람도 덜 쓰는 방향으로 결정합니다.

MC 연지

갑상선 호르몬제를 먹으면 무조건 골다공증이 걸린다는 이야기를 들은 적이 있습니다. 이건 어떻게 생각하세요?

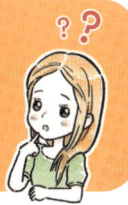

그런 말이 떠돌던 시절도 있었습니다. 골다공증이란 여성 호르몬, 비타민D, 칼슘, 부갑상선, 단백질 등 여러 가지 요소가 작용하는 매우 복잡한 질환입니다. 그 중 갑상선 기능이 항진되어 있으면 조금 불리한 정도인 것이지 갑상선 호르몬 때문에 골다공증이 생긴다는 말은 틀린 말입니다. 하지만 위험인자 중의 하나이긴 하니 이런 우려가 있는 사람은 역시 전문가와 상의해서 약을 조절하는 것이 옳습니다.

MC 연지

갑상선 호르몬 약은 어떻게 먹는게 좋을까요? 제가 찾아보니 이 부분에 대한 궁금증이 가장 많습니다.

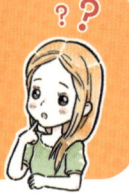

복용약은 식후 30분, 하루 세 번 먹는 게 보통인데 이 약은 다릅니다. 하루에 한 번, 용량이 많을 때는 두 번 먹는 방식이며 식전에 먹는 것을 권유합니다. 호르몬 제제이기 때문에 자신만의 패턴을 만들어 일정한 시간에 먹는 게 가장 좋습니다. 그래서 대부분 아침 일어나자 마자 먹는 게 가장 좋다고 권유하는데, 이유는 사람들이 일어나는 시간이 대부분 일정하기 때문입니다. 일어나는 시간이 일정하지 않은 사람은 자신이 잘 지킬 수 있는 시간으로 정하면 됩니다. 단 식사와는 30분에서 1시간 정도 간격을 두기를 권합니다. 대부분의 사람들은 낮에 활동하고 밤에 자기 때문에 될 수 있으면 아침에 먹으라고 합니다. 늦은 시간에 먹으면 불면증이 올 가능성이 있습니다.

대부분의 약은 같이 먹어도 괜찮은데 다른 약의 흡수를 방해하는 약은 피하는 것이 좋습니다. 특히 철분제, 칼슘제는 어떤 약이라도 함께 먹으면 안됩니다. 위벽을 보호해 주는 제산제도 다른 약의 흡수를 방해합니다. 다른 약을 빨리 대사시키는 약, 말하자면 빨리 분해되어 몸에서 빠져 나가도록 하는 약을 복용하는 경우에는 갑상선 호르몬 약 용량을 늘려야 할 가능성이 있으니 꼭 의사와 상의를 하는 것이 좋겠습니다. 경구용 피임약을 먹는 경우도 갑상선 약을 높여야 하는 경우가 있습니다. 어쩌다 먹는 게 아니라 꾸준히 먹는 사람의 이야기입니다. 여러 약에 대해서 모두 알면 좋겠지만, 이것을 기억하기 위해 노력하는 것보다는 의사에게 물어보는 게 가장 쉬운 방법입니다.

제일 좋은 해결책은 어떤 약을 다른 병원에서 처방 받을 때, "저는 지금 이런 상황에서 갑상선 호르몬 약을 먹고 있고, 약간 항진을 유지하고 있는데, 이 약과 서로 문제는 없을까요?" 라는 말을 꼭 하고 의사에게 함께 먹어도 되는지 물어보는 것입니다. 약을 받아 놓고 나중에 고민하게 되면 일이 복잡하고 해결하기도 더 어려워지니까요.

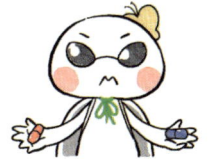
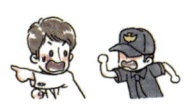

갑상선 호르몬제의 용량 조절

갑상선 호르몬제는 용량 조절에 대해 주의할 점이 많습니다. 갑상선 호르몬은 반감기가 꽤 긴 호르몬입니다. 거의 7일 정도나 되기 때문에 약의 조절이 오래 걸립니다. 일반적으로 안정화시키는데 5~6주 정도 걸린다고 되어 있는데 실제로는 더 걸리는 것 같습니다. 약을 이상하게 먹거나 용량을 마음대로 줄이거나 늘려서 혈중 호르몬 레벨이 흔들려 버리면, 이것을 교정하는데 두, 세 달 이상 걸립니다. 확인하는 과정도 매우 복잡해집니다. 그래서 규칙적으로 잘 복용하도록 늘 당부하는 것입니다.

혹시 약을 복용하는 걸 깜빡하고 3~4시간만에 생각났다면 그 때는 복용하는게 좋습니다. 만약 하루에 두 번 약을 먹는데 그 이상 시간 차이가 나면 차라리 한 번 생략하고 저녁 약으로 넘어가는 것이 좋겠습니다. 여행을 갔는데 약을 두고 왔다면, 3~4일은 걱정할 것 없이 돌아와서 잘 복용하면 됩니다. 하지만 그보다 더 긴 경우라면, 국내에서는 근처 보건소 같은 곳이라도 가서 약을 처방 받으면 좋겠습니다. 오래 약을 먹지 않는 것은 상당한 부담이 되기 때문입니다. 물론 약을 잊지 않는 것이 가장 중요합니다.

약을 먹었는지 안 먹었는지 헷갈리면 차라리 안 먹는게 더 낫습니다. 사람이 잊어버리고 나면 죄책감 같은 게 드는지 다음 날 두 배로 먹는 사람도 있는데, 한 끼 굶었다고 그 다음 끼니에 두 배나 먹고 탈 나는 것처럼 바람직하지 못하다고 저는 설명합니다.

하루에 두 번 약을 먹는 사람은 용량이 높기 때문에 나눠서 복용하도록 한 것입니다. 귀찮고, 자주 잊는 사람은 한꺼번에 복용하기도 하지만, 이렇게 하면 몸에 상당한 무리가 올 가능성이 있습니다. 민감한 사람은 심계 항진 같은 것이 와서 힘들어하기 때문에 될 수 있으면 나눠 복용하도록 합니다.

전에 어떤 방송을 보니까 이 약을 일주일치를 한꺼번에 먹어도 된다고 하는 의사가 있었습니다. 아마도 그 의사는 직접 환자를 진료하지 않아서 그렇게 이야기하는 거라고 생각했습니다. 약리 작용이나 반감기만 알고 이야기하면 그 말이 틀리지 않습니다. 하지만 직접 환자를 보면서 알게 되는 것은 환자들의 상태가 다양하며 민감하게 반응하기도 한다는 것입니다. 예를 들면 갑상선 전절제를 한 사람의 경우에는 아침에 약을 복용하지 않고 와서 혈액 검사를 하면 Free T4의 레벨이 약 0.2 정도 떨어집니다. 이건 큰 차이라서 이를 근거로 약을 조절해야 하는 변화에 해당합니다. 다른 병원에서는 약을 먹지 말고 와서 혈액 검사를 하라고 하는 경우도 있지만, 강남세브란스 병원은 약을 먹고 오라고 합니다. 환자가 일상 생활을 하는 패턴 그대로를 보여 달라는 의미로 평소 먹는 시간을 지키도록 하는 것입니다.

MC 연지

갑상선 호르몬 치료를 한 2년 아니면 5년 정도 하면 중단한다는 이야기가 있던데 그건 왜 그런건가요?

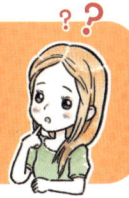

그 이야기는 근거가 부족합니다. 일단 갑상선 전절제를 한 사람은 살기 위해서 일생 동안 약을 먹어야 합니다.

갑상선 반절제를 한 사람에 대해서는 호르몬 약을 재발의 위험이 높은 2년 혹은 5년 기간까지만 쓰고 중단하자는 주장이 있습니다. 이 주장은 갑상선암이 여성에게 많이 생기는 질환이다 보니 유방암을 전공하는 의사들이 함께 진료하는 경우가 꽤 있는데 그분들이 유방암에서 경험한 것을 근거로 한 의견이라고 생각합니다.

유방암은 수술 후에 호르몬 치료 기간이 2년에서 5년으로 늘었고 얼마 전까지는 7년까지 늘었다는 것은 알고 있는데 요즘은 얼마나 하는지 모르겠습니다. 이러한 유방암 진료에 근거한 주장인데, 갑상선암은 유방암과 큰 차이가 있다는 것을 알아야 합니다. 갑상선암은 재발이 가장 많은 시기는 2년에서 5년까지지만, 10년이 지나건 20년이 지나건 언제든지 재발할 수 있기 때문에 이런 이론이 맞지 않습니다. 갑상선 호르몬 요법은 처음부터 위험 인자를 따져보고 아예 하지 않거나 시작하면 평생 간다고 보는 것이 옳습니다.

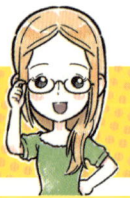

MC 연지's AI style 요약

갑상선 갑상선 호르몬 요법에서 주의할 점

- 호르몬 복용은 항상 같은 시간에 몸의 리듬 유지
- 공복에 복용: 식사와 30분~1시간 간격을 두는 것이 최고 흡수효과를 높임.

- 약의 흡수를 방해하는 음식이나 약과 함께 복용 금지
- 우유, 요구르트 등과 함께 복용 금지
- 철분, 칼슘, 제산제 등과 함께 복용 금지
- 다른 약을 처방 받을 때는 의사에게 꼭 문의할 것.
- 복용을 잊어버린 경우 3, 4시간 정도면 복용을 하고 더 늦으면 하지 않음.
- 약을 거른 다음 번에 과량 복용 금지 ➡ 가장 나쁜 방식
- 약 용량 관련 문의는 꼭 전문가에게 ➡ 혈액 검사를 근거로 조절

MC 연지's 알아두면 좋은 꿀팁

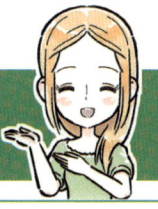

갑상선 호르몬 흡수에 영향을 주는 인자

- 흡수를 방해하는 요인: 콜레스티라민 Cholestyramine, 철분제, 알루미늄 Al 함유 제산제, 우유, 유산균 등
- 약 복용 시간: 간격 조절 필요
- 약물 대사를 증가시키는 요인 : 페니토인 Phenytoin, 카르바마제핀 Carbamazepine, 페노바르비탈 Phenobarbital, 리팜핀 Rifampin 등

  ➡ 약 용량 증량 필요

- 갑상선 호르몬 요구량 증가: 에스트로겐 또는 에스트로겐을 함유하는 경구용 피임약, 임신

  ➡ 약 용량 증량 필요

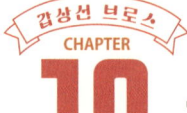

CHAPTER 19 특수한 상황의 치료

MC 연지
갑상선암은 여성에게 많아서 더 복잡한 상황이 있을 것이라 생각됩니다.

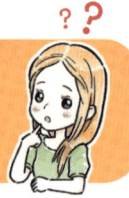

남성에 비해 여성은 일생 동안 유, 아동기, 사춘기를 거쳐 임신과 폐경이라는 급격한 호르몬 변화를 겪게 됩니다. 이 과정에서 갑상선 호르몬도 영향을 받기 때문에 이에 따른 변화가 필요하게 됩니다. 갑상선 호르몬은 여성 호르몬과는 상호 영향을 크게 미치지 않는 독립적인 호르몬입니다. 다만 여성 호르몬, 황체 호르몬 등이 가져오는 신체적인 변화에 대응은 해야 한다는 뜻입니다.

외래에서 보면 갱년기에 복용할 수 있는 여성 호르몬을 갑상선 호르몬과 같은 것이라고 혼동하는 분들이 적지 않습니다. 같은 게 아닌 것을 아는 분 중에도 유사한 계통이라고 생각하시는 분들도 많고요. 하지만 같은 호르몬이 아닙니다.

유, 아동기 갑상선 호르몬 치료

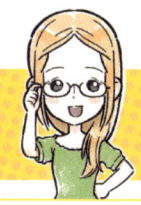

MC 연지's AI style 요약

어린 나이에도 갑상선암이 생길까

갑상선암은 호발하는 연령대가 50대 정도로 알려져 있지만 드물게도 어린 나이에 발생할 수 있습니다. 성인의 발병과는 다른 특성을 가지고 있습니다.

유, 아동기 갑상선암의 특징

- 남녀 성별 발생 빈도 차이가 없다.
- 양측성, 다발성인 경우가 많다.
- 어른보다 림프절 전이가 더 많다.
- 주변 조직으로 침범은 심하지 않지만 늦게 발견되면 역시 침범될 수 있다.
- 치료는 수술을 통해 주변 림프절을 포함하여 완벽하게 절제 하는 것이 중요하다.
- 어린이의 경우 전이와 재발이 더 잘 일어나기 때문에 수술과 방사성 요오드 치료 등 추가 치료에도 더 신경 써야 한다.
- 치료를 잘 하면 좋은 예후를 확보할 수 있다.

유, 아동기 갑상선암 수술 후 갑상선 호르몬 치료에 대해 알아보겠습니다. 아이는 성인에 비해 체격이 작고 몸무게도 적어 약의 용량 조절을 세밀하게 잘 해야합니다. 다른 약도 마찬가지지만 의외로 아이는 약의 복용 요구량이 단순한 계산보다 높습니다. 60㎏의 성인을 기본으로 생각할 때, 30㎏ 몸무게의 아이라고 해서 약을 절반만 먹게 되지는 않는다는 뜻입니다. 소아일 때는 체중 대비 체표 면적과 체액량이 성인에 비해 매우 높습니다. 그렇다 보니 단순히 체중만 가지고 생각하면 곤란합니다. 보통 영, 유아기에는 성인 체중 기준으로 계산한 용량보다 더 높은 용량을 먹게됩니다. 갑상선 호르몬에서는 원칙적으로 용량 산출 방법으로 용량을 계산하되, 개인차가 있을 수 있으므로 혈액 검사를 바탕으로 용량을 결정합니다.

아이는 성장이 빠르기 때문에 어른보다 자주 검사해서 빠른 성장에 맞춰 약 용량을 변경해 주어야 합니다. 그 속도를 따라가지 못해서 기능 저하가 되면 문제가 발생할 수 있습니다. 갑상선 기능 저하가 되면 특히 성장에 영향을 줄 수 있어서 자주 검사해야 합니다.

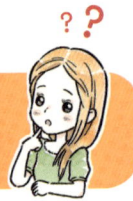

MC 연지
자주 검사하는 기간은 어느 정도가 될까요?

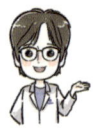

처음에는 3개월 정도 하다가 안정화되면 6개월, 더 안정화되면 1년 정도로 봅니다. 다행히도 이 약은 사람의 몸에서 생성되는 호르몬과 동일한 성분이어서 장기 복용해도

부작용이나 알러지 반응이 생기지 않습니다만 색소 알러지가 있다면 의사와 상의해서 약을 바꿔야 합니다.

무엇보다 중요한 것은 부모의 역할입니다. 갑상선 호르몬은 앞으로도 평생 복용해야 하는 걸 생각하면 무조건 챙겨주기보다는 아이 스스로 잘 복용하고 챙길 수 있도록 이끌어 주는 것이 중요합니다.

MC 연지's AI style 요약
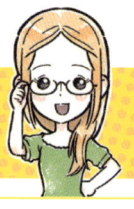

유, 아동기의 갑상선 호르몬 치료
- 치료의 목적은 성인과 동일: TSH 억제
- 성인보다 체중당 약의 요구량이 높다.
- 성장이 빠르기 때문에 자주 검사하고 약 용량 조절
- 갑상선 호르몬이 부족하면 성장과 지능 발달에 문제 발생
- 오래 복용해도 약의 부작용은 없지만 색소 알러지가 있다면 의사와 상의하기.
- 평생 유지해야 하므로 자신이 복용하고 관리할 수 있는 훈련 필요

사춘기 갑상선 호르몬 치료

사춘기에는 남녀 공히 호르몬의 큰 변화가 생깁니다. 갑상선 호르몬 요법도 이에 따라 맞춰야 합니다. 하지만, 의외로 유, 아동기에 보이던 급격한 용량 변화 같은 것은 필요하지 않습니다. 교과서에는 없는 내용이지만, 의료진이 외래에서 경험하기로는 소아 시기부터 자주 혈액 검사를 하고 조절해와서인지 별다른 어려움이 없고 용량의 급격한 변화 없이 잘 따라 갈 수 있습니다. 이 시기가 되면 거의 성인 체중이 되므로 호르몬 용량이 오히려 안정화되어 갑니다. 그래도 항상 혈액 검사 결과를 토대로 정확하게 조절해 가야 합니다.

임신 기간 갑상선 호르몬 치료

임신 시기는 초기부터 아기의 건강을 유지하기 위해 엄마의 몸이 많은 변화를 겪습니다. 이 시기에는 갑상선 호르몬이 많은 영향을 받기 때문에 세밀한 조절이 필요합니다. 갑상선 호르몬은 임신 준비부터, 착상, 태아의 발달 전 과정에 관여하게 되는데, 태반을 통과해서 아기에게 영향을 미치므로 조심해서 잘 복용해야 합니다. 임신 중 갑상선 기능이 저하되면 태아 발육이 제대로 안 되고, 지능 발달에도 문제가 생기니 정말 주의해야 합니다.

임신 중, 특히 임신 초기에는 갑상선이 정상인 사람은 호르몬 분비가 50% 증가합니다. 태아의 갑상선은 아직 발달 전이라서 태아에게 필요한 양까지 산모가 더 생산하는 것입니다. 다양한 호르몬들이 갑상선 자극 호르몬과 유사한 일을 해서 생성량을 늘려줍니다. 수술을 받아서 갑상선이 없는 사람은 임신이 되면 호르몬의 요구량이 상승하기 때문에 복용하는 약을 늘려주어야 합니다. 호르몬의 요구량은 임신 전 기간에 걸쳐 변화하므로 임신이 확인되면 예전보다 자주 검사해야 합니다. 특히나 초반에는 급격한 변화에 맞춰서 대응해야 합니다. 임신이 확인되면 바로 병원으로 와서 검사를 하고 2달에 한 번씩 검사하고 약을 조절하게 됩니다.

임신 초기에는 대부분 기존의 호르몬에서 30% 정도 증량합니다. 임신 진행에 따라 체중이 증가하기 때문에 그에 맞춰 갑상선 호르몬 양도 증량시킵니다. 출산 후에는 임신 전 용량으로 감량하고, 감량 후 6주 정도에 혈액 검사를 하게 됩니다. 그러나 출산하고 나서 임신 전 체중으로 돌아오지 않는 경우가 많으며 모유 수유를 하는 경우가 많기 때문에 출산 직전의 복용 방식을 당분간은 유지해야 합니다. 출산 직전의 약 용량을 약 3개월 정도 유지하고 혈액 검사를 하고 나서 용량을 조절해 주는 방식입니다.

임신을 하면 아파도 약 먹는 것을 피하는 경우가 많습니다. 아무리 안전하다고 해도 불안한 것이 엄마의 마음입니다. 그렇다 보니 갑상선 호르몬 복용에 대한 질문이 많습니다. 갑상선 호르몬의 필요성은 너무나도 확실하고, 요구량 증가도 잘 맞춰 따라가야 합니다. 그래야만 아기가 건강하게 잘 클 수 있습니다. 그러니까 절대로 갑상선 호르몬을 중단하면 안된다는 것을 꼭 명심해야 합니다.

MC 연지's AI style 요약

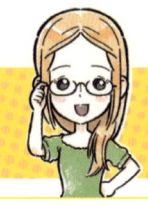

임신 시 갑상선 호르몬 복용의 주의점
- 임신 중 갑상선 호르몬을 중단 금지.
- 임신 초기 호르몬 요구량이 30% 정도 증가.
- 임신 확인되면 해당 병원 방문, 검사를 받을 것.
- 자주 검사해서 임신 초기 신체 변화에 대응할 것.
- 임신 중 체중 증가에 따라 호르몬 요구량이 증가.
- 출산 후(특히 모유를 수유할 경우) 3개월 정도 출산 직전의 용량 유지.

갱년기 갑상선 호르몬 치료

다음은 사춘기 못지 않은 변화를 경험하게 되는 갱년기에 대한 이야기입니다.

이 시기에 오는 변화를 이해하기 위해 먼저 우리 몸에 대해 알면 도움이 될 것 같습니다. 우리 몸에는 여성 호르몬과 남성 호르몬이 다 있는데 여성은 여성 호르몬이 많고, 남성은 남성 호르몬이 많아서 성별 특징이 나타납니다. 그러나 갱년기를 맞으면 성별에 따라 우월했던 호르몬이 감소하면서 지금까지 나타나지 않을 정도로 미미했던 반대의 성호르몬의 영향이 눈에 띄게 나타납니다. 여성에게 그전에는 낮았던 남성 호르몬이 이 시기에 증가해서 그런 것이 아닙니다. 갱년기는 이렇게 남녀 모두에게 찾아오는 변화입니다. 여성은 여성 호르몬이 감소하면서 대범하고 씩씩해지고, 남성은 남성 호르몬이 감소하면서 소극적인 성향이 생기고 드라마를 보며 눈물을 흘리는 등 여성화되는 것입니다.

MC 연지
그럼 갱년기에 갑상선 호르몬 치료는 어떻게 해야 할까요?

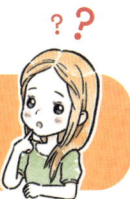

기본적으로 이 시기가 돼도 약 요구량 자체는 변화가 없습니다.

갱년기 여성은 얼굴이 화끈거리고 붉어지는 안면홍조만으로도 힘든데, 여기에 갑상선 기능 저하로 호르몬제까지 복용해야 하는 경우 두 증상이 겹쳐 고생이 심해질 수 있습니다. 이럴 경우에는 약을 조금 줄여도 됩니다. 다만 병기가 문제 되는데, 위험도가 높은 그룹에서는 안타깝지만 갱년기 증상보다 암 재발 억제에 더 집중해야 합니다. 골다공증 위험이 있거나 골다공증이 있는 경우에 약을 조절할 필요가 있습니다. 심혈관계 질환이 있는 경우에도 약을 조금 줄일 수 있습니다.

남성은 여성보다는 어려움이 덜하고, 만성 성인병 중에 심혈관계 질환이 있는 경우에 증상에 맞춰 약을 조절하면 됩니다.

MC 연지's AI style 요약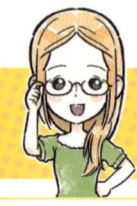

갱년기 이후의 갑상선 호르몬 치료에서 주의할 점

여성 갱년기
- 약 요구량 변화 없음.
- 갱년기 증상(발열, Flushing, Heat)으로 변화 필요
- 갱년기 이후 골다공증이 있는 경우 변화 필요
- 심혈관계 증상이 있는 경우 변화 필요

남성 갱년기
- 약 요구량 큰 변화는 없음.
- 심혈관계 증상이 있는 경우 변화 필요.

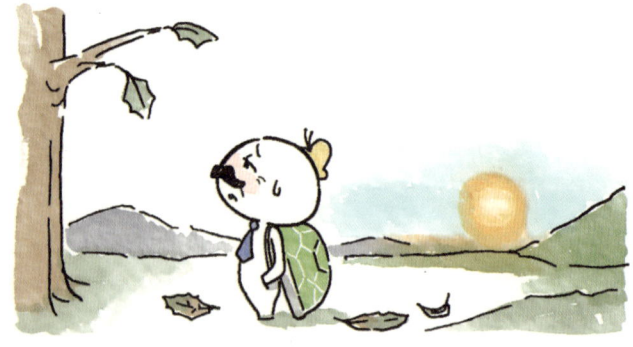

골다공증과 갑상선 호르몬

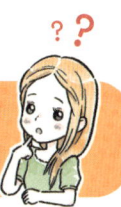

MC 연지
갑상선 호르몬은 뼈와 관련 있는 것으로 알고 있습니다. 골다공증과는 어떤 연관이 있나요?

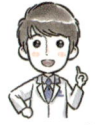

갑상선 호르몬은 에너지가 필요한 모든 과정에 관여하는데 뼈의 성장과 발달 과정에도 그러합니다.

골 재형성은 복잡한 과정이지만 간단하게 설명하면 뼈가 부러졌을 때 새로운 뼈가 생성되도록 하고 옆으로 삐져나온 부분은 흡수가 되어 원래 모습으로 회복되는 과정을 말합니다. 골 재형성의 모든 과정이 갑상선 호르몬을 통해 활성화됩니다. 그래서 갑상선 기능에 문제가 있으면 골격계 이상도 발생할 수 있습니다.

우리나라에서 2022년에 발표한 「갑상선 질환에서 골 건강 평가 및 관리 권고안」에 따르면 갑상선 기능 저하가 골격계에 미치는 영향은 정확하게 알려진 바가 없다고 합니다. 이것은 극심한 기능 저하인 크레티니즘 Cretinism, 극단적인 갑상선 기능 저하 상태 상태가 아니라 약한 저하일 경우를 말하는 것입니다. 그러나 기능 항진의 경우에는 뼈의 재형성이 활성화되고 골 교체율이 증가해서 뼈가 소실되는 골다공증의 위험이 증가하게 됩니다. 이렇다 보니 갑상선 자극 호르몬 억제 요법을 장기간 지속할 경우 뼈에 해로운 영향을 미칠 수 있다는 것이 학계의 정설입니다. 최근의 연구 결과에도 그 위험은 약간 증가한다고 되어 있습니다. 즉 "약간 위험이 증가한다"는 것이지, "갑상선 호르몬을 먹으면 무조건 골다공증이 생긴다"는 속설은 사실이 아니라는 뜻입니다. 다만 갑상선 호르몬을 계속 먹어야 하니까 복용 시작 전이나 복용 중에 폐경이 되거나 폐경 이후의 여성, 그리고 70세 이상의 남성은 골밀도 검사를 통해 정확한 상태 평가를 하는 것이 권장됩니다.

골다공증의 위험이 있는 사람은 호르몬 용량을 일부 조정해야 하는데 특별한 기준은 없지만 병기와 재발 위험도를 우선으로 평가해서 그 기준에 맞춰야 합니다. 절대 개인이 판단하지 말고 전문가와 상의하는 것이 좋겠습니다.

이에 대한 대책은 갑상선 호르몬을 끊거나 줄이는 것보다는 뼈에 필요한 것을 보충을 해 주는 것이 더 중요합니다. 이 역시 정확한 평가를 통해 칼슘 800~1000㎎, 비타민D 800 IU 이상 복용을 권합니다. 이 처방이 필요한 경우는 골감소증이나 골다공증이 있다고 진단받은 경우, 정상 골밀도를 보이더라도 폐경 이후의 여성과 50세 이상의 남성이 해당됩니다. 젊은 연령층에서도 연령 기대치보다 낮은 골밀도를 가진 사람도 이런 치료가 필요합니다.

특히 우리나라는 식단에 유제품이나 칼슘이 많은 음식, 비타민D가 높은 음식이 부족한데다 햇볕을 싫어하는 경우가 많아서 비타민D

검사를 해보면 매우 낮은 편입니다. 정상 수치가 30ng 이상이니까 적어도 20ng 이상은 되어야 하고, 30ng 수준까지 끌어올리도록 약을 처방받아야 합니다. 비타민D 약을 복용해도 햇볕을 쬐야 활성화되므로 하루 30분 정도는 햇볕에 노출하기를 권장합니다.

MC 연지's AI style 요약

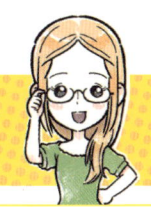

골다공증 위험이 있는 사람의 갑상선 호르몬 요법

갑상선 호르몬 용량의 변경
- 병기, 재발 위험도에 따라 평가
- 심혈관계 질환 등 동반 질환 여부에 따라 다른 기준 적용

골다공증 환자 혹은 위험 환자에 대한 대책
- 칼슘 및 비타민D 처방

칼슘, 비타민D 처방 적응증 및 방법
- 골밀도 검사상 골감소증 또는 골다공증으로 진단된 경우
- 정상 골밀도 결과인 폐경 후 여성과 50세 이상의 남성
- 폐경 전 여성과 50세 이하의 남성에서는 DXA상 Z-값이 연령 기대치 이하인 경우
- 칼슘: 800~1000㎎/day, 비타민D: 800 IU/day 이상 복용
- 혈청 25(OH)D를 20ng/mL 이상으로 유지

갑상선 브로스

갑상선 수술의 역사

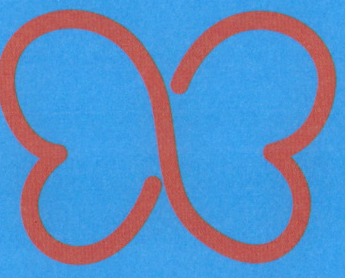

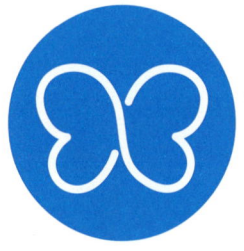

20 내분비 외과학의 역사

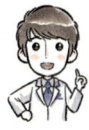 갑상선 수술의 역사

이번 장에서는 갑상선 수술의 역사에 대해서 알아보겠습니다. 갑상선 의학계의 대부인 박정수 교수가 함께 해주셨습니다.

외과는 아마도 본능적인 자기 방어의 목적으로 발생했을 겁니다. 처음 수술이 시작된 것은 인류가 도구를 사용하는 법을 터득하면서부터였고 부상을 치료하기 위해 시행되었을 것이라 짐작됩니다. 수술, 즉 외과는 인류의 지혜가 발달함에 따라 꾸준한 발전을 지속해 왔습니다. 하지만 거대한 장벽으로 존재하던 문제를 해결하기 전까지는 초보적인 수준을 벗어나기 힘들었습니다. 그 문제는 바로 출혈, 통증, 그리고 감염이었습니다.

19세기에 이르러 이 문제를 해결하면서부터 외과는 비로소 신기하거나 위험한 예술[Art] 정도로 여겨지던 수준을 벗어나 진정한 과학의 한 분야로 자리잡게 되고 인류의 질병을 직접 해결할 수 있는 능력을 갖추게 되었습니다. [참고문헌1]

　Surgery라는 단어는 원래 Cheirougia라는 고어에서 출발한 것인데 그리스어로 손을 의미하는 cheir-와 작업을 의미하는 -ergon이 합쳐진 말입니다. 한자어로 번역된 수술(手術)이라는 단어는 이 의미를 완벽하게 담은 절묘한 새 창조어였습니다. 앙부와즈 파레[Ambroise Pare]는 외과가 행하여야 하는 행위를 가장 적절하게 정의하였습니다.

　"그것은 비정상적인 것을 제거하는 것, 정상적이지 않은 부분을 교정, 복원하는 것(탈구된 것을 복원하는 것이라고 해석되기도 합니다. 원문에서는 dislocation이란 단어를 사용했기 때문입니다) 서로 뭉쳐진 것을 분리하는 것, 비정상적으로 분리된 것을 다시 합치는 것, 그리고 자연의 결함(선천성 기형 같은 것)을 교정하는 것입니다." [참고문헌2,3]

내분비 외과학의 역사

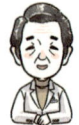
　다른 외과학 분야와 마찬가지로 내분비 외과학의 역사는 근대 이후 눈부신 과학 발전으로 획기적인 전환점에 도달하는 19세기 후반 전까지는 그 발전이 미미한 수준이었습니다.

근대로부터 19세기에 이르는 시간은 의학사에 중요한 시기로 비로소 미신적인 요소를 벗어나 진정한 과학 발전의 길로 들어서게 되었습니다. 발전을 주도한 것은 계몽주의 철학의 등장이었습니다.

해부학과 몸의 생리학적인 기능에 대한 발견 역시 이러한 과학 발전의 동력이 되었습니다. 이 시기에 내분비 계통의 새로운 발견과 생리학적 지식의 진보가 이루어졌습니다. 이를 주도한 것이 내분비계의 생리적 작용에 대한 연구와 갑상선, 부갑상선을 위시한 내분비 계통의 수술 즉 내분비 외과학이었습니다.(참고문헌4)

중세가 끝나가면서 중요한 발전을 이끈 외과학의 선구자들은 다음과 같습니다. 1363년 발표한 기 드 솔리악Guy de Chauliac의 〈대외과학〉Chirugia Magna은 후대에도 큰 영향을 미친 저술로 17세기까지는 외과학 교과서의 표본으로 사용되었습니다. 또한 15세기에 발표된 로게리우스 살레르니타누스Rogerius Salernitanus의 〈외과학〉Practica Chirurgiae 줄여서 Chirurgia는 현대 외과학의 초석으로 평가되고 있습니다. (참고문헌3)

이렇게 외과가 꾸준히 발전되고 있음에도 불구하고 당시의 외과의사는 내과의사의 하인이나 거칠고 더러운 허드렛일을 담당하는 낮은 계급으로 평가되어 소위 이발소 의사Barber-Surgeon로 취급받았습니다. 하지만 이런 분위기를 반전시킨 사건은 의외의 장소에서 발생했습니다.

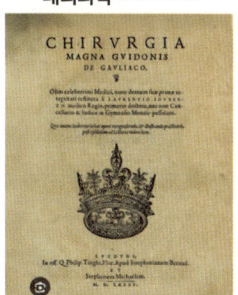

[그림 20-1]
기 드 솔리악Guy de Chauliac의 대외과학Chirugia Magna

로마 외곽에서 고대 로마의 조각상인 라오콘 군상이 발견되면서 유럽의 예술계는 폭풍을 맞은 듯한 충격에 휩싸이게 되었습니다. 당시의 예술은 신화나 성경의 내용을 담담한 모습과 어두운 색채로 표현하는 것에 머물러 있었는데 이 조각상은 사람의 격동적인 움직임을 근육 하나까지 완벽하게 재현했으며 슬픔과 절망에 찬 얼굴 모습까지 그려낸 걸작이었던 것입니다.

[그림 20-2] **라오콘 군상** Laocoön Group

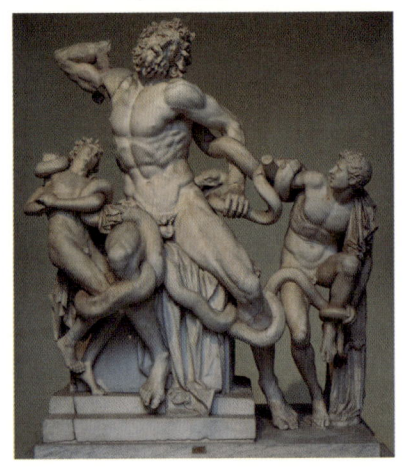

라오콘 군상이 몰고 온 각성과 변화는 우선 예술계의 변화를 이끌었지만 궁극적으로 인간의 모습을 제대로 알고자 하는 욕구인 해부학의 발전으로 이어졌습니다. 위대한 화가이자 과학자였던 레오나르도 다빈치 Leonardo da Vinci의 해부도를 보면 생생한 근육의 움직임뿐만 아니라 그림이나 조각에는 표현되지 않는 몸 속의 혈관과

장기들까지 세세하게 표현되어 있습니다. 이런 각성과 발전이야말로 르네상스 시기의 특징이라 할 수 있는데 의학계에서도 이와 같은 사건이 일어납니다.

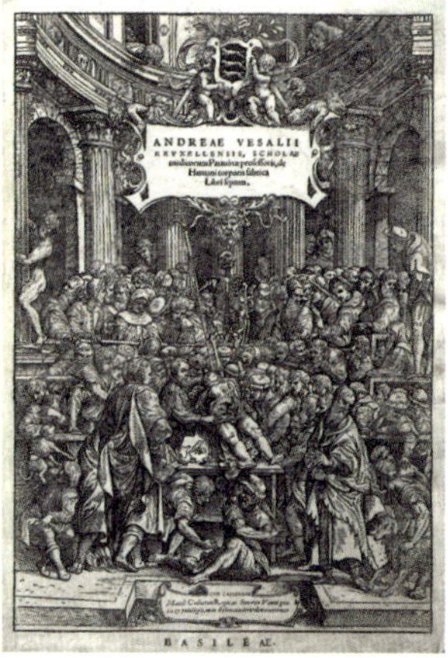

이탈리아 파두아 대학의 의사였던 안드레아스 베살리우스^{Andreas Besalius}는 과거 금과옥조처럼 신봉되었지만 많은 오류를 가지고 있었던 클라우디우스 갈레노스^{Claudius Galenus}의 해부학의 오류를 뛰어넘어 정확한 신체 장기의 해부학적 모습을 담은 〈인체 구조에 대하여〉^{De Humani Corporis Fabrica Libri Septem}를 발표했습니다. 이것은 마치 코페르니쿠스가 지동설을 발표한 것과 비견할만한 일이었습니다.

[그림 20-3] **인체 구조에 대하여**
De Humani Corporis Fabrica Libri Septem

의학계에서는 이 사건이 권위주의에 굴복하여 답습으로 일관하던 전 시대의 종언을 고하는 역사적 계기가 되었습니다. ^(참고문헌1)

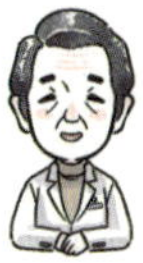

이 시대 외과의 발전에 획을 긋는 사건이 있었는데 그것은 바로 앙브루와즈 파레^{Ambroise Paré}의 등장입니다.

프랑스 군대의 외과의사였던 그는 이전까지 시행되어 오던 끓는 기름이나 달군 쇠를 이용한 상처 소독법이 오히려 상처를 악화시키고 많은 사람들을 죽음으로 몰아 넣는다는 사실을 깨닫고 상처를 치료할 수 있는 합리적인 방법을 제안하였습니다. 지혈을 위해 뜨거운 인두로 지지는 소작법 대신 실로 혈관을 묶는 혈관

결찰법 Ligature을 도입했습니다. 그는 당시 치료를 위해 무조건 피를 뽑아내던 사혈의 폐해를 지적하며 무분별한 사혈에 반대했다고 전해집니다. (참고문헌1,3)

   이런 일련의 발전을 통해 직접 상처와 환자를 살피고 환부를 치료하며 병의 원인을 파악하는 경험을 쌓은 외과의사들은 내과의 하수인이나 이발소 잡역부가 아닌 당당한 과학자이자 치유를 담당하는 의사로 자리매김했습니다. 이제 외과는 내과와 어깨를 나란히 하는 학문으로 질병을 직접 치료하고, 원인을 찾고, 병리학과 생리학의 발전을 주도하면서 의학의 중심에 서게 된 것입니다. 이처럼 초기 근대 의학의 발전이 현대 의학으로 이행되어가는 과정을 이끌어간 사람들이 바로 외과의사였습니다. (참고문헌1,3)

갑상선 수술의 시작

   갑상선 Thyroid gland이라는 말은 방패를 의미하는 그리스어에서 유래했습니다. 이 용어를 처음 사용한 것은 토마스 워턴 Thomas Wharton인데 1656년에 Glandulae thyreoidea 갑상선라는 이름을 붙였습니다. 과거 서양에서는 Struma(Swollen gland: 부어오른 샘), Bronchocele(Cystic mass of neck: 목의 낭성 종괴), Goiter(Gutter: 목을 의미하는 라틴어) 등의 이름으로 불렸으며 토마스 워턴에 의해 Thyroid gland라는 명칭이 정착되었습니다.

갑상선이 비대해지면 뚜렷한 변화를 보이는데, 역사적 기록이나 고대 유럽의 조각품과 아라비아, 인도의 작품에서 거대 갑상선종의 증거를 확인할 수 있으며 이는 고대부터 질병으로 인식되어 왔다는 것을 알 수 있습니다. 처음 갑상선 질환이 기록된 것은 BC 2700년경 중국 문헌이었으며 치료하기 위한 여러 가지 방법이 기술되어 있지만 대체로 불치병으로 인식되어 왔습니다. 서양 문헌에서도 약 3500년전부터 갑상선종에 대한 기록이 나오지만 질식해서 죽어가는 사람들을 제외하고는 수술은 거의 시도되지 않았던 것으로 보입니다. (참고문헌1,4)

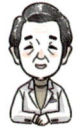
최초의 갑상선 수술은 AD 1세기 로마의 의사인 켈수스 Aulus Cornelius Celsus에 의해서 이루어졌다고 기록되어 있습니다. 그는 수술에 대한 보고 말미에 "갑상선종을 제거하려는 시도는 매우 위험한 것"이라는 말을 남겼습니다.

갑상선 수술에 대한 기록은 아니지만 로마 시대의 유명한 의사인 갈레노스 Claudius Galenus는 부상을 입은 검투사들을 치료하면서 목에 상처를 입은 검투사가 말을 하지 못하고 숨쉬기 힘들어 하는 것을 보고 반회후두신경의 존재를 발견했습니다. 이후 기록으로는 AD 500년경에 바그다드의 압둘 카산 켈레비스 아비스 Abdul Kasan Kelebis Aibs가 갑상선종을 수술한 것으로 나와 있는데 비록 대량의 출혈이 있었지만 환자가 죽지는 않았다고 합니다. (참고문헌5)

11세기 코르도바 지역의 무어인 외과의사인 알부카시스 Albucasis는 직접 개발한 수술 도구를 이용해 갑상선 수술을 시행했습니다. 그는 고대로부터 이어져오던 그리스 로마의 의과학적 지식에 독창적인 아이디어를 접목해 외과 술기의 발전을 이룩했으며 그가 개발한 수술 장비들은 현대 수준과 비교해도 손색이 없을 정도였습니다. 그는 갑상선 뿐만 아니라 산과, 안과, 이과의 수술도 개발하여 현대 외과학의 아버지로 추앙을 받고 있습니다. 그의 업적은 문명의 요람이라고 불리는 이슬람에 보존되다 르네상스 이후 유럽에 전파되면서 현대 의학과 외과학 발전에 중요한 기초가 되었습니다.(참고문헌1,3)

12세기 이탈리아의 살레르노 그룹의 외과의사들이 갑상선종을 수술했다는 기록이 있는데 당시 그들이 주로 사용한 방법은 시톤(Seton: 실이나 끈)을 이용한 결찰법(묶어서 막는 방법)이었고 불에 달군 쇠꼬챙이를 이용한 소작법(조직을 태우거나 파괴하는 방법)도 사용했으며 해초를 복용하는 방법도 함께 했습니다. 하지만 이 방법은 대체로 성공적이지 못해서 일부를 제외하고는 출혈과 패혈증으로 사망했다고 기록되어 있습니다.(참고문헌6)

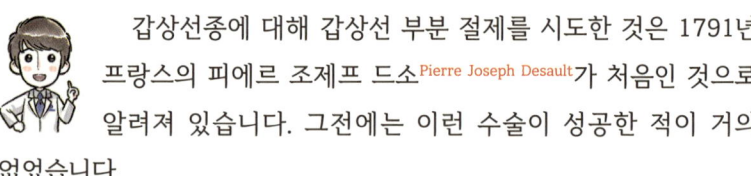

갑상선종에 대해 갑상선 부분 절제를 시도한 것은 1791년 프랑스의 피에르 조제프 드소 Pierre Joseph Desault가 처음인 것으로 알려져 있습니다. 그전에는 이런 수술이 성공한 적이 거의 없었습니다.

문헌 기록에는 1850년 이전까지 약 70건의 갑상선 수술이 이루어졌는데 수술 사망률이 41%에 이르렀다고 합니다. 사망 원인의 대부분은 감염으로 인한 것이었고 출혈 역시 중요한 원인이었습니다. 몇몇 기록에는 자세한 수술 과정이 기술되어 있는데 마취나 출혈을 막을 수 있는 기구가 개발되기 전의 갑상선 수술은 외과의사에게나 환자에게나 끔찍한 일이었고 결과도 비극적이었기 때문에 1850년 프랑스 의학회에서는 갑상선 수술을 공식적으로 금지했을 정도였습니다. 당시 전설적인 외과의사 로버트 리스턴 Robert Liston은 마취가 없던 시절에 빠른 수술만이 환자의 생명을 보장할 수 있었던 환경에서 가장 두각을 나타내던 외과의사로 '영국에서 가장 빠른 칼'이라는 별명으로 불렸습니다. 이렇게 뛰어난 실력을 갖춘 그도 1846년에 이런 기록을 남겼습니다. "갑상선을 산 사람의 몸에서 떼어내려는 시도는 죽음을 무릅쓰지 않고는 결코 할 수 없는 일이다. 이런 수술은 결코 시행되어서는 안 된다." (참고문헌4,6)

1866년 역시 당대에 가장 뛰어난 외과의사인 비엔나의 사무엘 그로스 Samuel D. Gross도 유사한 말을 했습니다.

"갑상선종(비대증)인 사람의 생명을 구할 수 있을 것인가? 이제까지의 의학적 경험에 의하면 대답은 명확하다. 결코 불가능한 것이다! 어리석게도 외과의사가 이것을 시도한다면 모든 단계마다 심각한 위험을 만날 것이고, 그가 휘두르는 칼은 어마어마한 양의 출혈로 뒤덮을 것이다. …중략… 정직하고 생각이 올바른 외과의사라면 결코 이 수술을 시도하지 않을 것이다." (참고문헌1,8,9)

이처럼 갑상선 수술은 19세기 후반이 되기 전까지는 걸음마 단계를 벗어나지 못했습니다.

1811년에 해초를 태우면 요오드를 얻을 수 있다는 것을 알게 된 뒤 갑상선종에 대한 약물 치료가 일부 가능해졌지만 성공적인 치료를 위해서 결정적인 무언가가 필요했습니다. 1846년 에테르를 이용한 마취법이 발명되었고 1867년 무균법의 개념이 정립되었으며 1870년 효과적인 동맥(혈관) 겸자 Artery Forceps가 개발되었습니다. 이제 이전 시대에 범죄라고까지 생각되던 갑상선 수술이 새로운 국면을 맞게 된 것입니다.(참고문헌1~4)

갑상선 수술 발전의 역사

방대한 자료를 바탕으로 내분비 외과학 역사를 자세하고 명확하게 기술한 윌리엄 홀스테드 William Stewart Halsted는 375개의 레퍼런스와 166페이지에 이르는 그의 유명한 저술인 〈갑상선종 수술 이야기〉The Operative Story Of Goiter에서 갑상선 수술은 1873년에서 1883년까지 10년 동안 이전 시대 전체에 걸쳐 발전해 온 것보다 더 위대한 진보가 일어났다고 했으며 이후로도 이보다 더 큰 발전은 이룩되기 어려울 것이라고 했습니다. 그는 이렇게도 말했습니다. "갑상선종의 수술은 빌로트와 코허에 의해 그리고 그 외 다른 기관의 몇몇 사람들에 의해 거의 완벽에 가깝게 완성되었다. 단지 아주 사소한 문제만 남았을 뿐이다." (참고문헌7,10)

그의 기술처럼 갑상선 수술의 서막을 연 것은 테오도르 코허 Emil Theodor Kocher의 성공이었습니다. 코허는 스위스에서 태어나 베른 대학

졸업 후 당시 명성이 드높던 랑겐베크Lagnenbeck과 빌로트Billroth 아래에서 수련을 쌓은 후 평생동안 베른대학에 몸담았습니다. 그는 1872년 31세의 나이로 베른대학의 교수가 된 후 약 40년 이상을 지속적인 술기 개발과 성공적인 갑상선 수술 결과를 발표하며 갑상선 수술의 초석을 완성했습니다. 첫 10년 동안 그는 101례의 수술을 시행하여 약 12.8%의 사망률을 경험했으며 1889년까지 추가 250례의 수술에서는 사망률이 2.4%까지 감소하였습니다. 1895년에는 사망률이 겨우 1% 남짓이었고 1898년에 이르자 0.2% 이하가 되었습니다. 그가 사망하기 불과 몇 주 전인 1917년에는 스위스 외과 학회에서 그가 일생 동안 시행한 5,000례에 가까운 수술에서 전체 사망률이 0.5%에 불과했다고 보고했습니다. (참고문헌2,11)

그러나 그의 성공에는 어두운 일면이 있었습니다. 그는 1883년에 발표한 역사적인 논문에서 갑상선 전절제 후에 발생한 불행한 사건을 보고함으로써 갑상선은 기능이 없거나 목을 보기 좋게 하거나 보호하는 기능을 하는 것이 아니라 생리학적으로 중요하며 생명에 꼭 필요한 역할을 한다는 것을 세상에 알렸습니다. 그는 논문에서 당시 그가 수술했던 11세 마리 리첼이라는 소녀가 갑상선 전절제 후 인격적인 변화가 오고 건강한 자매들과 달리 흉하고 바보가 되어 버렸다고 개탄했습니다. 당시 그와 동료들은 왜 그런 변화가 생겼는지 알 수 없었는데 마침 제네바 의사인 자크 레베르댕Jacques-Louis Reverdin이 갑상선 전절제술 후 동일한 증상을 보이는 두 명의 환자에 대한 논문을 발표하고 나서야 소녀에게 무슨 일이 있었는지 알게 되었다고 합니다. 자크 레베르댕은 갑상선을 전절제한 환자의 체온이 떨어지고 신체 기능이 둔해지고 비만해지고 지능이 떨어지는 증상을 크레티니즘(Cretinism, 선천성 갑상선 기능 저하증의 과거 용어)이라고 명명했습니다.

이후 코허는 그에게 갑상선 전절제술을 받은 환자를 전수 조사했는데 34명의 환자 중 다시 검사를 하러 온 사람들은 18명이었고 그중 16명에게 갑상선 기능 저하의 증상이 있었다고 했습니다. 그들은 대부분 심각한 증상을 보이고 있었고 일부는 치명적이었기 때문에 코허는 다시는 갑상선 전절제술을 시행하지 않았다고 합니다.

신기한 점은 검사한 18명 환자들 중에 테타니(Tetany, 신경근육계의 과흥분 상태) 증상을 보이는 환자는 단 한 명에 불과 했다는 것입니다. 이것은 당시 코허보다 많은 갑상선 수술을 하고 있었던 빌로트의 수술 결과와 현격한 차이를 보이는 것이었습니다. 당시 빌로트의 환자 중 점액수종(Myxedema, 갑상선 기능 저하증)에 빠지는 환자는 별로 없었던 반면 테타니의 빈도는 훨씬 높았기 때문입니다. (참고문헌1,11,12)

이들 두 사람의 수술을 다 경험할 수 있었던 홀스테드는 이런 해석을 내놓았습니다. 꼼꼼하고 정교하게 출혈이 거의 없는 수술을 했던 코허는 갑상선 조직을 완벽하게 들어내면서도 주변 구조를 다치지 않도록 노력했던 반면 대담하며 수술을 잘한다는 것을 자랑하고 싶어했던 빌로트는 출혈에 아랑곳하지 않고 빠른 수술을 했기 때문에 주변 구조가 보존되는데 신경을 쓰지 않았고 갑상선 조직을 일부 남기는 수술을 했다고 분석했습니다. 따라서 빌로트의 수술에서는 기능 저하증은 드물었던 반면 테타니가 더 많았다는 겁니다. (참고문헌1,13)

홀스테드는 코허의 업적을 다음과 같이 정리했습니다. 첫 번째는 갑상선 전절제는 갑상선 기능 저하증을 발생시킨다는 것을 발견한 것, 두 번째는 동료인 랑한스$^{Theodor\ Langhans}$와 함께 갑상선 암을 연구한 것, 세 번째는 갑상선 수술을 완성시킨 것, 네 번째는 그레이브스병을 위시한 갑상선 기능 항진증에 대한 수술적 치료 발전을 도운 것, 다섯 번째는 이식된 조직에서 발생하는 그레이브스병의 발견, 여섯 번째는 갑상선엽 절제 전 동맥 결찰의 가치를 증명한 것, 일곱 번째는 갑상선종 환자들에 대한 무분별한 요오드 투여의 위험성을 발견한 것입니다. 훗날 코허는 이러한 공을 인정받아 1909년에 노벨상을 수상했습니다. 그의 수상 이유는 "갑상선에 대한 생리학, 병리학 그리고 외과학적인 업적"이었으며 그는 오로지 임상적인 공적만으로 노벨상을 수상한 유일한 외과의사가 되었습니다. (참고문헌 1,4,10,13)

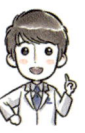

갑상선 수술에 대한 많은 공적과 관심이 코허에게 집중됐지만 테오도르 빌로트$^{Christian\ Albert\ Theodor\ Billroth}$ 또한 갑상선 수술에 지대한 공헌을 했습니다. 그는 19세기를 풍미한 뛰어난 외과의사였습니다. 독일에서 태어나 베를린 의과대학을 졸업한 후 랑겐베크$^{Bernhard\ von\ Langenbeck}$의 조수가 되었습니다. 1860년 31세에 취리히 대학의 교수가 되었는데 당시 이 지역은 갑상선종의 발생이 가장 높은 엔데믹 지역이었습니다. 그래서 그는 질식 직전의 거대 갑상선종 환자에 대한 수술을 용기있게 시작할 수 있었습니다. 초기 6년 반 동안 시행한 20례의 갑상선 수술에서 8명이 사망했는데 이들 중 7명은 패혈증으로, 1명은 출혈로 사망했습니다.

그리고 살아남은 사람 중 30%가 넘게 목소리와 연하 기능(삼킴 기능)까지 상실했습니다. 40%에 이르는 사망률과 30%가 넘는 부작용 발생으로 크게 위축된 빌로트는 10년이나 갑상선종 수술을 하지 않고 포기하게 되었습니다. 당시 빌로트의 수술 솜씨는 가히 세계 제일이었고 다른 수술에서는 눈부신 성취를 올리고 있음에도 불구하고 실패한데는 그만한 이유가 있었습니다. 당시 마취도 제대로 되지 않은 상태로 고통 속에 몸부림치는 환자를 붙들고 피가 솟구치고 유혈이 낭자한 수술을 하는 것은 결코 쉬운 일이 아니었을 것입니다. (참고문헌1,10,13)

그가 비엔나 대학으로 자리를 옮기고 난 이후 경험이 쌓이고 마취와 무균법의 발달과 혈관 겸자의 개발이 이루어지면서 다시 갑상선종에 대한 수술을 시작했습니다. 이 시점부터 그의 수술 성과는 눈부신 발전을 보였고 갑상선 수술에 지대한 영향을 끼치게 되었습니다. 1880년대에는 갑상선 수술을 세계에서 가장 많이 한 경험을 보유한 외과의사가 되었습니다. 그는 갑상선 수술뿐만 아니라 다양한 수술의 발전에 지대한 공헌을 했으며 그가 길러낸 제자와 그룹이 외과학 발전을 주도했기 때문에 지금도 '빌로트 계보 Billroth Tree'라는 유명한 용어가 남아 있을 정도로 수많은 외과학 분과의 학파와 학자들의 선조로 인정되고 있습니다. (참고문헌10)

그가 갑상선 외과에 미친 영향 중 가장 큰 것은 뛰어난 제자들을 길러낸 것입니다. 그의 영향을 받아 갑상선 외과학 발전에 공헌한 사람들은 뵐플러 Anton Wölfler, 미쿨리치 Johann von Mikulicz, 아이젤스베르크 Anton von Eiselsburg, 해커 Viktor Ritter von Hacker, 그리고 슐로퍼 Hermann Schloffer 등 셀 수 없이 많습니다. 이들 중에서 뵐플러는 갑상선 수술 후 나타나는 테타니를 정확하게 기술하였으며 아이젤스베르그는 뵐플러의 연구를 이어받아 테타니가 갑상선 수술 중 부갑상선 제거 때문에 발생하기도 하지만 수술 중 혈관 손상에 의해 생기기도 한다는 것을 발견했습니다. (참고문헌10,13)

빌로트의 제자 중 가장 뛰어난 업적을 남긴 사람은 아마도 미쿨리치일 겁니다. 그전까지 적출Extirpation 혹은 절제Excision라는 개념만 존재하던 갑상선 수술에서 처음으로 협부 절제Resection of isthmus라는 개념을 정립했습니다. 그는 갑상선 조직을 절개할 때 적절한 조직 결찰을 활용하여 출혈을 줄일 수 있다는 것을 발견하여 출혈에 대한 걱정 없이 갑상선 부분 절제술이 가능하다는 것을 밝혔습니다. 그는 이를 통해 현대의 편측 혹은 양측의 아전절제술의 기초를 확립했습니다. (참고문헌4,5,10,13)

20세기에 접어들면서 갑상선종 수술의 문제는 대부분 극복되었습니다. 수술로 인한 직접 사망률이 획기적으로 개선되었고, 수술 후 중요한 부작용이었던 점액수종의 원인이 밝혀졌고, 테타니의 문제도 개선되기 시작했습니다. 이제 남은 것은 갑상선 기능 항진증이었습니다.

이 문제의 해결에 결정적인 역할을 한 것이 미국 외과 의사들이었습니다. 유럽, 특히 독일, 스위스, 오스트리아의 뛰어난 외과 의사들이 열정적으로 리스터의 무균법을 받아들이고 수술 도구의 개선에 대한 꾸준한 노력을 경주했던 반면 이런 개념을 받아들이는 데 미흡했던 미국의 외과는 거의 25년이나 뒤처져 있었습니다. 기록에 의하면 1890년 이전에 시행된 갑상선 수술 중 단 한 건도 무균법을 도입한 것이 없었다고 합니다. (참고문헌7,10)

이러한 분위기에서 유럽의 빌로트와 코커의 수술을 모두 경험할 수 있었던 윌리엄 홀스테드 William Stewart Halsted 는 적극적으로 무균법과 지혈 겸자 hemostat 의 도입을 주장하여 미국 갑상선 수술의 변혁을 주도했습니다. 그는 1914년에 500례의 그레이브스병 환자 수술을 보고했으며 당시 이 기록으로 그를 따라올 수 있는 사람은 아무도 없었습니다. 수술용 장갑을 처음으로 도입한 것으로도 유명합니다. 외과학 영역에서 그의 업적은 헤아릴 수 없을 정도로 많지만 특히 갑상선 수술이 끼친 중요한 영향은 다음과 같습니다. 첫째, 정교한 해부학적, 생리학적 지식과 원칙을 바탕으로 하여 갑상선 수술의 표준을 정립했습니다. 둘째, 부갑상선 이식술의 기념비적인 실험을 시행했습니다. 셋째, 그의 이름을 붙인 정교한 지혈 겸자를 개발 상용화했는데 지금도 사용하고 있습니다. 넷째, 견인기와 수술용 칼, 동맥류 봉합용 바늘, 견인기 등을 비롯해 많은 독창적인 수술 장비를 개발했습니다. 다섯째, 국소 마취제를 처음 사용하여 다양한 부작용을 줄일 수 있음을 밝혀냈습니다. 마지막으로 〈갑상선종 수술 이야기〉 The Operative Story Of Goiter 를 출간했습니다. (참고문헌10)

미국의 외과의사 중 기억할 만한 사람은 다음과 같습니다. 갑상선 기능성 질환을 연구한 헨리 플러머 Henry Stanley Plummer 를 내과 카운터파트로 둔 찰스 메이요 Charles William Mayo 는 많은 그레이브스병 환자를 수술했고 수술 사망률은 4%에 불과했습니다. 그는 역시 유명한 동생과 메이요 클리닉 Mayo Clinic 을 설립했고 플러머가 함께 했습니다. 1923년

플러머가 그레이브스병 환자의 수술 전 조치로 요오드의 유용성을 입증한 이후 수술 사망률은 획기적으로 개선되어 1% 미만으로 줄었습니다.

 클리블랜드의 조지 크릴 George Washington Crile 은 오늘날 사용되고 있는 두경부암의 광범위 곽청술 Radical extirpation 이라는 수술법을 확립했으며 1906년에 광범위 곽청술로 치료된 132례의 두경부암을 보고했습니다. 레이히 Frank Howard Lahey 는 반회후두신경을 정교하게 보존하는 기법을 포함한 갑상선 수술에 대한 술기를 개발하여 현대 갑상선 수술의 전형을 완성하고 전파하는데 큰 공을 세웠습니다. 그는 스스로 개발한 정교한 수술법을 이용해 1953년 사망 전까지 10,000례에 가까운 수술을 시행했고, 그의 기관에서는 20세기말까지 가장 많은 갑상선 수술을 하고도 불과 0.1% 미만에 불과한 사망률을 보였습니다.
(참고문헌1,10)

여명의 시대와 한국 내분비외과학의 태동

 한국은 1882년 고종이 서양의 여러 국가들과 수교를 시작한 이래 기독교 선교회에서 파견되어 온 서양 선교의사들에 의해 최초로 서양 의학이 소개되었습니다. 처음에는 서양 의사들의 신기한 솜씨를 귀신의 농간쯤으로 여겼던 민중들의 본격적인 관심을 끌게된 계기는 갑신정변 때 크게 다친

민영익을 미국공사관부의 의사 알렌 Horace Newton Allen이 외과적 처치로 치료하면서부터입니다. 그 공로를 인정받아 1885년 연세대학교 의과대학의 전신인 제중원을 설립하고 비로소 한국에 현대 의학이 시작되었습니다. 이보다 앞서 1876년 병자수호조약이 체결된 후 1년 뒤에 일본인 거류민을 위해 일본 해군이 부산에 제생의원을 설립했으나 이 기관에서는 일본인만을 치료했기 때문에 한국에서 서양 의료가 시작된 기원으로 보지는 않습니다.

이후 일제 강점기와 광복, 한국 전쟁의 혼란기 속에서도 한국 의학은 꾸준한 성장을 이루어 왔습니다. 여러 분야 중에서도 특히 외과학은 눈부신 발전을 이루게 되었습니다. 특히 각 지역별로 설립된 의과대학을 중심으로 꾸준한 연구와 수술의 발전이 이루어졌습니다.

하지만 과거 문헌을 살펴봐도 1980년대 초까지는 내분비 외과학의 발전이 크게 눈에 띄지는 않습니다. 세계 의학을 주도하던 미국과 유럽에서도 1980년대로 들어서야 비로소 미국 내분비 외과 학회(AAES American Association of Endocrine Surgeons)가 설립된 것을 보면 외과학 발전을 주도하던 대가들의 활약에도 불구하고 내분비 외과학이 완전한 하나의 의학 분야로 독립을 하기는 그리 쉬운 일이 아니었음을 알 수 있습니다. 당시 학회를 주도했던 사람들은 미시간 대학의 노먼 톰슨 Norman W. Thompson, 하버드의 블레이크 캐디 Blake Cady, 샌프란시스코 UCSF의 올로 클라크 Orlo H. Clark, 시카고 대학의 에드윈 카플란 Edwin L. Kaplan 등이 있습니다. 이들은 세계 내분비 외과 학회(IAES International Association of Endocrine Surgeons)를 설립하는데 올로 클라크가 주도적인 역할을 했습니다.

아시아에서는 일본이 1960년대에 내분비 외과학이 독립되고 갑상선 수술이 전문화되었습니다. 이러한 발전은 노구치가 지대한 공헌을 했는데 벳부에 설립된 노구치 병원은 지금도 갑상선 전문 병원으로 명성이 자자하며 4대째 노구치가 원장으로 취임하여 100년에 달하는 역사를 자랑하고 있습니다. 이 병원에서 수련을 쌓은 의사들이 독립하여 세운 병원이 고베의 쿠마 병원, 도쿄의 이토 병원입니다. 이 병원들 역시 일본의 갑상선학을 주도하고 있습니다. 일본의 갑상선 연구회를 주도하고 설립한 사람들은 동경여자대학의 후지모토 교수를 주축으로 한 학자들이었습니다. 1968년에 갑상선 연구회가 발족된 것에 비해 내분비 외과 학회는 훨씬 뒤에 설립되었으며 지금도 이들 두 학회는 분야를 주도하는 양대 산맥으로 공존하고 있습니다.

대만은 한국과 비슷한 시기에 발전을 시작하였는데, 전임 IAES 회장인 첸센 리가 1세대로 활동하였고 지금은 한국, 일본과 더불어 아시아 내분비 외과 학회의 리더 그룹을 형성하고 있습니다.

한국에서는 내과가 먼저 갑상선학 분야에 관심을 가지고 연구회를 발족했는데 한국 갑상선학의 시작점은 1957년 서울대 내과 이문호 교수가 독일에서 방사성 동위 원소의 의학적 이용에 대한 연수를 마치고 돌아온 것으로 보고 있습니다. 대한 갑상선 연구회는 1977년 이문호, 고창순 교수 등이 주축이 되어 설립하였으며 지금은 모학회로 되어 있는 대한 내분비 학회보다 역사가 오래되었습니다.

당시의 외과의사는 세부 전공이 따로 없이 오히려 모든 분야를 다루는 외과의사(판-서전 Pan-surgeon 또는 올마이티 서전 Almighty Surgeon)이라는 자부심을 느끼고 있었던 까닭에 내분비 외과학 분야의 발전은 상대적으로 늦어지게 되었습니다. 내과가 이 분야의 학술적인 토대를 다지고 있던

1980년대에 이르러서야 여러 다른 분야를 전공하던 몇몇 교수들이 큰 뜻을 가지고 이 새로운 분야에 매진함으로써 한국의 내분비 외과학이 설립될 수 있었습니다. 이는 첫 발을 내딛기 시작했던 세계 내분비 외과학회와 비슷한 시기에 함께 발전이 시작된 것입니다.

한국 내분비 외과학은 1982년에 연세의대의 박정수 교수가 미국 휴스턴의 MD 앤더슨 암센터(MDACC)[MD Anderson Cancer Center], 뉴욕의 메모리얼 슬론 케터링 암센터(MSKCC)[Memorial Sloan Kettering Cancer Center]에서 두경부, 내분비 외과학을 연수하고 돌아온 것에서부터 시작되었다고 할 수 있습니다. 비슷한 시기에 인제대 김상효 교수 역시 MSKCC에서 연수를 하였고, 서울대 오승근 교수도 미국에서 연수하고 1984년 돌아왔습니다. 뿐만 아니라 전주 예수병원의 설대위 박사[David John Seel]가 미국 MSKCC에서 두경부 외과학을 전공하고 한국 전쟁 직후에 한국에서 처음으로 두경부 외과를 시작한 후 그의 지도를 받은 사람들이 있었으며 비슷한 시기에 여러 대학의 학자들이 외국과 한국에서 수련받고 공부하여 내분비 외과학의 태동을 기초하게 되었습니다. 경북대 이영하 교수, 가톨릭대 김진 교수, 전남대 제갈영종 교수, 경희대 고석환 교수, 부산대 한군택 교수가 그렇습니다. 그 뒤를 이은 세대로는 서울대 윤여규 교수, 연세대 강성준 교수, 한양대 정파종 교수, 고려대 배정원 교수, 울산대 홍석준 교수, 영남대 이수정 교수, 가천대 이영돈 교수, 아주대 소의영 교수가 있습니다.

[내분비외과학의 역사]는 장항석 교수와 박정수 교수가 공동 집필한 [내분비외과학 제 2편 Part 01, Section 1 개론, Chapter 1. 갑상선 수술과 한국내분비외과의 역사]에서 발췌 및 인용했습니다.
[여명의 시대와 한국 내분비외과학의 태동]은 〈장항석. 대한 갑상선내분비외과학의 역사. 대한 갑상선내분비학회 20년사 2017 pp12-16〉에서 발췌 및 인용했습니다.

참고문헌

1. Knot Haeger. The illustrated history of surgery. 1988, AB Nordbok Gothenburg, Sweden

2. Awais Shuja. History of thyroid surgery. Professional Med J. 2008; 15(2); 295-7

3. Harold Ellis. A history of surgery. 2001, Chapter 13, pp199-205

4. AE Giddings. The history of thyroidectomy. J R Soc Med 1998. 91:3-6

5. 오승근. 갑상선 수술의 역사 대한 내분비외과학 교과서

6. Cristian M. Slough, Rhian Johns. History of thyroid and parathyroid surgery. Philadelphia. Elsevier Science. 2003.

7. Halsted WS. The operative story of goiter. Johns Hopkins Hosp Re. 1920: 19:169

8. Liston R. Lectures on the operations of surgery and on diseases and accidents requiring operation with numerous additions by Thomas Mutter. Philadelpia. 1846, p318

9. Gross SD. A system of surgery. 4th ed. Vol 2 Philadelpia, H.C. Lea. 1886.p394

10. Becker WF. Presidential address: Pioneers in thyroid surgery. Ann Sur 1977. 185(5): 493-504

11. Kocher T. Uber Kropfextirpation und ihre Folgen. Arch fur Klinische Chirugie. 1883. 29: 254

12. GW Crile. An autobiography. Grace Crile. 2nd ed. 2 vol. Philadelphia, J.B. Lippincott Co 1947

13. 장항석. 대한 갑상선내분비외과학의 역사. 대한 갑상선내분비학회 20년사. 2017, p12-16

갑상선
브로스

관리로 건강해지기

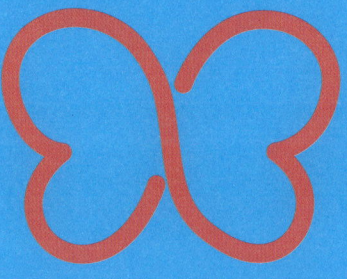

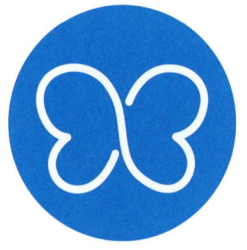

21 갑상선암 환자의 영양관리

수술 후 회복기 식사

MC 연지

많은 분들이 관심을 갖는 영양 관리에 대해 알아보겠습니다. 갑상선 암 환자의 식단 관리는 어떻게 해야할까요?

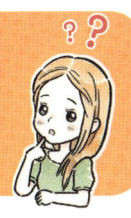

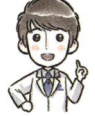

갑상선암 환자의 영양 관리에 대해 알아보겠습니다.

갑상선암 환자의 치료 과정에 따라서 수술 전 관리, 수술 직후 회복기 영양, 방사성 요오드 치료 준비를 위한 식단 관리, 모든 치료가 종료된 이후, 호르몬 치료시 관리로 구분하겠습니다.

수술 전에는 영양 관리라고 할 것은 없으며 특별한 지침도 없습니다.

수술 직후에 중요한 것은 균형잡힌 식사입니다. 표 21-1은 6가지 식품군인데 이것을 골고루 먹는 것이 중요합니다. 기본 영양소인 탄수화물, 단백질, 지방을 기본으로 만든 식단입니다. 거기에 무기질, 비타민, 칼슘이 보강되면 완벽한 식사가 됩니다.

[표 21-1] **수술 후 회복기 식사**

균형식 & 필요 시 충분한 칼슘 섭취, 지방 섭취 제한

식품군	대표 영양소	해당식품
곡류군	탄수화물	쌀밥, 잡곡밥, 식빵, 국수, 감자, 고구마, 떡 등
어육류군	단백질	육류(돼지고기, 소고기, 닭고기 등), 생선, 해산물, 두부, 계란 등
채소군	비타민, 무기질	당근, 오이, 시금치, 버섯 등
지방군	지방	식물성 기름류(참기름, 식용유 등), 견과류 (땅콩, 호두, 잣) 등
과일군	비타민, 무기질	사과, 귤, 바나나, 수박, 토마토 등
우유군	칼슘	우유, 두유, 요거트 등

출처: 강남세브란스병원 영양팀

내용을 살펴 보면 지방군 음식은 주로 식물성 기름을 권하고, 다른 식품군에서도 건강에 좋은 방향으로 기준을 잡았습니다. 그래서 채소를 보면 배추, 무보다 당근, 시금치, 버섯을 골랐습니다. 고기류에는 기름기가 많은 돼지고기가 먼저 나오는 게 이상하다고 생각할 수 있겠습니다. 그 이유는 조리 방법에 따라 더 좋을 수 있기 때문입니다. 돼지고기는 지방과 고기 분포가 달라서 분리가 잘되는데 소고기는 마블링이라고 해서 고기 결 사이에 기름이 있어 분리가 어렵기 때문입니다. 헷갈릴 수 있는 부분이 두부가 어육류군에 들어가 있는데 아마도 단백질이 풍부한 음식이라서 여기에 넣은 것으로 생각됩니다.

> **MC 연지**
> 이러한 권장식품은 알고 있습니다만 이 모든 것을 매 끼니 다 먹을 수는 없지 않을까요?

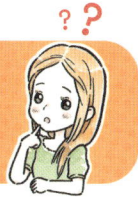

다음을 참고하시면 좋습니다. 그림 21-1는 강남세브란스병원 영양팀에서 제시하는 식사 차림의 예인데, 밥, 국, 고기나 생선, 채소, 과일, (한국 사람들 식성에서는 조금 억지스럽기는 하지만) 우유, 병원 식사는 이런 식으로 구성이 됩니다. 이런 식사는 수술 후 회복기에 권장되는데 그야말로 빠른 회복을 위한 식단입니다. 이 식단은 평소에도 큰 도움이 될 것이라고 생각합니다. 이렇게 지키기는 쉽지 않지만 가능한 지키려고 노력하는 것이 중요하겠습니다.

[그림 21-1] **식품군별 권장 섭취량의 예시**

식품군	권장 섭취량
곡류군	매끼 2/3~1공기
어육류군	매끼 1~2가지
채소군	매끼 2가지 이상
지방군	조리 시 적절히
과일군	매일 1~2개
우유군	매일 1~2잔

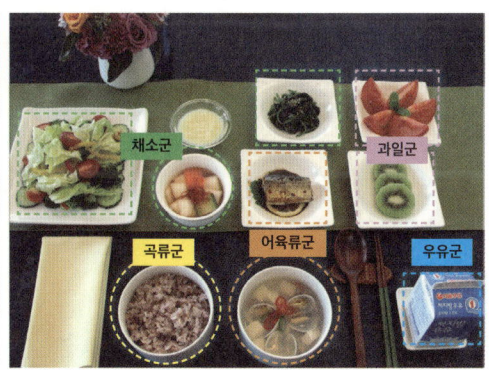

출처: 강남세브란스병원 영양팀

MC 연지

특별히 좋은 것과 피해야할 것이 궁금한데요.

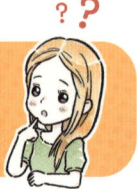

빅브라더

특별히 좋은 음식이나 가려야 할 음식은 없다는 것이 영양팀의 의견이었습니다.

고칼슘 식이

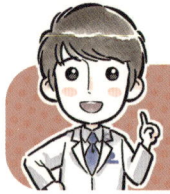

다음은 고칼슘 식이에 대해 알아보도록 하겠습니다. 갑상선 수술을 하고 나면 일시적으로 부갑상선 기능이 약화되기도 해서 칼슘 섭취가 매우 중요합니다. 우리나라는 특히나 칼슘 섭취가 부족하기 쉬운 식이 습관을 가지고 있어서 고칼슘 식이는 특별히 중요합니다.

표 21-2는 칼슘이 풍부한 음식들인데 중요한 식품은 유제품입니다. 채소류 중에도 고춧잎처럼 칼슘 함량이 높은 것도 있습니다. 여기서 주의할 점이 있는데 바로 흡수율입니다. 보시다시피 가장 흡수율이 좋은 것은 유제품입니다. 만약 고춧잎으로 우유 정도의 효과를 보려면 나물 무칠 때 쓰는 커다란 양푼으로 두 서너 그릇은 먹어야 될 것이고,

뼈째 먹는 생선인 멸치도 의외로 흡수율이 낮아서 매 끼니 많은 양을 먹어야할 것입니다. 여기처럼 균형 잡힌 식사에 유제품을 더하면 하루 권장량을 충족할 수 있겠습니다.

[표 21-2] **충분한 칼슘 섭취를 위한 TIP**

❖ **칼슘이 풍부한 식품 선택하기**

칼슘 급원 식품: 유제품, 뼈째 먹는 생선, 콩류, 녹황색 채소, 견과류

식품군	식품명	식품량	칼슘량 (mg)				
우유 및 유제품	우유	1컵	224	채소류	달래	생것 1/3컵 또는 익힌것 1/3컵	118
	요거트	1개	156		근대		53
	치즈	1장	123		시금치		29
어류 및 해조류 두류	뱅어포	1장	158		고춧잎	생것 1/2컵 또는 익힌 것 1/4컵	182
	잔멸치	2큰술	90		무청		115
	고등어	한 도막	56		냉이		58
	물미역	2/3컵(생)	107		배추김치	9쪽	32
과일류	귤	1개	89	육류	두부	1/5모	145
	사과	중1개	26		계란	1개	20
곡류	밥	1공기	21		소고기	탁구공 크기	4
	고구마	중1개	30	견과류 및 종실류	아몬드	20개	60
					땅콩	20개	50
					깨소금	1/2큰술	49

❖ **칼슘 흡수를 돕는 식품**

비타민D: 간유, 등푸른 생선, 계란, 버섯 등

대표적인 비타민 D 함유 식품과 함량		칼슘 흡수를 방해하는 식품
음식	함유량(IU)	• 짠 음식, 인스턴트, 가공식품
대구간유 1큰술 (1큰술 = 15mL)	1,360	• 과량의 육류, 과량의 곡류나 섬유질 섭취
연어, 조리한 것 100g	360	• 음주, 탄산음료, 커피
고등어, 조리한 것 100g	345	— 비타민D는 자외선에 의해 피부에서 생성되거나 식품으로 섭취
정어리, 기름 넣고 통조림한 것 100g	270	
뱀장어, 조리한 것 100g	200	— 식품으로 권장량을 충족시키는 것은 어려움
달걀 1개 (노른자에 들어있음)	25	— 햇빛 노출 시간 늘리고 부족할 경우, 적절량의 비타민D 복용
버섯 100g	20	

❖ 균형 잡힌 식사 + 유제품 이용하기

하루 3번 균형 잡힌 식사 (칼슘 400~600㎎)	※ 우유 섭취 시 가스가 차고 설사를 한다면
	• 차가운 우유보다는 따뜻하게 데워 먹습니다. • 치즈나 호상 요구르트(요거트)와 같은 제품을 이용합니다.
우유 등 유제품 2회 (칼슘 400~450㎎)	• 조금씩 나누어 마시고, 빵이나 시리얼 등 다른 음식과 함께 섭취합니다.
	• 유당 분해 효소가 첨가된 제품을 이용합니다.
1일 칼슘 권장섭취량 충족	

❖ 칼슘 흡수율

식품 종류	우유	>	두부	>	뼈째 먹는 생선	>	녹색채소
칼슘 흡수율	40~50%		30~50%		30%		10~20%

출처: 강남세브란스병원 영양팀

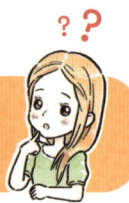

MC 연지

우유를 마시면 소화가 안되는 사람들은 어떻게 해야 할까요?

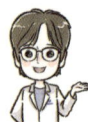

　　　이런 사람은 유당을 분해하는 효소가 없어서 소화를 시킬 수 없는데, 우유를 데워마시면 도움이 됩니다. 요구르트를 만들어 먹는 것도 좋은 방법입니다.

빅브라더's 알아두면 좋은 꿀팁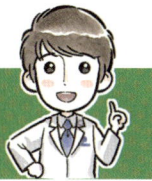

우유와 진화론

유당 분해 효소가 없는 것은 인류가 공통적으로 가지는 특징입니다. 아기일 때는 엄마 젖을 먹고 소화시킬 수 있지만 젖을 떼고 나면 자연스럽게 유당 분해 효소가 퇴화해 버리기 때문입니다.

성인이 돼서도 우유를 소화할 수 있는 능력은 일종의 돌연변이에 의한 것입니다. 이 돌연변이는 약 9000년 전 북아프리카에서 목축이 발달해 가는 과정에서 생겨났습니다. 우유를 소화시킬 수 있는 돌연변이를 가진 사람이 유리했기 때문에 널리 퍼져 나가기 시작했습니다. 이 변이는 아프리카에서 4번, 유럽에서는 1번 발생해서 독자적으로 퍼져 나갔다고 보고 있습니다.

이런 현상을 "문화적으로 퍼져 나갔다"는 표현을 쓰기도 합니다. 이 현상을 부르는 말이 있는데 "유전자-문화의 공진화"라고 합니다. 유전자의 변화와 문화의 변화가 동시에 함께 발전해 나간다는 의미라고 합니다.

칼슘 흡수를 돕는 방법

이제 칼슘 흡수를 돕는 방법을 알아보겠습니다. 비타민D 섭취가 중요합니다. 비타민D가 풍부한 음식으로는 간유, 등푸른 생선, 계란, 버섯 등이 있습니다. 현실적으로 음식으로 비타민D 권장량을 채우기 어렵기 때문에 차라리 약을 먹는 것이

나을 수도 있습니다. 무엇보다 중요한 것은 햇볕을 많이 쬐는 것이 중요합니다. 비타민D 약은 대부분 비활성화 성분이 많은데 햇볕에 의해 피부에서 활성형으로 전환이 되어야 합니다. 그래서 자주 밖을 나가서 햇볕을 쬐라고 권합니다.

이와 함께 중요한 것이 칼슘 흡수를 방해하는 식품을 피하는 것입니다. 탄산음료나 커피는 안 좋은 것으로 알려져 있습니다. 짠 음식도 피하라고 하는데 칼슘 흡수를 방해하는 것보다 자주 소변을 보게 만들고 이때 칼슘이 많이 빠져나가기 때문에 그렇다고 합니다.

지방 섭취 제한 가이드

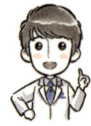

갑상선 수술 직후 지방 섭취를 제한하는데요. 이것은 갑상선 수술 후에 생길 수 있는 부작용의 하나인 유미루를 방지하고 완화시키기 위한 것입니다. 지방을 섭취하면

[표 21-3] **지방 섭취 제한을 위한 TIP**

식품 선택	• 고지방 어육류 및 가공식품, 유지방을 제한합니다. 예: 삼겹살, 갈비, 닭 껍질, 기름진 생선, 생선 통조림, 햄, 소시지, 치즈, 일반 우유 등
조리 시 기름 사용	• 가능한 기름 사용량이 적은 구이, 찜, 조림 등의 방법으로 조리합니다. • 조리 시 사용하는 지방을 제한합니다. 저지방식: 1일 1작은 술(5ml) 이하 무지방식: 조리 시 지방 사용하지 않음

출처: 강남세브란스병원 영양팀

[표 21-4] **지방 섭취 제한 시 피해야 할 식품**

곡류	지방을 많이 사용하여 만들어진 식품 • 볶음밥, 크림빵, 크로와상 등	지방	조리 시 사용하는 기름 ➡ 1일 1작은술 (5㎖) 이하 사용 견과류 • 땅콩, 아몬드, 호두, 잣 등 지방 함량 높은 식품 • 튀김류, 전류 등
어육류	육류의 지방 부위 • 삼겹살, 갈비, 껍질 등 기름진 생선 • 장어 등, 생선 통조림 어육가공품 • 햄, 소시지, 베이컨, 어묵, 치즈 계란 노른자, 기름기 많은 국물류 등	과일	아보카도
		유제품	일반우유 ➡ 무지방 우유로 변경
채소	각종 튀김/부침류, 기름에 구운 김 등	양념류	지방 함유 양념류 • 깨, 참기름, 마요네즈, 버터, 마가린 등

출처: 강남세브란스병원 영양팀

유미루가 많이 나오기 때문에 갑상선 수술 직후에는 지방을 제한하고, 유미루가 생긴 후에는 아예 무지방 식이를 해서 배액되는 양을 줄이려는 노력을 합니다.

표 21-3, 21-4는 강남세브란스병원 영양팀에서 제안한 것입니다. 식품 선택과 조리 방법에 주의하는 것이 좋습니다.

여기 나온 내용은 대부분 아는 것인데 굳이 다시 제시하는 것은 우유 때문입니다. 일반 우유 대신 저지방, 무지방 우유를 선택하라고 합니다. 그러나 아주 엄격하게 지방을 제한하려면 무지방 우유도 제한해야 합니다. 무지방 우유는 지방이 하나도 없는 우유가 아니라 지방 성분이 적은 것이기 때문입니다. 그러니까 제대로 무지방 식이를 하려면 무지방 우유도 안되고 두유도 안된다는 것을 꼭 기억하면 좋겠습니다.

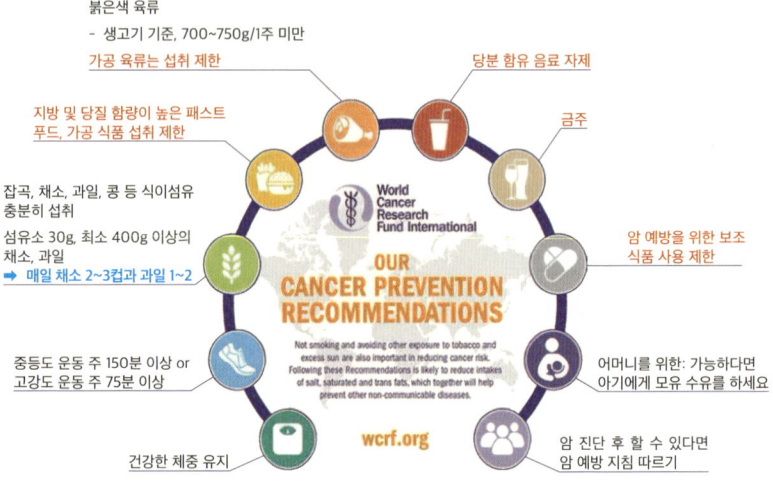

[그림 21-2] 세계 암 연구 재단(WCRF) 암 예방 지침

❀ 치료가 끝난 후 영양 관리

　　　　　마지막으로 수술이나 치료가 끝난 후에는 어떻게 하면 될지 말씀드리겠습니다. 모든 치료가 끝난 다음에는 일반 생활과 다를 것은 없고, 그림 21-2 세계 암 연구 재단에서 제시한 가이드를 참고하시면 되겠습니다.

　암 예방을 위한 지침이기도 한데 이를 잘 지키면 건강해질 것 같습니다. 건강한 체중 유지, 운동과 함께 식이 부분에서는 잡곡, 채소, 식이섬유 섭취를 강조했고, 붉은 고기와 가공육을 제한했습니다. 지방이 높은 음식과 패스트 푸드를 제한하고 당분이 높은 음료나 술도 제한하는 것이 좋습니다. 여기 가장 중요한 내용이 있는데, 그것은 바로 암을 예방한다고 광고하는 약이나 보조 식품 같은 것에 현혹되지 말라는 것입니다. 그런 약은 없습니다.

수술을 받기 위한 준비

MC 연지
수술 직전에는 어떻게 준비하는 것이 좋을지 궁금해하는 분들이 많습니다.

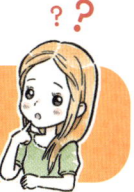

수술 전에 뭘 어떻게 해야 하나 질문하는 분들이 많은데 답부터 말씀드리면 사실 특별할 것이 없습니다. 자세히 알아보자면 일상 생활을 그대로 유지하고, 기존의 치료가 있다면 그 치료도 유지해야 합니다. 당뇨, 고혈압 같은 것들을 말하는데 혈당이나 혈압은 특히 잘 조절이 되도록 준비하는 것이 좋습니다.

혹시나 아스피린이나 혈액 응고를 방해하는 항혈소판 제제 같은 것을 복용하고 있다면 미리 끊어야 합니다. 이런 약을 먹는 사람은 피가 잘 멎지 않는데, 갑상선은 혈류가 많은 조직이어서 피가 잘 멎지 않으면 아주 위험해지는 경우가 많습니다. 갑상선 수술을 하는 입장에서는 오래 끊을수록 좋지만, 치료를 받는 목적으로 사용하고 있다면 오래 끊기가 곤란하니 의사와 상의를 해서 중단 기간을 결정해야 합니다.

간에 무리를 줄 수 있는 것은 중단해야 합니다. 수술은 마취제를 비롯해서 많은 약을 쓰게 되는데, 모든 약들은 간을 통해서 대사되어야 합니다. 그렇다 보니 간에 무리가 온 상황이면 위험할 수 있어서 그렇습니다. 한약은 꼭 필요한 경우가 아니라면 보약을 비롯해서 모두 중단하는 것이 좋습니다. 술도 당연히 상당 기간 중단해야 합니다. 담배도 수술 후 호흡기 계통에 문제가 올 수 있어서 미리 끊어야 합니다.

알레르기 반응이 있다면 미리 알려야 합니다. 의사들이 미리 조사를 하지만 놓치는 경우도 있을 수 있으니 자신이 알고 있는 건 모두 다 알려야 합니다.

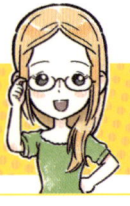

MC 연지's AI style 요약

갑상선 수술 전 준비
- 일상 생활 유지 : 운동, 식이 등
- 치료받는 질환 있으면 치료 유지 : 고혈압, 당뇨 등
- 아스피린, 항혈소판 제제 중단 : 중단 기간은 의사와 상의 후 결정
- 간에 무리를 주는 치료나 식품 중지 : 음주, 한약 등
- 알레르기 반응은 의사에게 미리 고지
- 금연 : 호흡기 계통 문제 발생 가능성

〈챕터 21 갑상선암 환자의 영양 관리〉는 〈2023년 강남세브란스병원 갑상선 암센터 건강강좌〉에서 발췌 및 정리하였습니다.

CHAPTER 22 갑상선암의 추적 관리

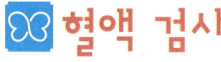 혈액 검사

MC 연지

병원에 갈 때마다 검사를 하게 되는데요. 검사가 의미하는 것에 대해 알고 싶어하는 분들이 많습니다.

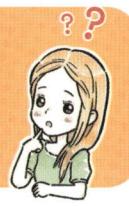

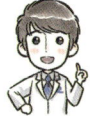 환자 입장에서는 병원 갈 때마다 혈액 검사며 초음파며 하는데 이게 무슨 의미인지 모르겠고, 의사들은 "괜찮다, 문제없다" 하지만 그래도 보다 자세히 알고 싶은 마음일 것입니다.

얼핏 보기에는 그다지 차이가 나지 않는 것 같지만 이렇게 미세한 차이로 치료 방침의 결정을 달리해야 하는 경우가 있습니다. 그래서 이 분야를 평생 공부하고 있는 의사도 어려울 때가 많습니다. 그렇다 보니 과거에는 의사의 판단에 맡기고 환자가 검사의 자세한 항목이나 세세한 수치까지 궁금해 하지 않았습니다. 하지만 지금은 모든 정보의 주도권과 결정을 환자 자신이 하도록 패러다임이 바뀌고 있고 환자분들이 놀라울 정도로 공부도 많이 하고 옵니다. 그래서 이번에는 많은 분들이 궁금하고 답답해하는 부분에 대해 알아보려고 합니다. 혈액 검사가 의미하는 것에 대한 정보입니다.

MC 연지's AI style 요약

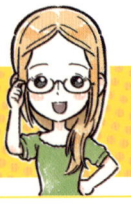

갑상선암에서 하는 혈액 검사(괄호는 정상치)
분화 갑상선암 혈액 검사

- **갑상선 기능 검사** (Thyroid Function Test: TFT)
    - T3 삼요오드티로닌 (NL: 71~161ng/dL)
    - Free T4 유리 티록신 (NL: 0.8~1.7ng/dL)
    - TSH 갑상선 자극 호르몬 (NL: 0.86~4.69mcIU/mL)
- **갑상선 종양 지표 검사** (Tumor Markers)
    - Thyroglobulin 갑상선글로불린 (Tg, LN: 0.04~32.5ng/mL),
    - Anti-Thyroglobulin AntiBody 갑상선글로불린 항체 (TgAb, NL: 10-124.2IU/mL)

- **부갑상선 관련 혈액 검사**
  - PTH^{부갑상선 호르몬} (NL: 15~65pg/mL)
  - Ca^{칼슘} (NL: 8.5~10.1mg/dL)
  - P^인 (LN: 2.9~4.6mg/dL)
- **수질암 관련 혈액 검사**
  - Calcitonin^{칼시토닌} (NL: 0~5.0pg/mL)
  - CEA^{암태아성 항원} (NL: 0~5.0ng/mL)

분화 갑상선암 혈액 검사 1 (Free T4, T3, TSH)

분화 갑상선암, 즉 유두상 갑상선암과 여포암 혈액 검사에서는 우선 갑상선 기능에 대한 검사를 합니다. Free T4^{유리 티록신}는 우리가 호르몬 치료시 사용하는 갑상선호르몬 성분입니다. 이게 흡수가 돼서 활성화형^{Action Form}으로 변하게 되는 게 T3^{삼요오드티로닌}입니다. 그래서 호르몬의 레벨을 조절할 때는 Free T4와 T3, 이 두 가지 지표가 중요합니다. 체질에 따라서 아무리 약을 많이 먹어도 활성화형인 T3가 잘 올라가지 않는 사람도 있기 때문에 이 두 가지를 잘 보고 해석을 잘 해야 합니다. 갑상선 호르몬 요법은 TSH^{갑상선 자극 호르몬}를 최대한 낮게 억제하는 것입니다. 그래서 TSH 검사 역시 중요합니다. 갑상선 호르몬 약을 먹는 목표가 치료 목적이라면, 이 TSH를 최대한 낮게 유지해야 합니다. 이 세 가지가 갑상선 기능을 평가하는 검사입니다.

[그림 22-1] **갑상선 호르몬 치료의 원리**

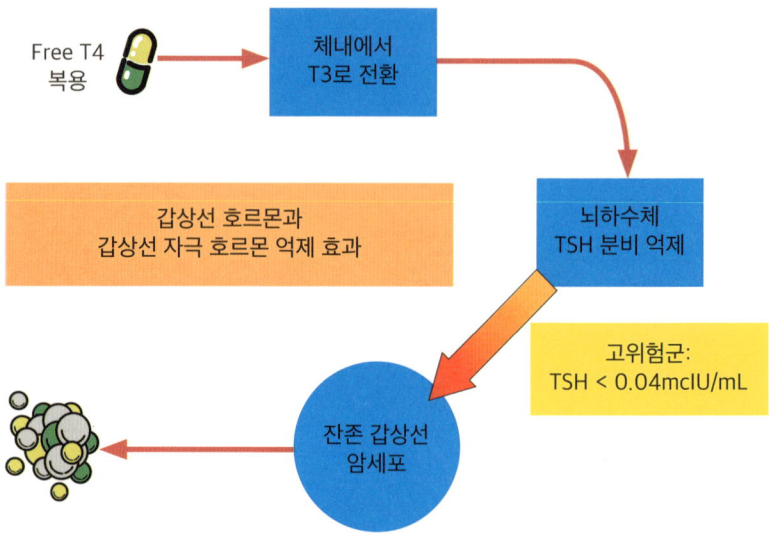

그림 22-1에서 보면 잔존하는 갑상선 암세포가 우리 몸 어딘가에 있다는 가정에서 출발해서 미연에 차단하게 됩니다. Free T4 약을 먹고 나면 우리 몸에서 T3 성분으로 전환되고 이들의 작용으로 몸 속에는 충분한 갑상선 호르몬이 있다고 인식하게 됩니다. 그러면 뇌하수체에서 더이상 갑상선 자극 호르몬을 분비하지 않게 되는 것입니다. 이러한 원리로 갑상선 자극 호르몬을 억제하게 되는 것이죠. 억제하는 정도는 상황과 연령에 따라 다르지만 젊은 연령의 고위험군에서는 가능한한 낮게, 제로$^{Un\text{-}Detectable\ Level}$까지 낮추어 줍니다. 그러면 잔존 세포들이 바로 파괴되지 않더라도 오랜 기간동안 억압되고 결국은 퇴화되는데, 이게 바로 갑상선 호르몬 치료가 목표하는 것입니다.

> **MC 연지**
> 갑상선호르몬 약을 복용하고있는 사람은 자신의 혈액 검사를 보고 어느 정도면 괜찮다고 안심하면 될까요?

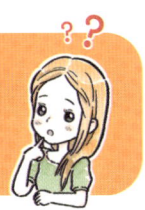

일반적으로 고위험군이란 갑상선 전절제나 그 이상의 큰 수술을 받고 방사성 요오드 치료까지 필요했던 환자를 말합니다. 고위험군에서는 Free T4 레벨을 정상 범위보다 약간 높은 정도로 유지합니다. 강남세브란스병원에서는 젊은 연령층에서 1.8~2.2 정도를 유지하도록 합니다. 하지만 고령에 되면 목표 수치가 조금씩 하향 조정됩니다.

T3 레벨은 사람마다 개인적인 차이가 심해서 기준을 세우기 어렵습니다. 그래서 굳이 이 검사를 하지 않는 기관이 있기도 합니다. 하지만 Free T4가 엄청 높은데 TSH 억압이 잘 안되는 사람도 있고, 반대로 약을 조금만 먹는데도 TSH 억압이 많이 되는 사람도 있어서 그런 경우에는 이 검사가 아주 유용해집니다.

이렇게 해서 우리의 목표인 TSH 억압을 하게 되는데 젊은 연령층은 최대한 낮게 유지합니다. 우리 기관에서는 0.04는 넘어야 측정이 되는데, 측정이 되지 않는 수준 이하로 유지하는 것을 원칙으로 합니다. 고령층에서는 정상 범위의 최저치 Lower Limit 언저리에서 유지하도록 합니다. 폐경 이후에는 무조건 이렇게 한다는 기관이 있지만, 폐경이 한 50대 정도에 온다고 보더라도 젊은 나이이기 때문에, 폐경 기준이 아닌 65세 이상 환자에게 적용하고 있습니다.

저위험군에서는 약을 먹지 않고 정상 상태가 유지된다면 굳이 먹을 이유가 없습니다. 남은 갑상선이 일을 잘 못하면 호르몬 약을 먹게 되는데 이때는 정상 범위만 유지하면 됩니다.

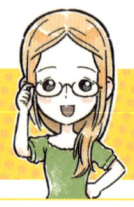

MC 연지's AI style 요약

갑상선 호르몬 요법 시 목표 혈액 검사 수치

고위험군

- Free T4: 1.8~2.2ng/mL (NL: 0.8~1.7ng/dL)
- T3: 개인차로 기준 없음.
- TSH: (NL: 0.86~4.69mcIU/mL)
  - 젊은 연령 < 0.04 mcIU/mL (최대한 낮게 유지)
  - 폐경 이후, 고령층(65세 이상): 정상 범위 내 최저치 Lower Limit Level 유지

저위험군

- TFT: 정상 범위 유지

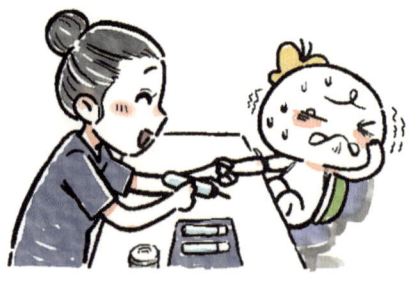

> **MC 연지**
> 혈액 검사는 무조건 정상이어야 좋다고 생각했는데 갑상선암에서는 치료 목적에 따라 일부러 비정상 범위를 유지하기도 한다는 것을 꼭 기억해야겠어요.

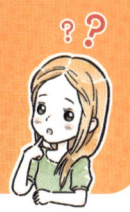

많은 분들이 건강 검진을 했더니 갑상선 기능이 비정상이라고 하더라고 걱정을 하면서 병원으로 달려오기도 합니다. 이런 결과를 본 의사들 중에도 왜 이런 결과가 나오는지 깊은 이해가 없는 경우가 많아서 당장 약을 줄이라고 하기도 합니다. 하지만 명심할 것은, 이런 결과를 받더라도 당황해서 바로 약을 줄이거나 하지 말고 먼저 주치의와 상의를 하는 것이 중요합니다. 치료의 목적에 따라 잘 조절해야 하기 때문입니다. 치료를 위해 설정해야하는 목표치와 어긋나면 약 용량에 대한 설정을 처음부터 다시 해야하는 경우가 발생할 수도 있기 때문입니다.

분화갑상선암 혈액 검사 2 (갑상선글로불린)

다음은 분화갑상선암에서 중요한 지표인 혈청 갑상선글로불린 Thyroglobulin, Tg입니다. 갑상선글로불린 Thyroglobulin 이라는 말을 줄여서 Tg라고 하기도 합니다. 이것은 갑상선 조직에서만 만들어지는 고유의 단백질입니다. 갑상선

정상 조직과 암조직에서 모두 만들어지기 때문에 정상 상태에서는 종양 지표로서 가치가 없습니다. 갑상선 조직이 다 남아 있는 경우에는 이것이 정상 세포에서 나온 것인지 암세포에서 나온건지 구별이 되지 않기 때문입니다. 하지만 갑상선 전절제를 하고 방사성 요오드 치료까지 해서 정상 갑상선 조직을 다 없앤 후에는 이상적인 종양 지표 Ideal Tumor Marker로 사용될 수 있습니다.

치료 과정을 거쳐서 갑상선 조직이 없는 사람의 Tg는 이론적으로 제로가 되어야 합니다. 그런데 제로가 유지되지 않는다면 뭔가 문제가 있다는 것입니다. 추적 관찰을 하는 중에 Tg가 상승되면 이건 재발을 의미합니다. 갑상선 호르몬 약을 복용하는 중에는 Tg가 0.1 이하여야 하고, 갑상선 호르몬 약을 중단한 상태, 이것을 Off Tg라고 하는데, 이 때는 1.0까지도 허용됩니다. 이때도 제로가 나오면 더 좋은 상태라 볼 수 있습니다. 「2016년 대한갑상선학회 가이드라인」에서는 갑상선글로불린 항체가 없는 사람은 0.5~1.0 정도면 재발이 없을 확률이 거의 99% 정도라고 정의했습니다.

Tg 검사가 무의미한 경우도 있습니다. 반절제를 한 사람은 정상 조직이 남아 있어서 Tg가 의미 없고, 수질암과 미분화암 역시 Tg 레벨 측정이 필요하지 않습니다.

방사성 요오드 치료를 하고 난 직후에는 Tg가 엄청 올라가는데 이 수치는 큰 의미가 없습니다. 갑상선 수술을 해도 우리 몸은 깔끔하게 분리가 되지는 않아서 조직이 조금 남기 마련입니다. 그런 상황에 방사성 요오드 치료를 하면 남은 세포들이 파괴되면서 거기 있던 Tg가 혈중으로 흘러나오기 때문에 일시적으로 수치가 올라가는 것입니다.

[표 22-1] **혈청 갑상선글로불린** Thyroglobulin, Tg

정상 갑상선 조직과 분화 갑상선암에서 분비되는 단백질
정상범위: 0.04~32.5 ng/mL

➡ 갑상선 전절제술 후 Tg가 상승되면 재발을 의미함
- 신지로이드 복용 중 (on Tg) : <0.1 ng/mL
  신지로이드 끊은 후 (off Tg) : < 1 ng/mL
- 갑상선글로불린 항체 음성, TSH 자극 혈청 갑상선글로불린 농도가 0.5-1.0 ng/mL이면 경과 관찰 중에 재발이 없을 가능성은 약 98~99.5%
- 갑상선글로불린과 갑상선글로불린 항체는 함께 측정

예외
- 반절제 수술 환자
- TgAb가 높은 환자
- 수질암, 미분화암
- 방사성 요오드 치료 후에는 일시적 상승

분화갑상선암 혈액 검사 3 (갑상선글로불린 항체)

MC 연지
이 항목에 TgAb라는 게 있는데 Ab라는 건 항체라는 뜻 같은데 그럼 이게 갑상선글로불린 항체를 말하는 건가요?

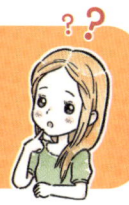

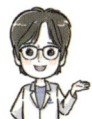

갑상선글로불린 항체, 원래 이름은 Anti-Thyroglobulin AntiBody이고, TgAb, anti-Tg Ab라고 약자를 씁니다. Tg는 꼭 갑상선글로불린 항체와 함께 측정해야 합니다.

이 항체는 갑상선 조직 안에 존재하는 림프구에서 주로 생성되고, 림프절과 골수에서도 일부 생성됩니다. 갑상선글로불린 항체는 갑상선 전절제를 하면 항원이 되는 Tg가 없어지게 되기 때문에 점점 줄어들다가 결국은 거의 나오지 않게 되는게 정상입니다. 중요한 점은 어떻게 하더라도 완전히 제로가 되지는 않는다는 것입니다.

갑상선글로불린 항체가 중요한 점은 Tg를 잴 때 항원-항체 매개법이라는 방식을 사용하는데, 이 때 갑상선글로불린 항체가 너무 높으면 Tg 레벨 자체를 제대로 잴 수 없게 돼서 그 결과를 믿을 수 없게 됩니다. 갑상선글로불린 항체 자체가 나쁜 상황을 나타내는 지표인 것이 아니라, 이것이 높으면 Tg의 상태를 파악하기 어렵기 만든다는 뜻입니다. 이것은 몸의 면역 상태에 따라 변화가 있을 수 있습니다. 수술 후에 일시적으로 상승할 수 있고, 방사성 요오드치료 후에도 일시적으로 상승할 수 있습니다.

갑상선글로불린 항체는 보통은 갑상선암 재발이 없고 3년 정도 지나고 나면 점차 낮아지는 과정을 거치게 됩니다. 하지만 추적 관찰 중에 이 항체가 점점 증가하면 뭔가 문제가 생겼다는 뜻입니다. 재발을 의심할 수 있는 상황이어서 철저한 검사를 하게 됩니다.

애초에 선천적으로 갑상선글로불린 항체가 너무 높아서 걱정하는 사람이 가끔 있는데, 이런 상황에서는 어떻게 해야 하는가는 의사에게도 고민스러운 상황입니다. 이런 사람의 경우 갑상선글로불린 항체가 너무 높아서 Tg는 아예 제로로 나오고 있어도 주의해서 관찰해야 합니다. 모든 수단을 다 동원해서 검사하고 작은 단서도 놓치지 않는 것이 중요합니다.

[표 22-2] **갑상선글로불린항체**^{anti-TgAb} **수치**

- Anti-thyroglobulin antibody (Anti-Tg Ab)
- 갑상선 안 림프구, 림프절, 골수에서 생성됨.
  정상수치: 10~124.2 IU/ml
- 수술 후 일시적인 면역 반응으로 증가할 수 있음.
- 방사성 요오드 치료 후에 증가할 수 있음.
- 갑상선 전절제술과 방사성 요오드 치료를 시행 받고 병변이 지속되지 않는 환자에서는 3년 정도 지나면 소실됨.
- 감소했다가 증가 ⇨ **재발 의심**

수질암 혈액 검사 1 (칼시토닌)

다음으로는 수질암에서 검사하는 항목인데, 수질암은 애초에 기원이 다른 세포에서 생긴 암이기 때문에 Tg 같은 것을 종양 지표로 사용할 수 없습니다. 하지만 칼시토닌^{Calcitonin}이라는 이상적인 종양 지표가 있습니다. 이상적인 종양 지표라는 것은 암 고유의 특이성이 있어야 하고, 종양 지표 농도만으로도 암의 범위나 병기를 짐작할 수 있어야 하고, 누가 검사해도 동일한 결과가 나와야 합니다. 검사가 어렵거나 비싸면 하기 힘드니 비용이 저렴하고 방법이 쉬워야 합니다. 수질암에서 이 모든 조건을 다 만족시키는 것이 바로 칼시토닌입니다. 치료가 성공적으로 잘 되면 이 수치는 제로가 되어야 합니다. 점차 증가한다면 그건 재발을 뜻합니다.

수술 후 초반에 제로가 성취되면 재발 확률을 최소로 낮출 수 있습니다. 이 검사는 자체 반감기가 약 36시간 정도 되기 때문에 치료 후에 바로 측정해 봤자 의미가 없고, 약 3개월 뒤 측정해야 그 치료의 효과를 가장 정확히 평가할 수 있습니다.

수술 전에 측정했을 때 40이 넘어가면 주변 림프절 전이를 의심해야 하고, 200이 넘으면 측경부 전이를 의심하고, 400이 넘어가면 전신 전이에 대한 생각도 해야 합니다. 수술 후에는 역시 검출이 되기만 해도 안 좋은 것입니다.

그리고 또 하나, 수술 후 칼시토닌이 계속 증가하는 사람에게는 칼시토닌 배가 시간 Calcitonin Doubling Time, CTDT이라는 예후 측정 방법이 있는데, 종양 지표 수치가 두 배 되는데 걸리는 시간을 말합니다. 만약 이 배가 시간 Doubling Time이 2년 미만이라면 이 역시 예후가 불량한 상황으로 봅니다.

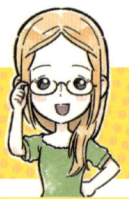

MC 연지's AI style 요약

갑상선 수질암에서 하는 혈액 검사
수질암 종양 지표 혈액 검사(Tumor Markers)
- Calcitonin (NL: 0~5.0 pg/mL): 성공적인 치료 경우 0.0 pg/mL
- CEA (NL: 0~5.0 ng/mL): 장에서도 분비

칼시토닌(Calcitonin) 레벨과 병기

- 수술전 (Basal Level)
  > 40: 림프절 전이 존재 (주로 중앙 구획)
  > 200: 측경부 전이 존재
  > 400: 전신 전이 검사 필요
- 수술 후 (Basal Level)
  > 400: 전신전이 존재
  Doubling Time < 2 yr: 매우 위험

칼시토닌 측정 시기

- 칼시토닌 반감기는 36시간 정도: 수술 혹은 치료 후 3개월에 검사
- 점차 증가하면 재발 의미

수질암 혈액 검사 2 (CEA)

CEA 암태아성 항원는 수질암에서 보조적으로 사용하는 종양 지표입니다. 하지만 이것은 칼시토닌처럼 이상적인 종양 지표는 아니어서 보조적인 역할을 한다고 이해하면 좋겠습니다. 이 지표는 대장암 등 다른 암에서도 종양 지표로 사용됩니다. 수질암은 분화가 잘 되어 있는 경우가 있고, 세월이 지나면서 원래 세포의 성격을 잃고 분화도가 나빠지는 상황이 올 수도 있습니다. 보통 이런 상태에서는 오히려 칼시토닌이 줄어드는 현상을

보이는데, 그럴 때 CEA 검사를 보고 상황을 판단할 수 있습니다. 보통은 이렇게 되면 예후가 좋지 않을 것으로 생각합니다.

🦋 부갑상선 혈액 검사

부갑상선과 관련한 검사는 모든 환자가 하는 검사는 아니고 갑상선 전절제를 한 사람에게서 부갑상선의 기능을 알아보기 위한 검사입니다. 기본적으로 부갑상선을 잘 살려 놓아도 일시적으로는 기능 저하가 있는 경우가 있기 때문에 이런 검사를 합니다.

부갑상선 호르몬 Parathyroid Hormone, PTH 검사만 해도 기능 파악에 큰 문제가 없긴 하지만 사람에 따라서 부갑상선 기능은 정상인데 칼슘이 낮은 사람도 있어서 함께 검사합니다. 부갑상선 기능이 낮아서 저칼슘혈증이 오는 경우에 인^{P}이 먼저 높아지기 때문에 인^{P}도 함께 검사합니다. 칼슘은 어느 정도 유지가 되는데 인이 높아졌다면 이 역시 부갑상선 기능에 문제가 있다고 봐야 합니다. 반면에 인도 낮고 칼슘도 낮은 사람은 부갑상선 기능에는 문제가 없는데 평소 너무 칼슘을 안 먹고 있다고 판단하면 됩니다. 그래서 이런 검사는 모아서 함께 종합적으로 봐야 합니다.

갑상선암에서 하는 검사를 정리하면, 분화 갑상선암에서는 갑상선 기능 검사와 Tg, anti-Tg Ab, 그리고 부갑상선 관련 혈액 검사를 하고, 수질암에서는 갑상선 기능 검사, 부갑상선 검사, 그리고 수질암 검사를 하게 됩니다.

23 갑상선암 추적 관찰 검사

갑상선암 추적 관찰 검사

MC 연지
암 치료 이후 갑상선암의 추적 관찰에 대해 알아보겠습니다. 추적 관찰이라는 말은 암을 치료하고 나서 무슨 문제가 생기지 않을까 조사한다는 뜻으로 재발 검사라는 말을 쓰기도 합니다.

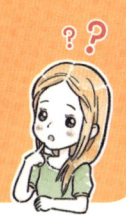

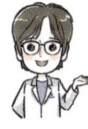 기본적인 혈액 검사 항목인 갑상선 기능 검사와 초음파 검사를 하고, 뭔가 문제가 있거나 의심이 되는 상황에는 CT, PET 스캔, MRI, 전신 요오드 스캔^{Iodine Scan}과 같은 정밀 검사를 시행합니다.

지난 내용에서도 언급했지만 저위험군, 즉 호르몬 요법을 하지 않는 사람의 추적 검사는 갑상선 혈액 검사를 통해 정상 갑상선 수치를

[표 23-1] 수술 후 재발 검사

기본 검사	정밀 검사
• T3 • FT4 • TSH • Tg • TgAb + 초음파 검사	• CT • PET-CT • MRI • 전신 요오드 스캔 등

유지하면 됩니다. 혹시 갑상선 기능이 약해져서 보충 목적으로 복용하는 사람들도 여기에 해당합니다. 고위험군은 정상 갑상선 상태를 목표로 하지 않고 약간 기능 항진이 되어 있어야 합니다. 그래서 갑상선 호르몬 약 성분인 FT4가 정상보다 높은 수준을 유지하고 있어야 하고 그 결과로 TSH는 억압되어 나타나야 합니다. 연령에 따라 조절이 달라지는데, 폐경 이후나 고령층이 되면 목표치가 하향 조정됩니다.

추적 관찰에 가장 중요한 갑상선글로불린 Thyroglobulin은 갑상선 조직에서만 나오는 특수한 단백질이어서 갑상선 전절제가 되고 방사성 요오드 치료를 해서 잔존 조직을 다 제거해 버린 사람에서는 원칙적으로 제로가 되어야하고, 상승을 하면 재발을 의미합니다.

예외가 있는데 갑상선 반절제만 한 환자들은 이 수치가 의미가 없고, 또 갑상선글로불린 항체 Anti-thyroglobulin Antibody, TgAb가 높은 경우에는 Tg 결과 자체를 신뢰할 수 없습니다. Tg 수치가 일시적으로 상승하는 경우도 있는데, 치료나 시술을 해서 갑상선 조직을 자극하게 되는 경우가 대표적입니다. 특히 방사성 요오드 치료 후에 Tg 상승은 두드러지기 때문에 방사성 요오드 치료 후 바로 검사한 Tg 결과는 참고만 할 뿐이고, 3개월 후 검사 결과가 중요합니다.

갑상선 호르몬제를 써서 억압하고 있는 경우, 이것을 On Tg(약을 중단한 경우는 Off Tg)라고 부릅니다. 억제 요법을 유지하고 있는 경우는 Tg 수치가 0.1 이하여야 안전하고, 약을 중단한 경우라면 1까지는 괜찮습니다.

MC 연지's AI style 요약

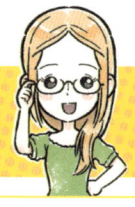

갑상선암 치료 시 Tg^{갑상선글로불린} 수치의 의미
- Tg는 정상 갑상선 조직과 암에서 다 분비된다.
- 갑상선 전절제 후라면 영(0)이 되어야 하고, 상승하면 재발을 의미한다.
- 예외
  - 정상 갑상선 조직이 남아 있는 경우: 갑상선 반절제 환자
  - 갑상선글로불린 항체가 높은 환자
  - Tg를 분비하지 않는 암: 수질암, 미분화암
  - 방사성 요오드 치료 후에는 일시적으로 상승한다.

Tg 참고 수치
- Tg(Thyoglobulin) : 정상 갑상선 조직과 분화 갑상선암에서 분비
  ➡ 전절제술후 Tg가 상승되면 재발을 의미 한다.
  - 정상인의 정상 수치   0.04 ~ 32.5ng/ml
  - 갑상선 약 신지로이드 복용 중(on Tg) < 0.1ng/ ml : 재발 없음
  - 갑상선 약 신지로이드 끊은 후(off Tg) < 1ng /ml: 재발 없음

MC 연지
변화가 생긴 경우에는 어떻게 판단해야 하나요?

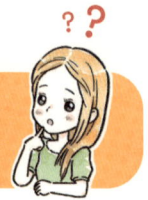

표 23-2과 같은 상황이 있을 수 있겠습니다. 1번 초록색 그래프는 Tg 수치가 최저로 떨어져서 변화가 없고 질병이 없는 상태로 관해 상태 Disease Free 라고 부릅니다. 2번 노란색 그래프처럼 Tg 수치가 측정되긴 하지만 점차 떨어지며 호전되는 양상을 보이거나 조금 높더라도 쭉 같은 상태를 유지하는 것을 안정적인 질병 상태 Stable Disease 상태라고 부릅니다. 이 상태는 병이 없는 것은 아니지만 위험하지는 않다고 보면 됩니다.

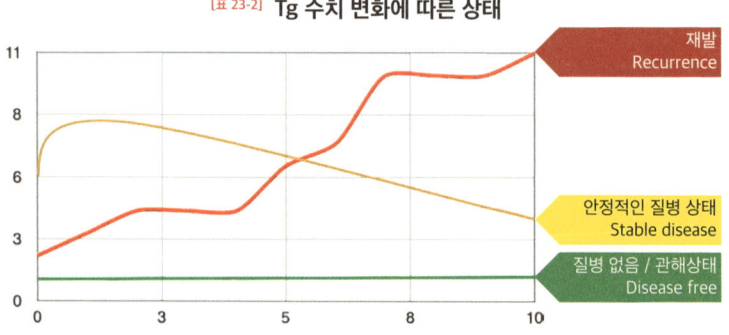

[표 23-2] Tg 수치 변화에 따른 상태

다음이 문제가 되는 재발 Recurrence 상황입니다. 그래프 가장 위쪽 붉은색 그래프는 계속 Tg 수치가 상승하는 상태인데, 이때는 재발되었다고 판단합니다. 어디선가 암세포가 숨어 있어서 Tg를 생산하고 있다고 봐야 합니다. 이때는 가능한 모든 검사를 다 동원해서 철저하게 조사를 하는데 그럼에도 불구하고 아무 곳에서도 이상 소견이 보이지 않는 경우도 있습니다.

이럴 때는 환자에게 일단 안심하고 지켜보자고 합니다. 하지만 솔직히 의사는 이런 상황에서 정말 긴장하게 됩니다. 어딘가에 암세포가 숨어 있는데, 너무 작거나, 검사할 수 없는 곳에 있는 상황입니다. 그래서 이런 경우에는 수치 하나하나에 일희일비하지는 않고 호흡을 길게 가지고 지속적으로 치밀하게 검사를 하면서 지켜봅니다.

갑상선 수질암에서 칼시토닌 배가 시간 Calcitonin Doubling Time, CTDT이라는 예후 지표를 사용하기도 하는데, 분화 갑상선암에서도 갑상선글로불린 배가 시간 Tg doubling time이라는 지표를 임상에서 사용합니다. 2011년 논문에서 소개되었는데 칼시토닌 경우와는 조금 다르게 판단합니다. 종양 지표 수치가 두 배 되는데 걸리는 시간이 1년 미만이면 10년 생존율이 50%, 3년 이상이면 거의 100% 생존한다는 결과입니다. 그러니까 단순히 Tg 수치만 단면적으로 보는 것이 아니라 연속적인 데이터를 분석해 가면서 보는 것입니다. 표 23-3

[표 23-3] **Tg 배가시간**

Tg 수치 2배 시간	10년 생존율(%)
< 1년	50
1~3년	95
> 3년	100

출처: Thyroid 2011;25: 707~16

갑상선글로불린 항체^{Anti-Thyroglobulin AntiBody, Tg Ab, anti-Tg Ab}는 갑상선 내에 있는 림프구에서 주로 생성되지만 다른 부위에서도 생성은 됩니다. 특히 만성 갑상선염이라든지, 류머티스 같은 자가면역 질환이 있는 사람은 이런 항체도 높게 나옵니다. 하지만 대부분에서는 갑상선 전절제를 하고 나면 1~2년 안에 거의 없어지거나 최저로 떨어지게 되는데, 이 수치가 감소했다가 다시 올라가면 재발을 의심해야 합니다.

MC 연지's AI style 요약

갑상선암 수술 후 anti-Tg Ab^{갑상선글로불린 항체} **수치가 높아요!**

- Anti-Tg Ab
  - 생성되는 곳: 갑상선 안 림프구, 림프절, 골수
  - 정상치 10~124.2 IU/ml
  - 정상인의 10~20%, 갑상선암 환자의 25~35% 검출
- 자가면역 질환에서 높게 나옴: 만성 갑상선염, 쉐그렌병^{Sjögren disease}, 당뇨, 류마티스
- 갑상선 전절제 후에 1~2년까지는 측정된다.
- 감소했다가 다시 증가 ⇨ 재발 의심

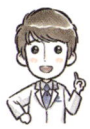 혈액 검사, 특히 Tg 검사에서 문제가 있다는 것을 알게 된 후에는 초음파, CT, MRI, PET 스캔, 요오드 스캔 등의 영상 검사를 하게 됩니다.

[그림 23-1] **추적 영상 검사**

- **초음파**
- **CT, MRI, PET-CT**
- **요오드 전신 스캔**

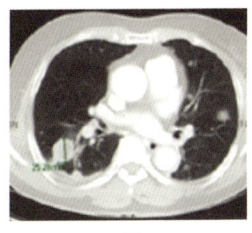
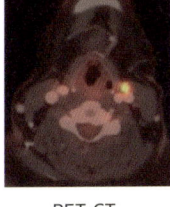
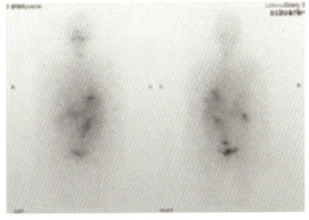

CT　　　　　　　PET-CT　　　　　요오드 전신 스캔

초음파는 기본 검사로 혈액 검사와 함께하는 경우가 많습니다. 혈액 검사는 발견을 못하고 놓치는 경우가 5% 정도 있어서 초음파 검사가 비용이 비싸도 중간에 한 번씩 함께 하는 것이 유리합니다. 초음파 검사하고 CT 검사를 번갈아 가면서 하는 경우도 있는데, 초음파는 아주 얕은 깊이만 볼 수 있는 한계가 있기 때문입니다. 가슴 속이라든지, 기도 뒤, 뼈 뒤를 볼 수 없는 문제가 있어서 가끔씩은 CT를 찍어서 확인해야 합니다.

이런 검사들은 각기 용도가 조금씩 다릅니다. 초음파 검사는 경부의 전이나 재발을 발견하는데 매우 예민한 검사입니다. TSH 자극 상태의

Tg 음성인 환자에서도 전이 병소를 발견할 수 있습니다. 보통 수술 후 6개월과 12개월에 시행합니다. 이후 최소 3~5년 동안 매년 시행할 수 있습니다. CT 스캔은 초음파 검사와 상호 보완적인 진단 효과가 있어서 역시 정기적인 검사를 합니다.

> **MC 연지**
> 전신 요오드 스캔 검사는 어떻게 이루어지나요?

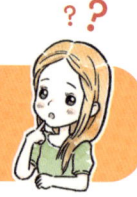

원리는 방사성 요오드 치료와 동일합니다. 방사성 요오드 치료를 하고 스캔을 찍는 것과 동일하지만 치료 용량처럼 높은 용량을 사용하지 않고 용량을 낮게 해서 찍게 됩니다. Tg가 지속적으로 나오는 경우에는 유용한 검사입니다. 하지만 치료를 할 때처럼 갑상선 호르몬을 끊고 저요오드 식이를 해야 하는 불편함이 있습니다. 저위험군에서 초음파와 혈액 검사에서 괜찮다고 하면 굳이 정기적으로 할 이유는 없습니다. 고위험군에서는 의미가 있는데 요즘은 거의 하지 않는 추세입니다.

FDG-PET 스캔은 암세포가 정상 세포보다 당분을 더 많이 사용하는 특성을 이용한 검사입니다. 그런데 갑상선암은 다른 암과 달라서 당분을 그렇게 많이 사용하지 않는 특징이 있어서, 분화암에서는 특별한 경우가 아니면 잘 사용하지 않고, 전신 전이가 의심되거나 분화도가 나쁜 상황이 예상될 경우에 합니다. 전이가 일어날수록, 분화도가 나빠

질수록 갑상선암 세포도 당분을 더 많이 사용하는 특징이 발생하기 때문입니다. 주로 혈액 검사에서 Tg는 나오지만 초음파, CT, 전신 요오드 검사에서는 아무 것도 발견되지 않을 때 합니다. 유두암이나 여포암 같은 분화암보다 저분화암과 미분화암에서 요오드 스캔보다 진단 가치가 높습니다.

이런 검사로 재발이나 전이가 발견되면 치료에 들어가는데, 가장 좋은 치료 방법은 병든 부분을 완벽하게 절제해 내는 것입니다. 하지만 치료가 불가능한 경우가 많습니다. 이렇게 되면 전신적인 치료Systemic Therapy를 고려해야 하는데, 아직까지는 치료보다는 수술이 더 만족스러운 결과가 나오고 있습니다.

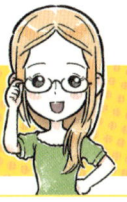

MC 연지's AI style 요약

Tg 수치에 따른 조치

- On Tg 0.1 ng/mL 미만 / Off Tg 1 ng/mL 미만: 암세포 없음
- Off Tg 5 ~ 10 ng/mL: 정밀 관찰 또는 방사성 요오드 치료 (100 ~ 200 mCi)
- Off Tg 10 ng/mL 이상: 재발병소 색출 작업(CT, MRI, PET-CT 등)
- 재발 병소 발견되면 적극적 재치료(수술 등)
- 재발 발견 안되면 요주의 관찰 혹은 고용량 방사성 요오드 치료

갑상선 브로스

갑상선암 재발과 치료

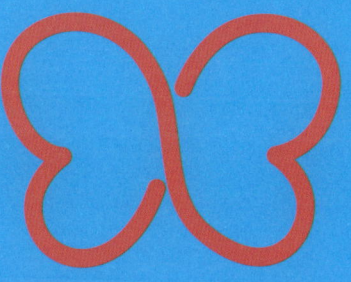

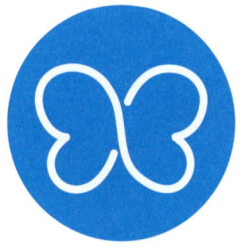

CHAPTER 24 갑상선암 재발과 전이

❃ 개별 사례로 살펴본 재발과 전이

MC 연지
이번에는 이해를 돕기 위해 증례, 환자들의 사례를 살펴보고 갑상선암 재발과 전이에 대해 알아보겠습니다. 어떤 경우에 재발이라고 하나요?

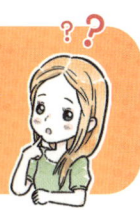

치료 종료 후 6개월 이상 지나고 암이 다시 발견됐을 때를 재발이라고 합니다.

첫 케이스는 처음에 아주 작은 암이 발견된 케이스입니다. 유방암 검사를 하다 발견되었는데요. 수술은 2001년에 최소 침습 수술법으로 반절제를 했고 암 크기는 0.7㎝였습니다. 요즘 이 정도 크기는 지켜보자고 하는데 걱정되는 것은 이 부분입니다. 갑상선암이 크기는 작았지만 피막을 뚫고 나왔고 림프절 전이가 있었다는 것이죠. 그래도 갑상선 호르몬 약을 복용하면서 2007년까지는 문제가 없었습니다.

근데 측경부 옆목에 재발이 되었습니다. 세침 흡입 검사로 진단이 되었고, 수술 전 검사로 CT를 찍었더니 전이가 있는 부분이 확실하게 보였습니다. 그림 24-1

[그림 24-1] **수술 후 경과**

경부 초음파 (2008.09.19)

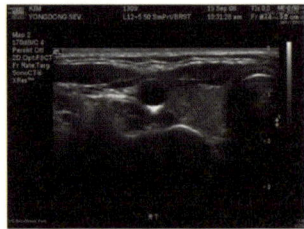
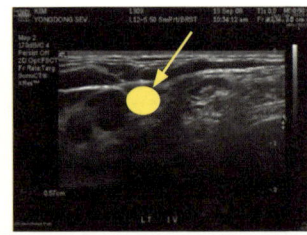

FNAB세침 흡입 검사: 전이성 유두암과 일치함.

CT 소견

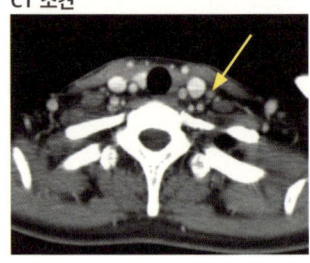
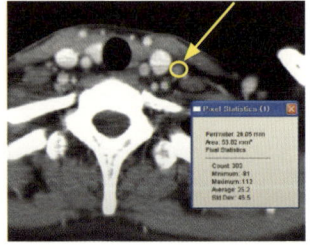

화살표로 표시한 부분입니다. 주변 조직으로 침범은 없었고 이 자료들을 근거로 측경부 림프절 곽청술과 남은 갑상선을 없애는 수술을 했습니다. 조직 검사에서는 잔존 갑상선 부위에 암이 없었고, 측경부 림프절 전이는 처음에 진단된 것 외에도 두 군데 전이가 더 있었습니다. 방사선 요오드 치료를 하고 지속적인 갑상선 호르몬 요법을 시행했습니다. 그 이후에는 지금까지 아무 문제 없이 잘 지내고 계시죠.

> **MC 연지**
> 수술 뒤로 잘 유지하고 있고 약도 잘 먹고 있었는데 갑자기, 그것도 5년이나 지나서 재발이 되니까 환자 분이 많이 속상했을 것 같아요.

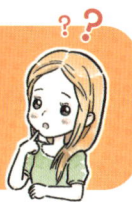

네, 환자도 많이 실망했고 안타까웠을 거예요. 제가 주치의였는데 저도 굉장히 마음이 아팠어요. 이 케이스를 통해서 우리가 알 수 있는 건 반절제를 할 때는 재발률에서 전절제보다는 확실히 불리한 수술이라는 거예요. 더구나 피막 침범이 있거나 림프절 전이가 있으면 더 위험합니다. 갑상선 호르몬 치료를 그렇게 열심히 했는데도 모든 암 재발을 다 막지는 못했어요. 혈액 검사에서는 알 수 없었지만 초음파를 정기적으로 하니까 숨어있는 암 재발을 발견했어요. 그리고 다른 숨은 부분을 보기 위해서 CT가 필요했죠.

제가 늘 강조하는 건데 측경부 림프절 전이는 한 개가 전이가 되더라도 그 하나만 있는 게 아니에요. 저는 이렇게 비유합니다. 집 안에 바퀴벌레가 돌아다니면 딱 눈에 띄는 그놈만 잡으면 되는 게 아니라 숨어있는 전체를 박멸을 해야 하죠. 그래서 재발한 경우에는 한 부위만의 문제가 아니라 완벽한 절제를 해야 됩니다. 재발한 경우에는 방사선 요오드 치료가 필요하기 때문에 혹시 갑상선 조직이 남아 있다면 그 조직을 없애 버려야 돼요. 이 케이스에서 보면 남아있는 갑상선에 암이 없었지만 갑상선 조직을 없앤 이유는 방사선 요오드 치료를 하기 위해서입니다.

이런 치료를 할 수 있기 때문에 재발을 해도 절대 절망할 필요가 없습니다. 절망하는 대신에 철저한 계획을 세우고 잘 치료하면 오히려 더 좋은 예후를 확보할 수 있어요. 이 케이스도 재수술을 받았지만 지금은 병이 없는 상태로 잘 유지되고 있습니다.

MC 연지's AI style 요약

증례에 대한 요점 정리

- 재발이란 완벽하게 치료된 이후 적어도 6개월 이후에 다시 병이 생긴 경우를 말한다.
- 갑상선 반절제 수술은 재발률에서 불리하다. 피막 침범, 림프절 전이가 있는 경우 더 위험하다.
- 갑상선 호르몬 치료는 모든 암 재발을 다 막지는 못한다.
- 재발은 혈액 검사만으로는 알 수는 없고, 정기적인 초음파가 필요하다. 숨은 부분을 보기 위해서는 CT도 필요하다.
- 측경부 림프절 전이가 있는 경우에는 해당 부위만의 문제가 아니다. 특히 재발한 경우에는 완벽한 절제가 필요하다.
- 재발한 경우에는 방사성 요오드 치료가 필요하다. 완벽한 갑상선 절제가 필요하다.
- 재발해도 결코 절망할 필요 없다. 철저한 계획을 세우고 최선을 다해 치료하면 좋은 예후를 확보할 수 있다.

다른 케이스를 보여드릴게요. 건강 검진에서 갑상선 혹이 발견되어 검사를 했더니 암이 나온 케이스입니다. 우리 병원에서는 "갑상선 전절제를 하자"고 했는데 환자분이 전절제를 하기 싫어서 다른 병원에서 반절제를 하고 갑상선 호르몬을 먹지 않은 케이스입니다.

[그림 24-2] **본원 초진 당시 U/S**초음파 검사

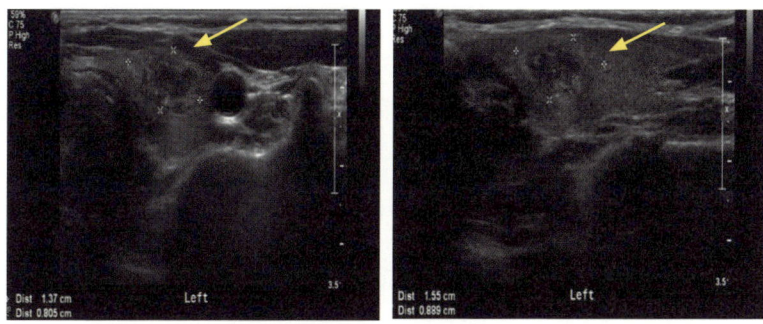

[그림 24-3] **재발 (2015년 6월)**

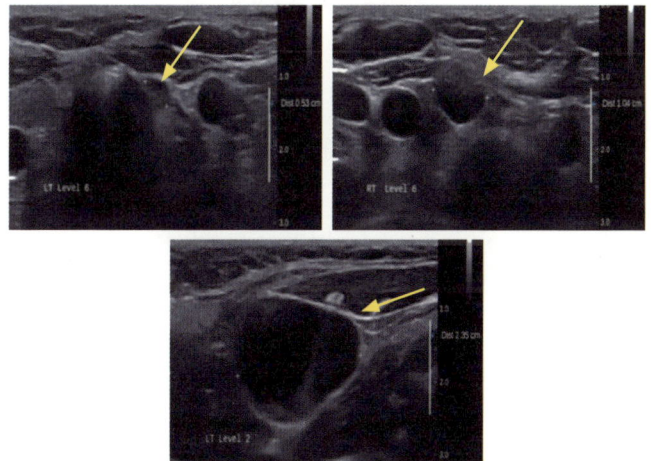

개별 사례로 살펴본 재발과 전이 - 321

[그림 24-4] 초진, 재진 당시 CT 소견

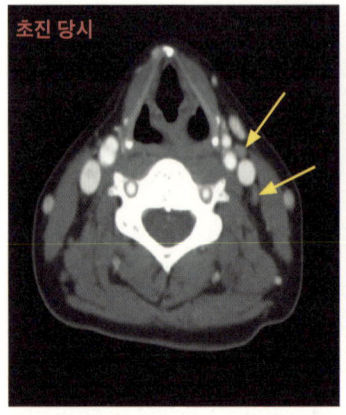
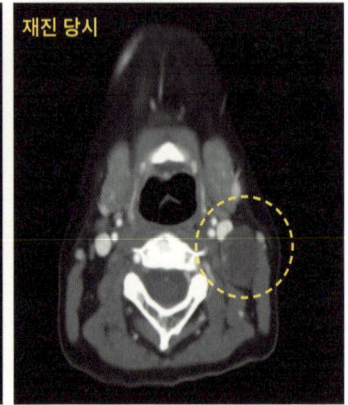

그림 24-2은 초진 당시 찍은 초음파인데 암이 1.5㎝로 크고 모양이 좋지 않았어요. "고위험군의 환자로 전절제가 필요하다"라고 말씀드린거죠. 결국 6개월이 채 지나지 않아서 재발이 돼서 왔는데 그림 24-3에서 보이듯 갑상선을 뗀 왼쪽에도 림프절 전이가 있고 좌측 측경부 옆목 전이가 커다랗게 보입니다. 전절제를 하자고 했던 이유는 한 가지가 더 있는데 그림 24-4도 초진 때 찍은 CT 소견입니다. 왼쪽 그림처럼 왼쪽 측경부 옆목에 의심스러운 림프절이 있어서 전절제가 필요했고, 전절제를 하면서 그쪽 측경부 림프절을 떼내서 응급으로 동결 절편 조직 검사를 하자고 했는데 하지 않고 이제 시간이 지나서 다시 검사를 했더니 오른쪽 사진처럼 왼쪽 목으로 전이가 저렇게 생긴 거죠. 처음에 약간 의심스러워 보이던 림프절 전이가 저렇게 악화가 됐습니다.

갑상선암 환자를 많이 치료하는 병원이 중요한 것은 바로 이런 이유입니다. 전문적으로 예리하게 상황을 살펴볼 수 있는 경험과 능력이 축적되어 있다는 거죠. 결국 다시 수술을 했는데 남은 갑상선을 다 떼고 측정부 청소술까지 했습니다.

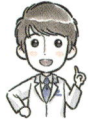 또 다른 케이스인데요. 그림 24-5는 수술 전과 수술 후 사진입니다. 이건 PET 스캔인데 밝게 보이는 부분이 암이 있는 부분입니다. 수술 전 후를 비교해서 보면 어떤가요?

[그림 24-5] 케이스 1

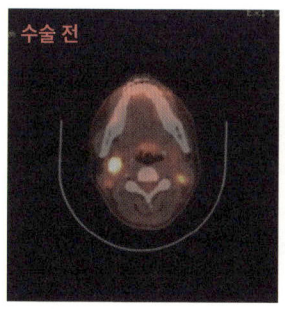
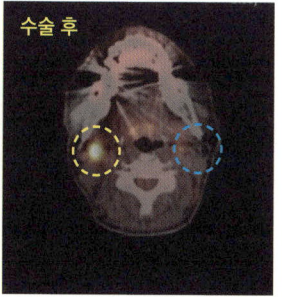

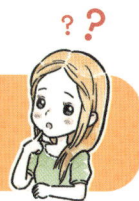

MC 연지
왼쪽(파랑)에 보이던 부분만 없어지고 오른쪽(노랑)은 그대로 남아 있네요.

그거죠. 그림 24-6을 보시면 수술 전은 오른쪽 쇄골 쪽에 보이던 것이 조금 줄었는데 왼쪽 쇄골 옆에 보이는 건 오히려 더 커진 거죠. 완전한 범위의 수술이 아닌 암이 잘 보이는 부분만 수술했기 때문입니다. 이렇게 수술하면 오히려 안 하느니만 못하다는 겁니다.

[그림 24-6] **케이스 2**

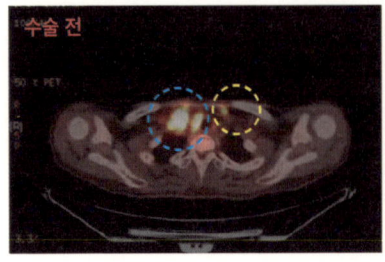
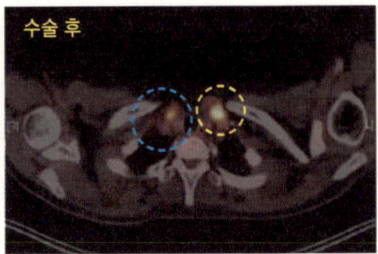

MC 연지
처음부터 수술을 완벽하게 했어야 했는데 이렇다면 재발로 볼 수는 없는 거겠죠.

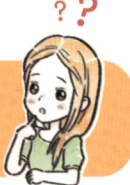

맞는 말이에요. 이걸 잔존암이라고 합니다. 철저하게 검사하고 대책을 세우고 수술하지 않은 것 같습니다.

재발에 대해 정확히 알아볼 필요가 있겠습니다. 재발이라는 말은 치료를 받고 다 나았는데 다시 병이 생겼다는 뜻입니다. '다 나았다'는 말을 의학에서는 관해 상태 Disease Free 라고 부르는데 갑상선암에서는 다음과 같이 정의합니다.

[표 24-1] **관해 상태**

- 임상적으로 종양이 발견되지 않음: 시진, 촉진 등 진찰로 암을 발견할 수 없음.
- 진단 영상 검사(초음파 CT, PET 스캔 등)에서 종양이 발견되지 않음.
- Anti-Tg Ab가 없는 상태에서 Tg 수치가 측정되지 않음.

관해 상태란 잔여 병소가 없는 상태인데 임상적으로 혈액 검사와 영상 검사 모두 종양이 발견되지 않아야 합니다. Anti-Tg Ab^{갑상선글로불린 항체}가 없는 상태에서 측정한 Tg 농도가 TSH 억제 상태나 TSH 자극 상태 모두에서 측정되지 않아야 합니다. 이런 경우를 우리가 치료가 끝났다 혹은 암이 없다고 하는 겁니다.

그럼 얼마만에 암이 생기면 재발일까요? 수술을 했는데 두세 달만에 검사했는데 재발이라고 한다면 어떻게 봐야 할까요? 우리가 재발이라고 부르는 상태는 처음 확실한 치료를 받고 적어도 6개월은 지나서 암이 다시 발견되면 그때 재발이라고 칭할 수 있습니다. 처음부터 수술 계획을 잘못 세워서 완벽한 절제가 이루어지지 않은 경우는 잔존암이라고 정의해야 합니다. 재발의 위험이 높다고 판단되는 경우에는 적극적으로 방사성 요오드 치료, TSH 억제 요법 등 추가 치료를 해서 그 가능성을 최소화 하는 것이 중요합니다.

치료 방침에 따른 재발

표 9-5는 조금 오래된 논문이기는 하지만 여전히 중요한 내용입니다.

가장 흔한 갑상선 유두암을 수술한 후에 30년간 누적 재발률은 30%, 사망률은 8%인데, 재발한 환자 중 30%는 재수술과 추가 치료를 열심히 해도 치료가 되지 않고 결국 15%는 사망한다는 내용입니다. 애초에 재발을 하지 않도록 조치를 취하고 막는 것이 얼마나 중요한지 보여주는 그래프가 되겠습니다.

[표 9-5] **갑상선 유두암 수술 후 치료 경과**

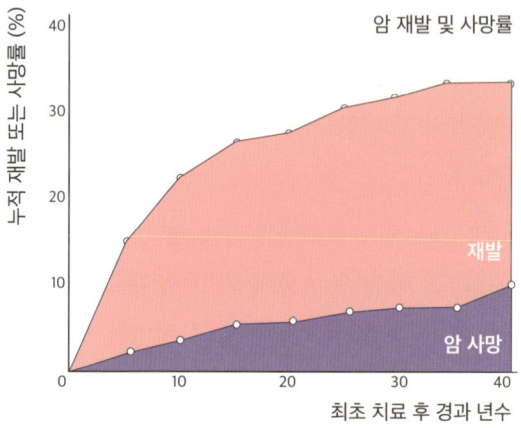

암 재발 및 사망률

30년 재발률: 30%
30년 사망률: 8%

재발 환자 중
30%는 치유되지 않고
15%는 사망한다.

출처: Mazzaferri EL et al. Thyroid 1999; 9: 421

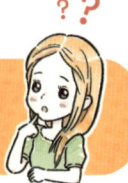

MC 연지
만약에 전절제로 깨끗하게 들어 냈을 때도 재발을 하는 경우가 있을텐데 이런 경우는 어떨까요?

환자들이 많이 하는 질문 중 하나가 "수술과 방사성 요오드 치료를 하고 다 깨끗하게 없앴는데 도대체 왜 재발을 하는 것인가"라는 질문입니다. 그에 대해서는 다양한 이유와 학설이 있는데, 먼지처럼 퍼진 암이 잠복해 있다가 재발을 한다는 논리가 가장 인정받는 논리입니다. 이것은 상당한 근거가 있는데 우리가 검사할 수 있는 영상 진단 등의 방법은 아직까지는 아주 작은 암을 찾아낼 수 없기 때문입니다. 일단 눈에 보여야 수술할 때 제거를 할 텐데 현재는 그렇지 못하다는 겁니다. 방사성 요오드 치료 같은 치료법이 효과를 봤으면 재발 확률을 최소화 할 수 있는 것은 분명하지만 모든 암을 다 막을 수 없는 경우도 있기 때문에 재발하게 되는 것입니다. 그리고 분화가 나쁜 암들은 재발 확률이 높아집니다. 마지막으로 중요한 원인은 처음 수술에서 완벽한 절제가 불가능했던 경우입니다.

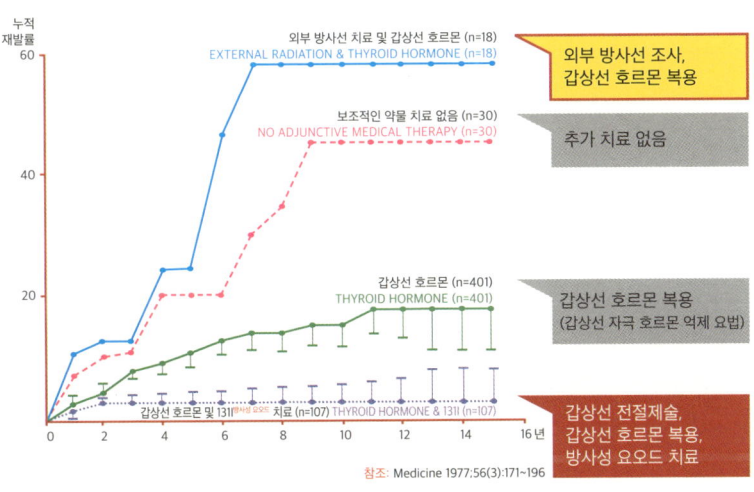

[표 24-1] 치료 방침에 따른 갑상선 암의 재발률

추가 치료 방법에 따라 재발률이 달라지기도 합니다. 표 24-1처럼 전절제를 하고 호르몬 요법과 방사성 요오드 치료를 한 경우 가장 재발률이 낮았고 추가 치료를 하지 않은 경우와 차이가 많이 났습니다.

가장 예후가 좋지 않은 건 방사선 치료와 호르몬 요법을 추가한 경우인데, 아무 치료도 하지 않은 사람보다 예후가 나쁜 결과가 나오는 이유는 방사선 치료를 받는 환자의 특징에 있습니다. 갑상선암 수술을 하고 외부 방사선 치료를 하는 환자는 암을 완벽하게 들어내지 못했다는 것을 의미합니다. 잔존암이 있을 경우에는 어쩔 수 없이 이런 치료를 하게 되는 건데, 완벽하게 들어내고 추가 치료를 하지 않은 군보다 더 예후가 나쁩니다. 그러니까 가장 중요한 것은 완벽한 절제입니다. 그리고 나서 합리적인 추가 치료를 하는 것이 중요합니다.

우리가 가진 진단 기기와 과학의 한계로 인해 작은 암 병소가 발견되지 않는 경우에는 잠복했다 재발할 수 있습니다. 그래서 가능한 한 모든 방법을 다 동원해서 최선을 다해 치밀하게 보고, 다시 확인하고, 조심스럽게 치료 계획을 수립해야 합니다. 적어도 눈에 보이는 것을 놓치는 우를 범하지는 말아야 합니다.

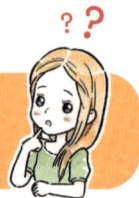

MC 연지
그렇다면 재발을 한 경우에는 어느 곳에 가장 많이 생기나요?

재발한 경우에 가장 흔히 생기는 부위는 국소 재발 Local Recurrence이라고 해서 목 부위입니다. 주로 림프절 재발이 많고, 갑상선 잔존 조직에 재발하기도 하고, 갑상선 앞의 근육층에 재발이 생기기도 합니다.

그리고 원격 재발Systemic Recurrence이 있는데 아주 흔하지는 않지만 갑상선암의 중요 사망 원인입니다. 가장 흔히 발생하는 부위는 폐, 뼈, 뇌, 간 이런 순서로 발생합니다. 그런데 폐나 뼈 같은 곳을 재발이라고 불러야 하는가에 대한 이견도 있습니다. 원격 전이라고 해야 한다는 의견입니다. 재발과 전이의 경계는 다소 불분명합니다. 림프절에 재발한 것도 전이의 형태로 나타나는 것입니다. 정확하게 말하자면 처음 진단되었을 때도 림프절 전이건 원격 전이건 전이가 나타날 수 있습니다. 잔존 갑상선 조직에 암이 다시 생기면 전이가 아닌 재발이고, 림프절이나 원격 전이로 나타나는 경우는 전이의 형태로 나타난 재발이 되는 것입니다.

MC 연지
그럼 이런 일이 생기면 어떻게 해야 하나요?

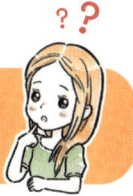

재발이 된 경우에도 가장 중요한 것은 완벽한 수술적 제거입니다. 하지만 재발한 위치에 따라 수술이 어려운 경우도 있는데, 기관이나 의사별로 수술의 가능, 불가능의 판단 척도가 다를 수 있습니다. 다행히도 최근에는 많은 수술 기법의 발전이 있어서 과거에는 포기할 수밖에 없었던 수술도 가능해지고 있습니다.

수술이 가능한 부분은 최선을 다해 완벽한 절제를 하면 되는데, 그렇게 하지 못하는 원격 전이는 다른 방식으로 접근해야 합니다. 우선 폐 전이의 경우는 폐를 전부 다 들어낼 수는 없으니 우선적으로 방사성 요오드 치료를 합니다. 다행히 방사성 요오드에 반응률이 좋아서 잘 치료하면 완치가 될 수도 있을 정도입니다.

뼈 전이는 달리 접근해야 합니다. 전이된 병소가 국소적이고, 절제가 가능한 부위일 경우에는 최대한 절제를 해 내는 것이 좋고 추가로 방사성 요오드 치료와 방사선 치료를 추가해야 합니다. 뼈 전이에 대해서만 방사선 치료를 하는 이유는, 방사성 요오드에서 나오는 에너지는 대략 2㎜ 정도의 반경까지 나가는데 그 에너지만으로는 뼈 전이 부위의 파괴는 거의 어렵습니다. 그래서 방사선 치료를 추가합니다. 방사성 요오드는 다른 부위의 전이 때와 마찬가지로 주변에 흩어져 있을 가능성이 있는 작은 암 전이 병소를 파괴하고, 다른 부위에 숨어 있을 가능성이 있는 암세포를 겨냥한 치료를 위해 필요합니다.

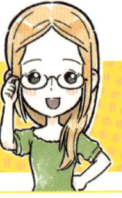

MC 연지's AI style 요약

재발된 갑상선암 치료법
- 완벽한 수술적 절제와 추가 치료(방사성 요오드 치료, TSH 억제요법)
- 수술을 어렵게 하는 인자들
  - 재발 위치
  - 수술적 접근이 용이한 곳과 어려운 곳
- 원격 전이 치료법
  - 폐 전이: 고용량 방사성 요오드 치료
  - 뼈 전이: 절제술 + 고용량 방사성 요오드 치료 + 방사선 치료

MC 연지

환자 분이 실망하고 먼저 포기하지 말라고 했는데 그게 어떤 이유인지 알 것 같아요. 이렇게 많은 방법들이 있으니까요.

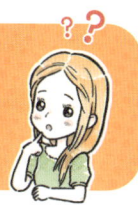

영브라더

그게 가장 중요한 이야기라고 생각합니다. 치료의 기술과 적용은 우리 전문가에게 맡기면 되니까 환자가 실망하거나 포기하지 않으면 치유는 된다고 생각합니다.

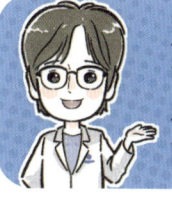
재발한 분들이 얼마나 절망하는지를 잘 알거든요. 열심히 치료했고 해야하는 것을 다 했는데도 재발했다고 하면 억울하기도 하고 절망스럽기도 하죠. 암은 간단하고 만만한 적이 아닙니다. 다들 "쉽다, 아무것도 아니다" 말은 쉽게 하지만 자신의 일이 되고 나면 청천벽력과도 같을 것입니다. 현대 과학으로도 못 막는 부분도 분명히 있지만 전혀 길이 없는 것은 아닙니다. 적어도 한 두 번의 기회는 분명히 있습니다. 현명하게 잘 판단해서 그 기회를 놓치지 않는 것이 중요합니다.

정확한 근거를 바탕으로 판단해야 하고 이상한 방식에 현혹되지 않아야 합니다. 그리고 무엇보다도 절망하지 말아야 합니다. 희망을 놓지 말고 최선을 다해 치료를 해야합니다. 비록 확률이 낮다고 해도 아무 것도 하지 않으면 결국 확률은 제로입니다. 무엇이라도 해야 희망이 있습니다. 그러니 환자와 가족, 그리고 의료진 모두 함께 길을 찾고 노력해야 합니다.

CHAPTER 25 특수한 재발과 원격전이

국소 재발

MC 연지
갑상선암 재발과 전이 중 이번에는 아주 특수한 상황과 그에 따른 해결책을 알아보도록 하겠습니다.

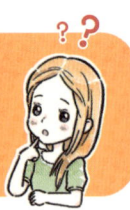

재발이나 전이는 어려운 상황인 것은 맞지만 대부분 목의 림프절 등 수술이 어렵지 않은 부위에 발생합니다. 그리고 원격 전이가 가장 많이 발생하는 폐 전이의 경우는 그래도 치료가 아주 어렵지는 않습니다. 하지만 이번에 다룰 내용은 그야말로 특수한 부위의 재발과 특수한 상황에 대한 치료입니다. 이런 특수한 상황은 그야말로 한 끗 차이로 일반적인 갑상선암의 상황과 아주 근접해 있습니다. 드물기는 하지만 이런 상황도 인지하고 있는 것이 갑상선암에 대한 이해에 도움이 될 것입니다.

이 케이스는 국소 재발 형태 중 가장 심한 상태로 생각됩니다. 목 부위에 재발했는데 이게 악화돼서 피부까지 이렇게 침범한 것이죠. 환자가 한방 대체 요법 같은 치료법을 기웃거리다 시간을 낭비하고 이 지경이 되어서야 왔다고 합니다.

[그림 25-1] **갑상선 암의 재발 - 국소 재발**

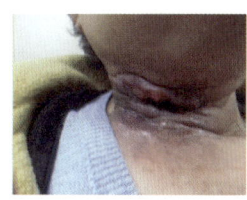

<경과>
방사선 치료 + 표적 치료
6개월 후 호전되어 수술 진행

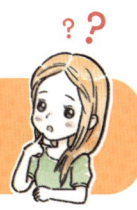

MC 연지
이런 분들은 병원에 오시면 바로 치료가 가능한가요?

바로 치료는 불가능하죠. 이 경우는 암 침범과 염증까지 동반된 상태라서 목에 피부가 남아나지 않을 것이고 달리 방법도 없는 상태였습니다. 그래서 방사선 치료와 표적 치료를 동반 시행했고 6개월이 경과되자 많이 호전되어서 수술을 받을 수 있었던 케이스입니다.

> **MC 연지**
> 그런데 지금까지 이야기했던 치료 방식과는 좀 다른데요. 표적 치료라는 건 사용한다고 하지 않으셨던 것 같은데요.

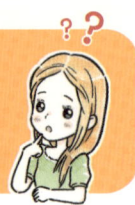

아주 좋은 지적입니다. 이 경우는 비정상적인 상황으로 원론적인 방법을 벗어난 비상 사태예요. 가능한 모든 방법을 총동원해서 치료를 한다 생각하시면 되겠습니다. 환자의 전신 상황도 생각을 해야 되는데 이걸 받아들일 수 있을 만큼 체력이 될 것인지 이런 부분까지 생각해서 환자 맞춤형의 치료를 찾아서 적용해야 합니다. 이런 경우에는 간단하게 원론적으로 이야기하기 어렵고 환자 상황에 따라서도 다르지만 병원의 상황, 의사의 상황에 따라 많이 다르기 때문에 심각하게 주치의와 상의를 하셔야 합니다.

국소 재발의 경우에 가능하다면 절제가 되면 좋겠지만, 주변 조직으로의 침범이 너무 심해 절제가 어렵다면 일단 방사선 치료를 먼저 하고, 표적 치료와 같은 전신 치료도 함께 사용하는 것이 더 유리합니다.

뼈 전이

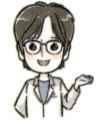

다음 케이스는 뼈 전이 상황인데 여기저기 다발성으로 전이가 된 거예요. 골반뼈 같은 경우에는 잘라낼 수 있지만 운동이 일어나는 관절 부분을 잘라내면 장애가 발생하게 되겠죠.

[그림 25-2] **뼈 전이 - 다발성 전이**

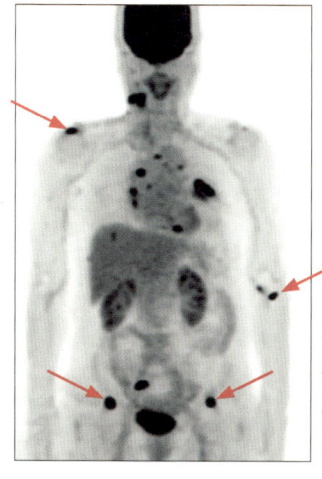

<경과>
골반뼈 전이: 부분 절제 + 방사선 치료
상지 뼈 전이: 방사선 치료
전신 치료: 방사성 요오드 치료

각 부위마다 치료 방침을 다르게 합니다. 아래 두 화살표에 보이는 골반 부위는 정형외과에서 전이 부분을 절제했고 추가로 쬐는 방사선 치료를 시행했습니다. 그리고 위쪽 팔과 어깨의 부위에는 수술을 할 수 없었고 방사선 치료를 했죠. 그리고 전신 치료의 개념으로 방사선 요오드 치료를 다시 시행했습니다. 너무 위중한 상황이어서 완치가 되지는 않았습니다. 하지만 안정화된 상태로 현재 추적 관찰 중입니다. 많이 어려운 상태였습니다. 그나마 암을 억압하고 더 이상 진전이 되지 않게 유지하는 것만으로도 사실은 천만다행인 상태라고 생각합니다.

치료를 시작할 때 언제나 목표는 완치입니다. 이론적으로는 모든 부분의 암을 다 떼어내면 되겠지만 실제로 그렇지 못하니 환자의 건강과 완치 사이의 정밀한 외줄 타기를 하면서 최대한 중간으로 가야 되는 상황입니다.

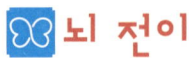 뇌 전이

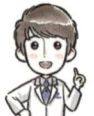 다음은 정말 드물기는 하지만 뇌 전이 상황입니다. 윗부분에 얹혀진 것처럼 보이는 게 전이인데 두개골 뼈에 전이가 되면서 이게 뇌로 파고 들어갔어요. 천만다행이었던 게 절제를 할 수 있었어요. 대부분 뇌 전이는 폐 전이처럼 혈행을 따라서 전이하는 거라 모래알처럼 퍼집니다. 뇌의 경우 중요한 부위를 절제 수술할 수 없으니까 매우 어려운 상황입니다.

[그림 25-3] 뇌 전이

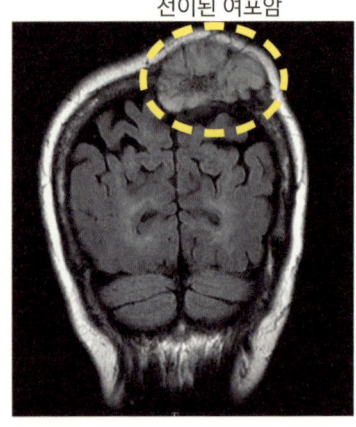

<경과>
두개골, 뇌 전이: 부분 절제와 방사선 치료
전신 치료: 방사성 요오드 치료

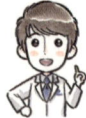 이런 전이는 주로 혈행성 전이를 잘하는 여포암이나 분화도가 나쁜 저분화암, 미분화암에서 생길 수 있습니다. 역시 수술이 중요하지만 대부분의 뇌 전이 환자들은 수술이

어려운 부위의 전이가 많고, 수술을 하면 심각한 뇌 손상과 마비 등 후유증이 심각할 수 있기 때문에 어려운 상황입니다. 이런 경우에는 일종의 방사선 치료인 사이버 나이프$^{Cyber\ Knife}$나 토모테라피$^{Mono\ Therapy}$를 사용할 수 있습니다. 이들 모두 정위법^{Stereotaxis}이라는 기술을 이용하는데, 여러 개의 기준선과 방위에서 방사선을 쏘는 방식입니다. 이 치료 방식은 일반 방사선 치료와 원리는 똑같은데, 여러 방향에서 방사선을 쏘기 때문에 3차원 구조에서 원하는 곳에 에너지를 더 많이 집중시킬 수 있습니다.

MC 연지's AI style 요약

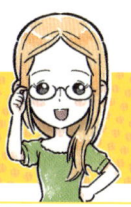

증례에 대한 요점 정리

- **주변 조직 침범이 심한 재발**: 수술이 불가능한 경우
  - 국소 치료(방사선 치료) + 전신 치료(표적 치료)
- **전신 뼈 전이**
  - 수술 가능한 부위는 최대한 절제
  - 수술이 불가능한 부위: 방사선 치료
  - 전신 치료 : 방사성 요오드 치료 + 표적 치료
- **뇌 전이**
  - 수술 가능한 부위는 최대한 절제
  - 방사선 치료: 사이버 나이프$^{Cyber\ Knife}$나 토모테라피$^{Mono\ Therapy}$등
  - 전신 치료: 방사성 요오드 치료 + 표적 치료

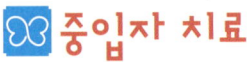
중입자 치료

MC 연지

연세대학교 중입자 치료가 화제가 되고 있는데요. 그 치료를 이렇게 어려운 상황에 적용하면 안되나요? 암만 골라서 죽이는 꿈의 치료라고 해서요.

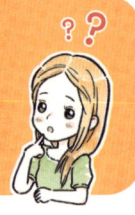

네, 요즘 중입자 치료가 사람들 사이에서 관심이 높습니다. 이 치료는 가장 활발하게 하고 있는 나라가 일본이고, 독일이 뒤따르고 있습니다. 한국에서는 현재 연세대학에만 있고, 미국은 이 치료를 하지 않습니다.

[그림 25-4] **방사선의 종류에 따른 DNA 절단 차이**

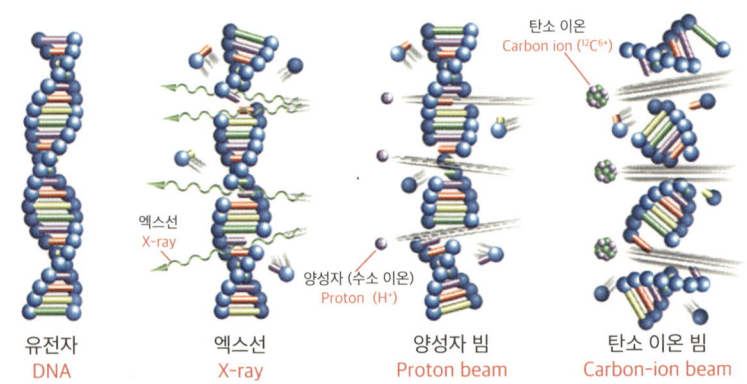

출처: Nature 508, 133-138 (03 April 2014)
제공: 연세암병원 중입자치료센터

이 치료의 원리는 그림 25-4에서 보이는 것처럼 다른 방사능보다 입자가 크기 때문에 DNA를 더 잘 파괴한다는 개념입니다. 작은 조약돌 던지는 것보다 큰 바윗돌을 던지면 더 잘 파괴할 수 있다는 겁니다. 홍보 내용에는 온갖 종류의 암이 다 치료된다고 하지만 실제로는 방사능 치료에 잘 반응하는 암에 효과적입니다. 예를 들면 갑상선암은 방사선 치료가 잘 듣지 않는 암입니다. 정리하면 모든 암이 다 치료되는 것은 아니고 앞으로 많은 연구와 개선이 필요한 상황이라고 생각합니다.

이 치료는 아직 비용이 높고, 치료 기계를 도입하려 해도 어마어마한 공간이 필요하고 경제적인 면에서 유리하지 않은 부분도 있어서 웬만한 의료기관에서 도입이 쉽지 않다는 문제 역시 개선이 필요하겠습니다.

종격동 전이

그림 25-5는 암이 흉곽 내부, 종격동까지 내려간 케이스입니다. 이런 경우는 아주 흔하지는 않지만 저희 병원에는 환자가 많습니다. 목쪽에 림프절 전이가 심해지면서 가슴까지 타고 내려가서 발생하는데, 연세대학 데이터에 의하면 주로 우측으로 타고 내려가지만 좌측이나 중간으로는 잘 내려가지 않는 것으로 보입니다.

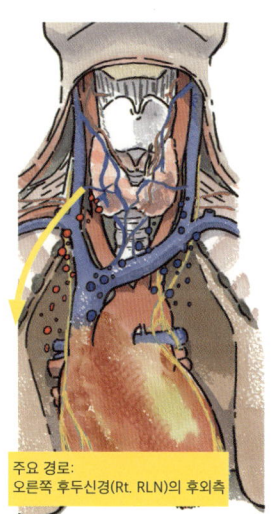

[그림 25-5] **암이 흉곽 내부, 종격동까지 내려간 경우**

주요 경로:
오른쪽 후두신경(Rt. RLN)의 후외측

이 수술은 제가 첫 수술 날짜까지 기억할 정도로 생생하게 모두 기억이 납니다. 그 수술이 아주 성공적이었기 때문에 이후에 이런 수술을 많이 했죠. 흉골을 갈라서 열고 흉곽 내부로 들어가서 암을 제거하는 난이도가 아주 높은 수술이지만, 이제는 경험이 많이 축적되고 데이터도 쌓이면서 크게 발전했습니다. 이 경우에도 가능하면 모든 전이 부위를 완벽하게 절제하는 것이 중요하고, 추가 치료로 다른 갑상선암과 비슷하게 방사성 요오드 치료가 기본이지만, 암 종류와 분화도, 그리고 분자생물학적 상황에 따라 표적 치료 등 전신 치료나 추가 요법들을 달리 선택하게 됩니다.

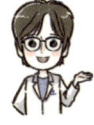 다발성 전이

다음 케이스는 다발성 전신 전이인데, 사진에서 보이는 것처럼 이렇게 감당하기 어렵게 다발성 전이로 진행된 경우입니다.

폐와 뼈를 비롯해서 전신으로 전이가 된 상황인데, 전이가 된 부분이 균일하지는 않다는 문제가 있습니다. 어떤 부분은 분화도가 좋지 않은 세포로 바뀌어서 치료를 더 어렵게 할 수도 있습니다. 지금까지의 연구에 의하면, 전이가 되거나 재발이 되면, 재발될 때마다 약 1/3 정도는 세포의 분화도가 바뀌어 분자생물학적 특성이 달라진다고 알려져 있습니다.

이런 경우는 난치성 갑상선암을 주로 다루는 의사에게도 상당히

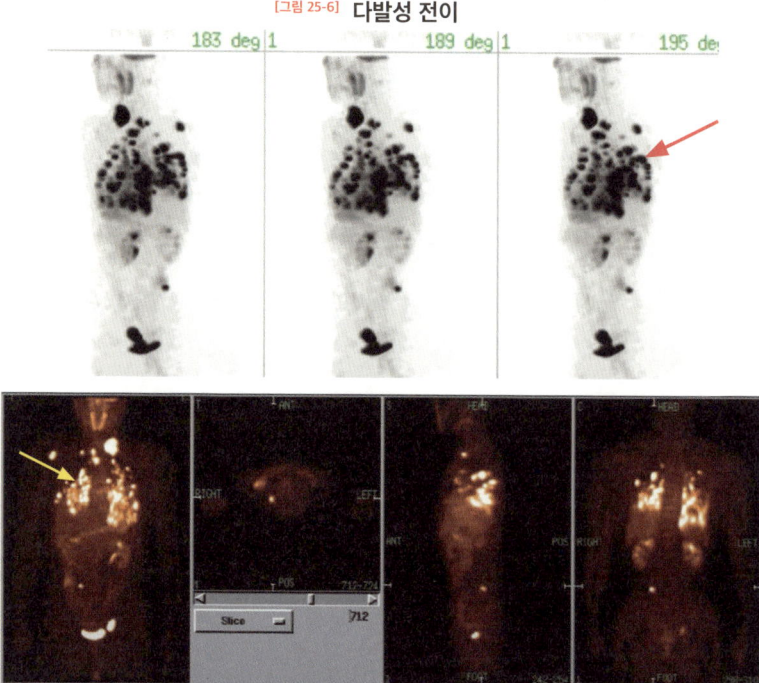

[그림 25-6] 다발성 전이

어려운 상황입니다. 방사성 요오드 치료는 해야 할 것이고, 이 치료에 반응을 하지 않는 부분에 대해서는 특별한 조치를 계획해야 합니다. 아직까지 정확한 가이드라인이 없고 치료법도 확립되지 않았지만, 분자생물학적 분석, 즉 차세대 염기분석법 Next-Generation Sequencing, NGS을 도입하고 정밀 의학Precision Medicine 개념을 사용해서 각 환자와 상황에 따라 다른 맞춤형 치료를 계획해야 합니다. 하지만 이런 방법이 모든 병원에서 다 가능한 것은 아니며, 경험이 축적되어 있는 의사와 병원에서도 더 연구와 발전이 필요합니다.

MC 연지's 알아두면 좋은 꿀팁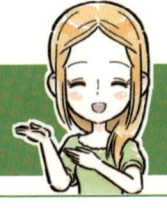

NGS Next-Generation Sequencing란?

수백만 개에서 수십억 개에 이르는 DNA 또는 RNA 조각들의 염기 서열을 동시에, 병렬적으로 분석하는 기술로 2004년에 확립된 개념입니다. 기존 분석법이 한 번에 하나의 DNA 조각만을 분석할 수 있었던 것에 비해 NGS는 방대한 양의 유전 정보를 한 번에 읽어낼 수 있습니다. 이러한 기술 혁신으로 개인 맞춤형 정밀 의료 시대를 여는 도구로 활용 범위가 확대되고 있습니다. 또한 많은 암이나 유전 질환 치료에 도입되어 눈부신 발전을 이끌고 있습니다.

로봇 수술 후 재발

그림 25-7은 로봇 수술을 하고 재발한 케이스입니다. 로봇 수술은 목에 상처를 남기지 않기 위해 터널을 뚫어 수술하기 때문에 암 세포가 그 길을 따라 파종될 수 있습니다. 이 환자는 처음 로봇 수술 당시에 눈에 보이지 않을 정도의 세포들이 트랙을 따라 흩어져 있다가 자라나서 다발성 재발을 했습니다. 수술

직전 마취하고 자세를 잡은 사진인데, 여기 표시된 부분이 모두 재발한 부위입니다. 이런 증례는 수술 접근법이 다를 때 재발의 패턴이 어떻게 달라지는지를 보여주는 귀한 자료이기도 합니다. 그래서 처음 수술을 어떤 방식으로 했는지에 따라 조금 다른 방식으로 추적 검사를 해야 합니다.

[그림 25-7] **로봇 수술을 하고 재발한 케이스**

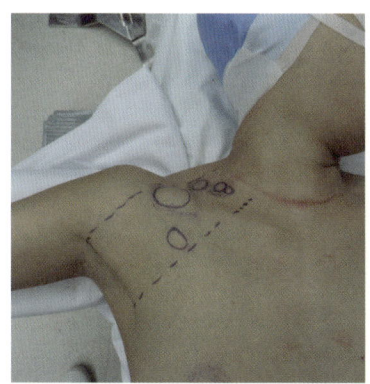
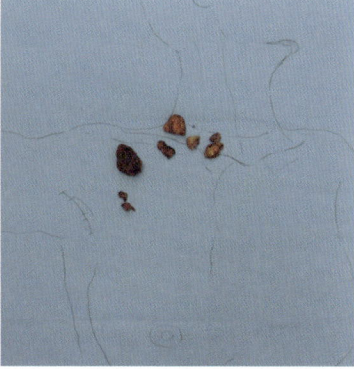

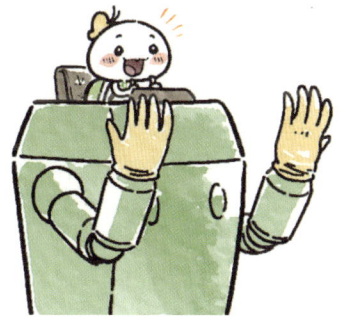
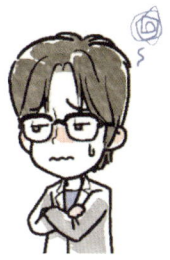

갑상선 브로스

특수한 갑상선암

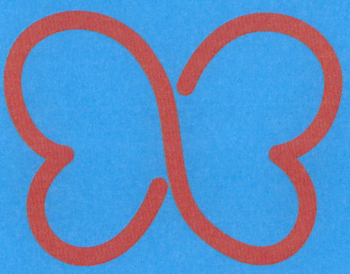

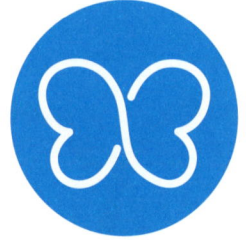

CHAPTER 26 난치성 갑상선암

🎗 난치성 갑상선암

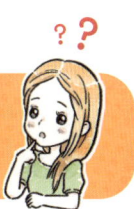

MC 연지
난치성 암은 치료가 어렵다는 뜻인데요. 그래도 치료 방법이 있는거죠?

난치성이라는 말로 암을 분류하는 건 조금 상식 밖의 일이긴 합니다. 원래 암 분류는 발생되는 장소, 세포의 형태 등으로 구분되는 것이 원칙입니다. 영어로는 Refractory라는 단어로 "반응을 하지 않는다"는 뜻이며 난치성 암을 불응성 암이라고도 부르기도 합니다. 암을 치료하는 방법은 수술, 항암 치료, 방사선 치료가 있는데 이 모든 치료에 반응하지 않는 암을 뜻하는 말입니다.

하지만 갑상선암에서는 개념이 다릅니다. 난치성 갑상선암은 방사성 요오드 치료에 반응하지 않는 상황을 뜻하고, 여기에는 미분화암도 포함되는 개념입니다.

난치성 갑상선암의 임상 양상은, 주변 림프절 전이가 심하고, 기도나 식도, 혈관 등 중요 생명 장기로 국소 침범이 심한 형태로 나타나고, 원격 전이도 흔합니다. 원격 전이의 형태도 다발성 전이이거나 심각한 부위에 일어나서 절제가 도저히 불가능한 경우가 많습니다. 이런 위험한 상황들이 급속도로 진행되고 있는 상태를 말합니다. 이런 모든 특징을 다 가지고 있는 것이 바로 미분화암입니다.

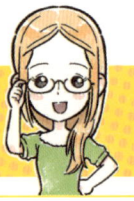

MC 연지's AI style 요약

난치성 갑상선암 Refractory Thyroid Cancer **이란?**

- 치료에 반응하지 않는 상황
  - 수술 불가능
  - 항암 치료에 반응하지 않음.
  - 방사선 치료 불가능

난치성 갑상선암의 종류

- 국소 침습형 Locally Advanced Disease
  - 국소 림프절 침범 Loco-regional LN mets
  - 생명 기관 침습 Invasion to Vital Organs
- 원격 전이 Distant Metastasis: 폐, 뼈, 간, 뇌 등
  - 대부분 절제 불가능 Unresectable
- 급속 진행형 Rapid Progression
- 미분화암: 난치성 갑상선암의 모든 특징을 다 가지고 있음.

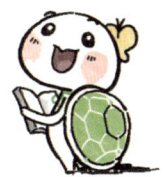

그림 26-1은 앞에서도 나왔던 내용입니다. 이 논문은 상당히 오래되긴 했지만 유명한 논문이고 하나의 이정표 같은 중요한 위치에 있습니다. 이 논문에서 보고한 바에 따르면 방사성 요오드 치료에 불응성인 난치성 갑상선암 환자의 생존율은 다른 그룹에 비해 불리하고, 비록 그 빈도수는 낮은 편이지만 10년 생존율이 불과 10% 정도 밖에 되지 않습니다.

[그림 26-1] 질병의 다양성: 난치성 갑상선암의 생존율

131I로 치료받은 전이성 분화 갑상선암(DTC) 환자 444명

- 68% 환자 131I 반응
  - 10년 생존율: 92%
- 32% 환자 131I 불응성
  - 10년 생존율: 10%
  - 진행성 분화 갑상선암 환자군 내에서도 자연 경과의 다양성 존재

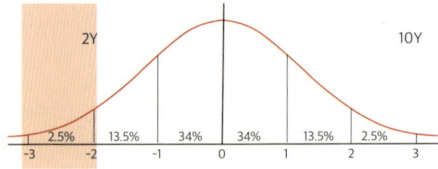

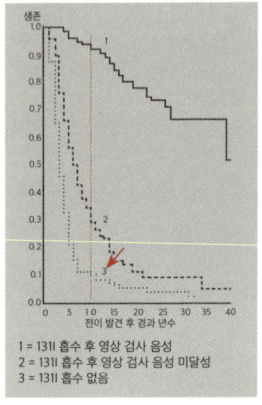

1 = 131I 흡수 후 영상 검사 음성
2 = 131I 흡수 후 영상 검사 음성 미달성
3 = 131I 흡수 없음

다른 논문을 보면 방사성 요오드 불응성 갑상선암은 드물다고 하지만 그 빈도는 전체 갑상선암에서 대략 10~15%가 된다고 했습니다. 2017년 미국 통계를 보면 한 해 동안 갑상선암으로 치료받은 환자는 약 56,800명이 넘는데, 이 중 5,000~7,000명 정도가 이런 위험한 상황에 이르고 이들의 기대 수명은 10년이 채 되지 않는다는 것입니다.

그러나 다행인 점은 인용된 논문은 출간 연도가 2006년이고 이때는 조기 진단이란 개념이 거의 없을 때입니다. 갑상선암이 상당히 많이 진행된 후에야 비로소 진단이 되어 치료를 받은 환자를 대상으로 한 통계이기 때문에 이렇게 위험하게 보이는 것입니다. 아직 난치성 암에 대한 정확한 국가 통계는 없지만 우리나라는 이 정도의 높은 빈도를 보이고 있지는 않습니다. 다만 미분화암의 통계는 있는데 약 1.2~1.5% 정도 된다고 보고 있습니다. 그러면 난치성암 환자는 이보다는 약 3~5배 정도 될 거라는 짐작이 가능합니다.

난치성 갑상선암의 치료

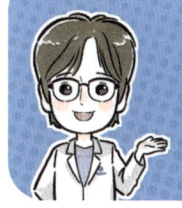

난치성 갑상선암의 치료 원칙은 아래와 같습니다.
- 능동적 감시 Active Surveillance
- 국소 치료 Local Treatment
- 재분화 요법 Redifferentiation Therapy
- 전신 치료 Systemic Therapy

능동적 감시라는 것은 난치성 암에서는 아무것도 하지 않는다는 뜻입니다. 물론 심한 치료들을 할 수밖에 없는 상황이어서 더 기다려 본다고는 말하지만 사실 그냥 전전긍긍하고 있다는 말입니다. 따라서 이런 이야기를 하는 사람은 치료를 포기하고 있다고 봐도 크게 다르지 않습니다.

난치성 갑상선암의 치료 원칙도 일반 갑상선암과 같습니다. 완벽한 수술적 절제와 수술 후 치료가 추가되어야 합니다. 다만 이 상황에서는 방사성 요오드는 잘 듣지 않으니까 이 치료는 채택하기 힘들고 그 외 항암 치료, 방사선 치료가 우선적으로 고려되어야 합니다. 하지만 이런 치료는 갑상선암에서 그다지 효과가 좋지는 않습니다.

결국 가장 중요한 것은 국소적 치료인 수술입니다. 수술이 잘 되면 다행이지만, 난치성 암은 수술하기 까다롭거나 불가능한 경우도 많습니다. 그래서 국소 치료 방법으로 방사선 치료^{Radiation Therapy}, 혈관 색전술^{Embolization}, 고주파 치료^{Radiofrequency Ablation Therapy, RFA}, 알코올 주입술^{Alcohol Injection}, 레이저 치료^{Laser Therapy}가 도입되기도 합니다. 이 치료들은 수술이 도저히 불가능한 경우에 완전한 제거는 어렵지만 암의 부피를 줄여주는 것을 목적으로 합니다.

앞에서 설명한 방사선 치료는 다들 아시리라 생각됩니다. 혈관 색전술^{Embolization}은 암으로 공급되는 혈관을 막아서 암의 성장을 멈추고 괴사가 일어나게 하는 치료입니다. 참신한 아이디어이긴 하지만 암은 주변에서 신생 혈관을 만들어내고 많이 끌어오는 특성이 있어서 한두 개의 혈관을 막는다고 해서 큰 효과를 보기가 힘듭니다. 혈관이 막히면 암 조직은 신생 혈관을 계속 만들어 내기 때문에 치료가 잘 되지 않는 문제가 있습니다.

다음은 종양을 직접 파괴하는 치료입니다. 고주파 치료^{Radiofrequency Ablation Therapy, RFA}나 레이저 치료^{Laser Therapy}의 원리는 같습니다. 열을 발생시켜 암 조직을 파괴하는 것입니다. 열을 이용하는 이 치료들과는 달리 알코올 주입술^{Alcohol Injection}은 화학적으로 조직을 파괴하는 치료입니다. 하지만 이런 치료들은 암을 완벽하게 없앨 수는 없고 조금이라도 남은 암은 금방 자라기 때문에 결국 이도저도 못하는 상황에서 쓰는 궁여지책에 불과합니다.

MC 연지

이런 치료들이 결정적인 효과를 보이기 힘든 데도 사용하는 이유는 무엇인가요?

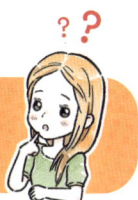

일단 시간을 벌기 위해서입니다. 암이 조금이라도 작으면 부담이 그만큼 줄어들기 때문에 최대한 암의 부피 - 이것을 우리는 Tumor Burden이라고 부르는데 - 이를 줄여서 다른 치료법이 나올 때까지 시간을 벌고자 하는 것입니다. 그리고 중요한 것은, 암이 어느 수준 이상으로 커지면 우리 몸을 망가뜨리고 결국 죽음에 이르게 하므로 그 크기까지 가지 않도록 방어선을 치고 막아내고자 하는 의도로 사용합니다.

다음 소개할 치료는 재분화 요법이라고 불리는 치료입니다. 이것은 갑상선암 세포의 분화도가 떨어져서 요오드를 흡수하지 못하는 상황에 이르러서 치료가 어렵게 되었으니 이를 교정하자는 개념의 치료법입니다. 이 치료는 약 70년 이상 되었고 참신한 아이디어임에도 불구하고 아직까지는 여러 가지 대안 중 하나에 머물러 있습니다. 그 이유는 원래 목적한 대로라면 효과를 볼 수 있는 것이 분명하지만 치료에 사용되는 약물의 독성이 심해서 문제가 있습니다. 아직은 한계가 있지만 연구가 진행되고 있으니 희망을 가져볼 치료법이라고 생각합니다.

다음은 전신 치료인데 간단하게 말하면 항암주사를 맞는다는 뜻입니다. 우리가 알고 있는 항암제는 세포를 공격하는 것인데, 암세포 뿐만 아니라 우리 몸의 정상 세포 중에 빨리 분열하는 세포들도 공격하는 약물입니다. 그렇다 보니 세포 분열이 빠른 머리카락이 빠지는 탈모가 오고, 위장 점막 부분도 손상이 와서 힘이 듭니다. 이런 전통적인 항암제는 갑상선암에는 효과가 신통치 않으면서 독성이 많아 한계가 있었습니다.

하지만 최근 대두되고 있는 표적 치료제는 상당히 희망적입니다. 이 계통의 치료제는 갑상선암이 발생하는 원인, 즉 분자생물학적 경로의 각 포인트마다 원인이 되는 유전자 돌연변이를 타겟으로 개발한 것입니다. 최근에는 면역 치료제도 개발되고 있어서 희망적이라고 생각합니다. 이 치료제는 면역 세포를 조정해서 암세포를 공격하는 방식의 치료제입니다. 다만 아직까지 결정적인 약은 없고 효과 면에서도 많은 개선이 필요합니다. 어느 정도 효과가 있지만, 모든 난치성 갑상선암에 적용은 불가능하고 특수한 상황에서만 적용이 가능합니다.

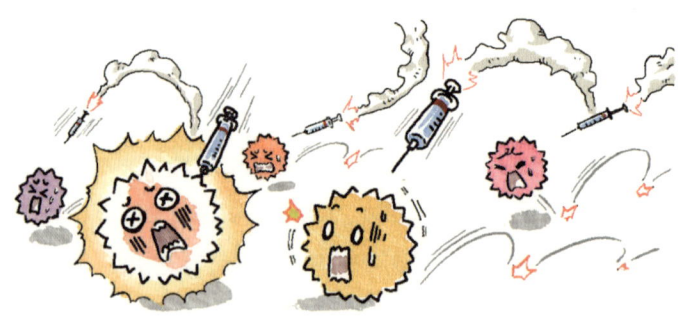

MC 연지's AI style 요약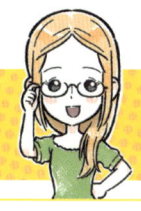

난치성 갑상선암의 치료 방법

- **국소치료**

  - 수술적 제거: 가능한한 광범위 절제로 부작용을 최소화해야 한다.

  - 혈관 색전술: 암으로 가는 혈관을 막아 암을 괴사시키는 것이 목적이다.

  - 조직을 열로 태워 없애는 방식: 고주파 치료, 레이저 치료

  - 화학적으로 조직을 괴사시키는 방식: 알코올 주입술

- **전신치료**

  - 방사성 요오드 치료 / 호르몬 치료: 거의 효과 없음.

  - 항암 치료: 부작용은 많지만 효과는 크지 않음.

  - 표적 치료제: 암 발생 경로의 분자(표적)를 골라 공격하는 방식.

  - 면역 치료제: 몸의 면역 기능을 조절해 암세포를 공격하게 만드는 방식.

- **재분화 요법**: 70년 이상된 아이디어로 이상적이지만 아직 독성 문제 해결이 필요하다.

CHAPTER 27 갑상선암 표적 치료제

표적 치료제의 적응증

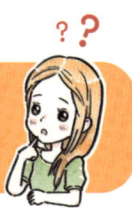

MC 연지
갑상선암의 새로운 희망으로 떠오르고 있는 표적 치료제들은 언제 어떻게 사용해야 하나요?

「미국 갑상선 학회 2015년 가이드라인」ATA Guideline에서 전이가 있거나, 암의 진행 속도가 빠르며, 증상이 동반된 방사성 요오드 불응성 갑상선암에 대해 적절한 치료 방법이 없을 경우, 이 표적 치료의 적응증이 된다고 밝혔습니다. 그리고 이 치료를 고려하는 대상 환자에게는 표적 치료법의 위험, 적응증, 이득에 대한 모든 정보를 듣고 선택이 가능하도록 하라고 했습니다. 이는 치료가 얼마나 힘든가를 보여주는 대목입니다.

세계적인 진료 가이드라인의 내용은 거의 비슷합니다. 우선 임상적으로 측정이 가능한 암 Clinically Measurable Cancer, 즉 영상 진단이나 그 외 검사에서 암이 크기를 잴 수 있을 정도로 나타나는 경우입니다. 우리가 현재 사용하는 영상 진단 검사는 적어도 2㎜ 크기는 넘어야 보이기 시작합니다. 하지만 그 정도 크기라고 바로 시작하는 것은 아니고 다음 단계가 중요합니다.

이렇게 영상 검사에서 보이는 암이 최근 13~14개월간 종양 직경이 20% 이상 증가했을 때, 즉 종양 크기가 두 배가 되는 기간 배가 시간 Doubling Time이 4년 미만일 때입니다. 이 기준은 암이 천천히 자라더라도 빨리 적용을 하는 것이 좋겠다는 뜻입니다. 이보다 더 엄격한 기준인 「미국 갑상선 학회 2015년 가이드라인」 ATA Guideline에서는 이 배가 시간을 2년 미만이라고 정의했습니다. 이 기준은 더 엄격해서 빨리 자라는 경우, 즉 더 위험한 경우에 이 치료를 사용하라고 합니다. 정리하면 적어도 1㎝ 이상의 전이성 암 부위가 있어서 암이 임상적으로 보이는 경우, 기준은 조금씩 달라도 암이 자라는 증거가 있으면 이 치료를 고려할 수 있습니다. 다른 적응증으로는 배가 시간이 1년 미만, 암 크기가 약 1㎝ 정도인 경우, 배가 시간이 2년 미만, 암 크기가 1.5㎝인 경우, 그리고 배가 시간이 2~4년 정도, 암 크기가 1.5~2㎝ 크기인 경우 바로 표적 치료를 시작하라고 합니다. 자라고 있기는 하지만 배가 시간이 4년 이상이라면 굳이 이 독한 치료를 할 필요가 없다고 합니다.

MC 연지's AI style 요약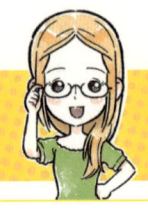

표적 치료를 시작해야 하는 상황

- **이 조건들 중 한 가지라도 있으면 표적 치료 선택**
- 임상적으로 나타나는 암 병소 중 적어도 1개 이상의 방사성 요오드 불응성 병변
- 방사성 요오드 누적 사용량 600mCi 이상일 경우(치료 효과 없고 불응성)
- 병변에 방사성 요오드 섭취Uptake가 있더라도 최근 12개월 내 암 진행Progression
- 다발성 전이
  - 크기 1.5~2㎝ 이상
  - 20% 이상의 크기(부피) 증가 혹은 새로 발생한 병변
- 생명 기관Vital Organ 침범 등 위험 부위의 암
  - 경부와 흉부의 중요 혈관 침범
  - 식도, 기도 등 생명기관 침범
- 증상을 동반한 전이성 암
  - 각혈, 토혈, 감각 마비, 심한 통증, 심한 기침 등

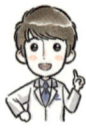 표 27-1은 치료 후 상태를 그래프로 나타낸 것입니다. 먼저 파란 선은 방사성 요오드에 반응을 하지 않는 불응성 그룹을, 붉은 선은 방사성 요오드에 반응하는 그룹을 나타낸 것입니다.

[표 27-1] 전신 치료 시작 시점 고려를 위한 중요한 시점

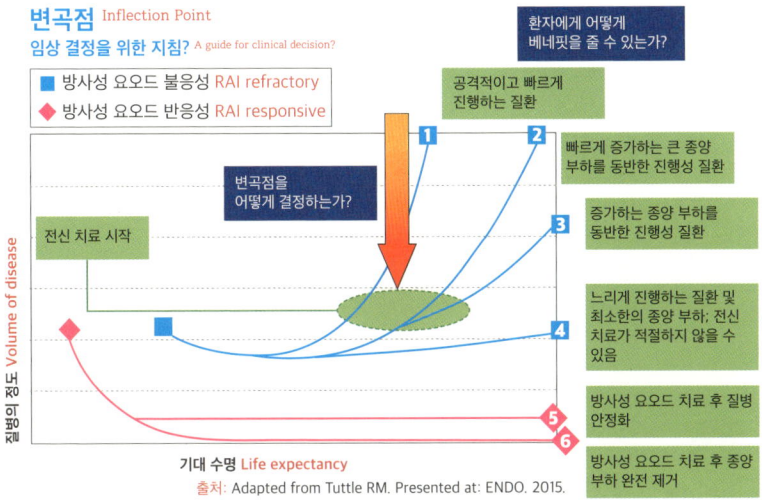

출처: Adapted from Tuttle RM. Presented at: ENDO. 2015.

　6번은 종양이 없고 방사성 요오드에 반응이 좋은 상태인데 아무 문제가 없습니다. 5번은 약간의 종양 지표가 나오는데 증가하지 않고 유지되는 상태로 역시 걱정할 필요가 없습니다. 그리고 4번은 파란 선으로, 방사성 요오드에 반응을 하지 않는 경우지만 종양이 자라지 않거나, 자라는 속도가 느리면 역시 걱정할 필요가 없습니다.

　1,2,3번 파란 선 그래프가 불응성 암 중에서 표적 치료를 해야 되는 환자를 나타냅니다. 하지만 처음부터 바로 표적 치료를 시작하는 것은 아닙니다. 어떤 시점이 되면 급격하게 자라는 양상을 보이는데, 붉은 색 화살표로 표시한 변곡점이 되는 이 부분을 놓치지 말고 재빨리 캐치해서 표적 치료를 시작해야 합니다. 그러니까 주의 깊은 검사와 세밀한 추적 관찰이 필요하니 전문가와 함께 잘 의논해가며 계획을 세워야 할 것입니다.

ஜ 표적 치료제의 임상 실험

MC 연지

많은 분들이 표적 치료라고 하면 꿈의 치료라고 생각합니다. 암세포만 골라서 공격하는 치료라서 몸의 부담도 적다고 알고 있습니다. 이 부분에 대해서도 설명을 부탁드립니다.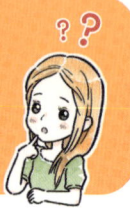

난치성 갑상선암에서 사용하는 대표적인 표적 치료제 두 가지를 예를 들어 보겠습니다. 표 27-2는 소라페닙Sorafenib, 즉 넥사바Nexava라는 상품명의 약을 임상 실험한 데이터입니다. 이 약을 사용한 군에서 무진행 생존, 즉 병이 더 이상 진행되지 않고 멈춘 상태로 유지되는 기간Progression-Free Survival, PFS이 약을 쓰지 않은 군보다

[표 27-2] **넥사바(Nexava: Sorafenib) 임상실험 데이터**

DECISION Trial : Sorafenib(Nexavar)

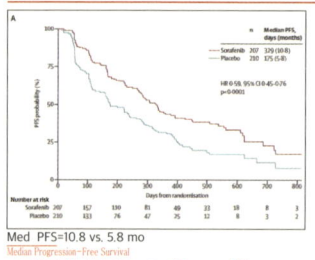

Med PFS=10.8 vs. 5.8 mo
Median Progression-Free Survival
➡ 중간 무진행 생존 기간 = 10.8개월 vs. 5.8개월
ORR=12% (no CRs)
Overall Response Rate
➡ 전체 반응률 = 12% 완전 관해(암의 흔적이 없어지는 한 건도 없음

Med OS > 2 yrs in both arms
➡ 중간 전체 생존 기간이 양쪽 치료군 모두 2년을 초과
71% of placebo patients crossed over and received sorafenib
➡ 위약(placebo)을 투여받은 환자의 71%가 이후에 소라페닙(sorafenib) 치료를 받음

출처: Lancet. 2014 July 26; 384(9940): 319-328. doi:10.1016/S0140-6736(14)60421-9.

약간 더 연장된다는 결과입니다. 약을 사용한 군은 329일이고, 약을 쓰지 않은 군은 175일 정도의 결과를 보였습니다. 무척이나 비싼 약이고 부작용도 만만치 않은데 10개월과 5개월의 정도의 차이를 보자고 사용하는 게 맞나 하는 의견이 있습니다.

이 약보다 효과적이라고 하는 약인 렌바티닙^{Lenvatinib}의 상품명 렌비마^{Lenvima}의 데이터 표 27-3를 보면 넥사바보다 효과적인 결과인 18개월과 4개월의 차이로, 무진행 생존^{Progression Free Survival}이 개선되는 결과를 얻었습니다. 하지만 이 결과도 기대보다는 못한 것이 분명합니다. 이런 점에서 개선이 되고 연구가 더 필요합니다.

[표 27-3] 렌비마(Lenvima: Lenvatinib) 임상 실험 데이터

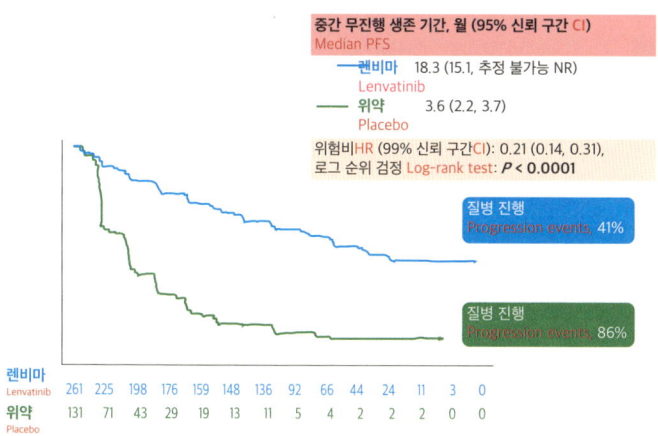

그렇지만 이 그래프들은 확률을 보여줍니다. 표적 치료제를 썼을 때 반응이 좋은 사람도 있고 반응이 거의 없는 사람도 있습니다. 우리가 임상에서 보기에는 약 60% 정도는 반응이 좋지만 나머지는 힘든 것이 사실입니다. 실제로 반응이 좋은 사람은 효과가 매우 좋아서 그래프를

넘어 암이 거의 없어지기도 합니다. 그런데 현대 의학으로는 이러한 사람을 미리 가려낼 방법이 아직 없습니다. 그러니까 일단 시도는 해봐야 하는 것입니다.

표적 치료제의 내성

MC 연지
표적 치료제도 내성이 생긴다고 들었습니다.
내성이 생기면 어떻게 해야하나요?

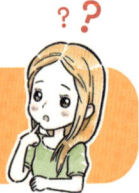

이 부분은 고민이 많습니다. 다른 항암제들과 마찬가지로 표적 치료제도 내성이 생깁니다. 그렇다면 그 다음은 어떻게 할지 난감합니다. 세계적으로도 많은 시도가 있었는데 거의 최근까지도 그림 27-1 ①번 실제 임상 치료 정책으로 진행했습니다. 먼저 넥사바를 시작하고 내성이 생기면 렌비마로 넘어갑니다. 이렇게 바꾼 약에 또 내성에 생기면 그때는 대책이 없었습니다. 그래서 ②번 가설 1과 같은 생각을 하게 되었습니다. 약을 다시 사용해보자는 것입니다. 넥사바를 쓰다 내성이 오면 렌비마, 그 다음은 또 넥사바, 렌비마 이런 식으로 사용해 보자는 것입니다. 그런데 연세대학에서는 다른 생각을 하게 되었는데, ③번 가설 2처럼 내성이 오기까지 기다리지 말고 다음 약으로 빨리 넘어가자는 것이었습니다. 우리는 이것을 주기적 치료 Interval Treatment 방식이라고 불렀습니다. 동물 실험에서 다른 치료 프로토콜에 비해 탁월한 효과를 보였습니다. 우리는 이 치료법을

SoLAT이라고 이름 지었고, 상당히 영향력이 높은 저널에 발표했습니다. 지금도 많이 인용되는 논문이고 많은 기관에서 우리의 치료 방식을 따르고 있습니다.

[그림 27-1] **치료제 내성이 발생한 경우 가설**

① 실제 임상 치료 정책 Real world treatment policy

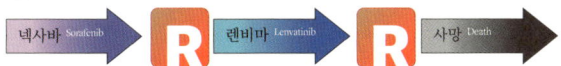

② 가설 1: 재사용 Re-Use

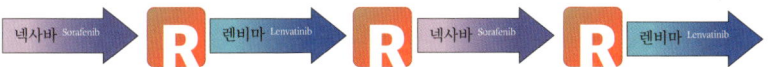

③ 가설 2: 간격 전환 Interval Switch

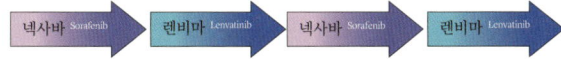

[그림 27-2] **SoLAT 효과 입증**

Interval treatment of Sorafenib and Lenvatinib
SoLAT: Sorafenib-Lenvatinib Alternating Treatment
- A New Treatment Protocol Using Sorafenib and Lenvatinib Alternatively on Refractory Thyroid Cancer

넥사바와 렌비바의 인터벌 트리트먼트:
SoLAT: 넥사바-렌비바 교차 치료
- 불응성 갑상선암에서 소라페닙과 렌바티닙을 교대로 사용하는 새로운 치료 프로토콜

Kim et al. BMC Cancer (2018) 18:956
https://doi.org/10.1186/s12885-018-4854-z

BMC Cancer

RESEARCH ARTICLE   Open Access

SoLAT (Sorafenib Lenvatinib alternating treatment): a new treatment protocol with alternating Sorafenib and Lenvatinib for refractory thyroid Cancer

Soo Young Kim[1,2,3†], Seok-Mo Kim[1,2,3†], Ho-Jin Chang[1,2,3], Bup-Woo Kim[1,2,3], Yong Sang Lee[1,2,3], Cheong Soo Park[1,2,3], Ki Cheong Park[2†] and Hang-Seok Chang[1,2,3*†]

난치성 갑상선암의 치료 원칙은 완벽하게 절제를 하는 것입니다. 그리고 적절한 추가 치료를 이용해 치료 효과를 높이는 노력이 필요합니다. 중요한 것은 다학제 융합 치료인데 총력전을 해야 한다는 뜻입니다. 동원할 수 있는 모든 치료를 동원해야 합니다. 마지막으로 정밀 의학이나 차세대 염기 분석법을 이용한 정보에 따라 적절한 치료를 선택해야 합니다.

MC 연지
넥사바와 렌비마 외에 다른 치료제도 있나요?

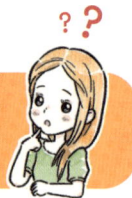

[표 27-4] 표적 치료제와 면역 치료제

Molecular targets of currently available tyrosine kinase inhibitors.

Drugs/Clinical Trials	VEGFR-1	VEGFR-2	VEGFR-3	c-KIT	RET	PDGFR	FGFR	EGFR	Others
Lenvatinib (Schlumberger et al.)	+	+	+	+	+	+	+	-	RET-KIF5B rearrangements
Sorafenib (Brose et al.)	-	+	+	+	+	+	-	-	Raf, FLT3
Vandetanib (Wells et al.)	-	+	-	+	+	-	-	+	RET-KIF5B rearrangements
Cabozantinib (Elisei et al.)	-	+	-	+	+	-	-	-	MET, RET-KIF5B rearrangements
Larotrectinib (Drilon et al.)	-	-	-	-	-	-	-	-	TRK1
Entrectinib (Doebele et al.)	-	-	-	-	-	-	-	-	TRK, ALK, ROS1
Selpercatinib (Wirth et al.)	-	-	-	-	+	-	-	-	-
Pralsetinib (NCT03037385)	-	-	-	-	+	-	-	-	-
Vemurafenib (Brose et al.) (Hytman et al.)	-	-	-	-	-	-	-	-	BRAFV600E
Dabrafenib (Falchook et al.)	-	-	-	-	-	-	-	-	BRAFV600E

출처: Int. J. Mol. Sci.(International Journal of Molecular Sciences) 2021, 22, 3117. https://doi.org/10.3390/ijms22063117

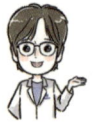

난치성 갑상선암 분야에서는 처음 개발된 렌비마와 넥사바 외에도 많은 표적 치료제가 개발되었습니다. 표 27-4 치료제 중 8가지는 FDA 인정을 받아서 임상에 사용할 수 있습니다.

어떤 약이 더 탁월하다기 보다 각각의 약은 잘 듣는 조건이 서로 다릅니다. 그래서 이런 약을 사용하기 위해서는 정밀하게 사전 검사를 하고 분석이 이루어져야 합니다.

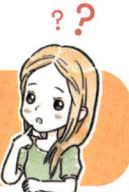

MC 연지
암종을 불문하고 치료가 가능한 치료제가 나왔다는 기사를 접했습니다.

설명을 위해 우선 임상 시험 방법에 대해 알려드리겠습니다. 항암제를 개발하는 임상 연구는 두 가지 방식으로 나뉩니다. 우산형 임상 시험 Umbrella Trial과 그리고 바스켓형 임상 시험 Basket Trial입니다. 우산형 임상 시험은 한 가지 암에 대해 여러 가지 약을 써 보고 효과를 평가하는 방식이라면, 바스켓형 임상 시험은 어떤 유전자 돌연변이가 있는 암에 대해 암의 종류를 가리지 않고 한 가지 약을 동일하게 써 보고 효과가 있는 암을 찾아 들어가는 방식의 임상 연구인데, 이 연구 방식이 더 효과가 있다고 알려져 있습니다. 표 27-4에서 마지막 두 개 약은 이러한 임상 시험 방법으로 개발되어 면역 치료제 인가를 받은 약입니다. 하지만 아직까지는 이런 연구 방식으로 개발된 약도 개선이 필요합니다. 다만 갑상선암에 흔한 BRAF 돌연변이가 있는 난치성 갑상선암에서 다른 약과 함께 사용할 수 있는 약으로 인정되고 있습니다.

지금은 이런 연구들을 통해 난치성 암이라고 할지라도 다양한 조건을 따져서 암종의 특성, 특히 분자생물학적 특성을 조사해서 치료법을 개발하고 있습니다. 그 중 몇몇 치료는 굉장히 희망적입니다. 그러나 아직은 암이 생긴 기관이나 세포 유형이 더 중요하다는 것을 기억해야 합니다. 지금은 힘들더라도 포기하지 말고 기다리면서 암을 억제하고 최대한 없애는 방식을 쓰며 최선을 다해야 합니다.

MC 연지
암 치료에 AI를 도입하는 건 어떻게 생각하세요?

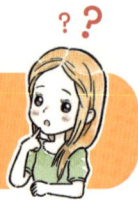

연세대학에서도 과거에 이런 조사를 한 적이 있었습니다. 갑상선암에서 〈왓슨 포 온콜로지〉Watson for Oncology이라는 AI 프로그램이 얼마나 도움이 되는지 조사했는데 결론적으로는 효과가 별로 없었습니다. 이 결과를 논문으로 발표하고 나서 몇 개월이 지나서 한 신문에 이런 기사가 떴습니다. 암 치료 관련 AI 프로그램은 큰 기대를 모았지만 그다지 효과가 없었다는 것이었습니다. AI는 충분히 기대할만 하고 미래의 가능성이 무한하지만 아직까지는 기대에 못 미치기 때문에 더 기다려야 할 듯 싶습니다.

난치성 갑상선암은 최선을 다해 치료해야 되는 어려운 암입니다. 이 암에 대해 마지막으로 꼭 드리고 싶은 말은 결코 포기하지 말고 최선을 다하자는 것입니다. 의료진, 가족들, 그리고 주변 분들도 모두 다 힘을 합해 함께 싸워 나가면 꼭 좋은 날을 볼 수 있을 것입니다.

CHAPTER 28 갑상선 수질암

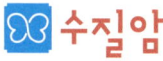 수질암

MC 연지
특수한 갑상선암인 수질암부터 알아보겠습니다.

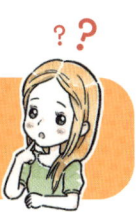

　　　갑상선 수질암은 다른 갑상선암과는 전혀 다른 세포에서 생기는 암입니다. 이 세포는 전체적으로 외배엽 기원의 갑상선 조직 내부에 있기는 하지만, 세포의 기원은 신경 능선 Neural Crest이라고 해서 신경 세포가 생성되는 부분에서 발생한 것입니다. 여포를 형성하는 갑상선 세포 옆에 존재하는 소수의 여포방 세포^{Parafollicular C-cell}에서 발생하는 암입니다. 이 단어는 여포^{Follicle}, 옆^{Para}이라는 두 단어가 합쳐진 말로, 여포 옆에 있는 세포라는 뜻입니다. 이 세포는 요오드를 흡수하는 능력이 없기 때문에 Tg나 갑상선 호르몬을 생성하는 능력이 없고, 대신 칼시토닌^{Calcitonin}과 CEA를 분비합니다.

그렇기 때문에 수질암은 다른 갑상선암과는 다른 특성을 보입니다. 전 세계적으로는 수질암의 발생 빈도는 전체 갑상선암의 5~10%를 차지하는데, 한국은 빈도수가 낮아서 1~2% 정도입니다. 이런 차이가 생기는 이유는 아직까지 밝혀지지 않았습니다. 일본과 한국은 거의 비슷한 분포를 보이는데 비해 유럽은 우리와 차이가 있어서 인종 간의 차이가 아닌가 짐작하고 있습니다. 하지만 교과서에서는 인종별로 차이가 없다고 기술하고 있습니다. 유두암의 남녀 성비가 1:5 정도로 여성에게서 많이 생기는 것과는 달리 수질암은 남녀 간의 차이가 없습니다.

수질암은 유두암보다 예후가 안 좋아서 거의 위암 수준이라고 평가됩니다. 10년 생존율이 50~80% 정도로 보고되고 있습니다. 림프절 전이도 암 발생 초기부터 쉽게 일어나고 원격 전이도 잘 되는 상당히 어려운 암입니다. 이 암은 다른 갑상선암과 달리 폐보다는 간으로 전이가 더 많이 일어납니다. 간, 폐, 뼈, 뇌, 부신수질 순서로 전이가 발생합니다.

수질암의 중요한 특징은 유전될 가능성이 높다는 것입니다. 가족형Hereditary or Familial Type과 산발형Sporadic Type 두 가지 패턴이 있다고 알려져 있습니다. 약 20~30% 정도는 유전되는 가족형Hereditary or Familial Type입니다. 이 타입은 다발성으로 발생하고 공격적인 성향이 있으며 호발하는 연령대가 따로 있지 않습니다. 이런 임상 양상은 비교적 단일 병소로 나타날 확률이 높고 50~60대에 호발하는 산발형Sporadic Type과는 차이가 있습니다. 그래서 가족 중에 누군가 수질암이 있다면 그 구성원은 다 유전자 상담이 권고됩니다.

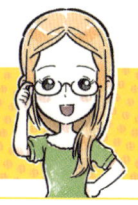

MC 연지's AI style 요약

갑상선 수질암의 특징

빈도: 전체 갑상선암의 5~10% (한국은 1~2%), 발생 환경적 요인 없음.
- 여포방 세포Parafollicular C-cell 기원: 칼시토닌 분비 종양 Calcitonin-producing tumor
- 종양 지표: 칼시토닌Calcitonin, CEA암배아성 항원

남녀 발생 빈도, 인종별 발생 차이 없음.

두 가지 수질암의 유형
- 75~80% 산발형Sporadic Type : 30% 다발성, 50~60대
- 20~30% 가족형Hereditary or Familial Type : 80% 다발성

예후 불량
- 10년 생존율: 50~80%
- 초기부터 주변 림프절 전이 발생
- 원격 전이: 간, 폐, 뼈, 뇌, 부신수질

　　가족성 수질암은 다른 유전병과 함께 발생하기 때문에 더 위험합니다. 다발성 내분비 종양 증후군^{Multiple Endocrine Neoplasia, MEN}과 관련이 있는데, 가족형 수질암의 90% 정도는 MEN 2A와 연관되어 발생합니다. 이 경우에는 수질암이 다발성으로 발생하고, 부신^{Adrenal Gland}에 갈색 세포종^{Pheochromocytoma}이 동반되고, 부갑상선 기능 항진증^{Hyperparathyroidism}이 있을 수 있으며 피부 아밀로이드증^{Amyloidosis}, 거대 결장^{Megacolon} 등 질병이 동반 발생합니다.

　　약 5%는 MEN 2B인데, 역시 다발성 수질암, 갈색 세포종이 발생하고 점막하 신경종^{Submucosal Neuroma}이 특징적으로 생깁니다. 부갑상선 기능 항진증은 생기지 않습니다. 그림 28-1에 보이는 것이 바로 MEN 2B의 특징인 점막하 신경종입니다. 그래서 수질암이 의심되는 환자가 오면 혀도 검사해 봐야 합니다. 이런 특징이 나타나면 틀릴 가능성이 거의 없습니다.

[그림 28-1] 점막 신경종 MEN2B

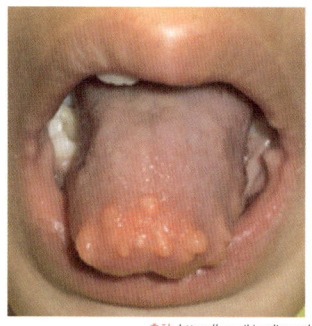
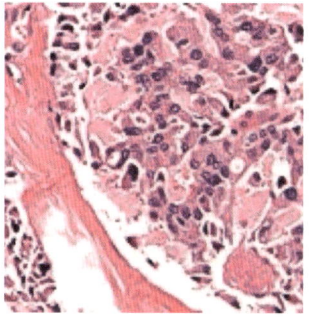

출처: https://en.wikipedia.org/wiki/Multiple_endocrine_neoplasia_type_2B

MC 연지's AI 요약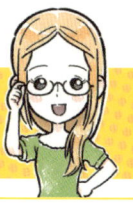

수질암의 종류

- 산발형 수질암 Sporadic MTC : 75~80%
- 가족성 수질암 Hereditary, or Familial : 20~30%

가족성 수질암

- MEN 2A: 90%
  - 다발성, 양측성 수질암, 갈색 세포종, 부갑상선 기능 항진증. 피부 아밀로이드증, 거대 결장
- MEN 2B: 5%, 가장 공격적인 형태
  - 다발성, 양측성 수질암, 갈색 세포종, 점막 신경종
- Familial MTC without MEN (FMTC): 5%
  - 갑상선 수질암(단일 병소)만 발생

🎀 수질암의 특징

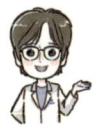
이렇게 동반 질병 수만 보면 MEN 2A가 더 위험할 것 같지만, 실제로 더 공격적이고 위험한 것은 MEN 2B로 가장 예후가 나쁩니다.

나머지 하나는 가족형 수질암 중에서는 가장 순한 타입, 가족형 수질암 Familial Medullary Thyroid Cancer입니다. 이 타입은 동반되는 다른 질환 없이 수질암만 가족형으로 발생하는 것입니다. 이 경우에는 갑상선암도 단일 병소로 나타나고 공격성도 약한 편입니다.

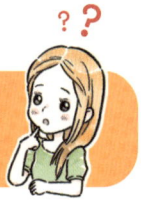

MC 연지
점막 신경종처럼 딱 보기만 해도 알 수 있으니까 진단이 비교적 쉬운 편인가요?

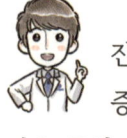
그렇지가 않아요. 수질암의 가장 힘든 부분은 바로 진단이에요. 수질암 진단은 정말 어려워요. 일단 특유의 증상이 없어서 많이 진행되어 목의 중요 구조를 다 침범해야 겨우 증상이 나타납니다. 그래서 진단은 초음파, 세침흡인 검사 등이 필요하고, 가족력을 잘 살펴야 합니다. 그리고 미리 혈액 검사를 해 보면 도움이 됩니다. 혈중 칼시토닌 검사가 필요한데 검사에서 이게 높게 나오면 수질암이 있다고 판단할 수 있습니다.

이렇게만 보면 다른 갑상선암과 다른 게 없고, 오히려 칼시토닌 혈액 검사가 있으니 진단이 잘될 것 같아 보일 수 있습니다만 쉽지 않습니다. 일단 보험이 적용되지 않아 칼시토닌 혈액 검사를 루틴으로 할 수가 없습니다. 여러 가지 검사를 하더라도 헷갈리는 결과가 나오기도 하고, 심지어 병리 조직 검사도 틀리는 경우까지 있어서 진단에 어려움이 많습니다.

MC 연지
진단이 이렇게 어렵다면 요즘 많이 발전한 유전자 분석 등 분자생물학적 검사 같은 건 없나요?

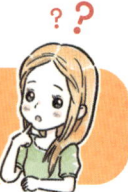

개선하려는 연구도 활발한데 현재까지 가장 신뢰도가 높은 것은 RET 유전자 변이 상태 분석 RET Mutational Status Analysis 검사입니다. 이 검사는 아주 정확도가 높은 검사라서 돌연변이가 나오면 바로 수질암이라고 진단이 가능합니다. 가족형에서는 100%에서 RET 돌연변이가 있고, 산발형이라도 약 50%에서 존재하기 때문입니다. 그리고 돌연변이가 생긴 포인트에 따라 예후도 알 수 있는 정확한 검사입니다. 하지만 역시 비용의 문제가 있기 때문에 활용에는 어려움이 있습니다. 다만 가족형 수질암 가계에서는 필수적인 검사입니다. 수질암이 아직 발생하지 않았더라도 이러한 돌연변이가 있다면 그건 암이 반드시 생긴다는 뜻이기 때문에 바로 수술을 하기도 합니다.

RET 유전자의 돌연변이 종류에 따라 치료 방침을 결정할 수 있습니다. 매우 공격적인 타입에서는 5살 미만의 어린 나이일지라도 바로 수술하는 것이 권유되고, 공격성이 덜한 돌연변이라면 조금 더 기다려 보는 방식을 선택할 수 있습니다. 하지만 이 경우에는 아주 타이트한 방식으로 정기적인 검사가 필요합니다.

RET 유전자 검사의 또 하나 중요한 점은 돌연변이의 존재를 타겟으로 하는 표적 치료가 가능하다는 것입니다. 그래서 수질암에서는 이 유전자 검사가 필수적입니다. 진단을 위한 목적보다는 예후를 파악하고 나중에 치료가 필요할 경우를 대비해서입니다.

최근에 개발되고 있는 연구 중에는 RNA를 검사하는 방법이 있는데, 아직 활발하게 사용되지는 않지만 조만간 훌륭한 역할을 하리라고 기대합니다. 거의 100% 정확도를 보인다고 보고되어 있습니다. 그 외에도 RAS라는 유전자 돌연변이 진단은 산발형 수질암에 도움이 되고, 특히 RET 유전자 돌연변이가 없는 수질암에서 약 70% 정도 발현되기 때문에 진단과 표적 치료에 활용될 가능성이 높습니다. 그리고 다른 유전자들을 검사해서 공격 성향을 나타내는 인자들로 예후를 판단하는 방법도 개발되어 있습니다.

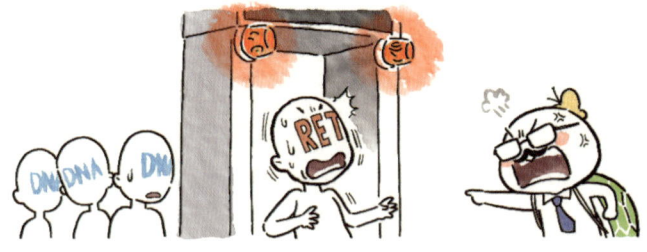

> **MC 연지**
> 수질암의 치료는 어떻게 해야 될까요?

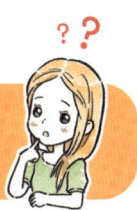

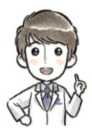 수질암의 치료는 다른 암과 마찬가지로 병기 설정 검사 Staging work-up 라고 해서 정확하게 병의 상태를 파악하는 것부터 치료가 시작됩니다. 다만 수질암은 다른 점이 있습니다. 초음파, CT 등 다른 진단법은 일반 갑상선암과 같지만, 전통적인 당을 사용하는 일반적인 PET 스캔(^{18}F-FDG PET 스캔)은 그다지 효과적이지 않아서 다른 물질을 이용하는 PET scan(^{18}F-DOPA PET, ^{68}Ga-DOTA Peptide PET) 진단법이 사용되고 있습니다. 분화도가 떨어진 수질암에서는 기존의 PET 스캔이 도움되지만 그렇지 않은 경우에는 도움이 되지 않습니다.

수질암에서는 생화학적 검사가 중요합니다. 혈중 칼시토닌과 CEA 수치에 따라 치료 방식을 달리해야 하는 경우가 있고, 다른 영상 진단 검사를 추가로 해야 하는 경우도 있기 때문입니다. 수술 전에 칼시토닌 수치가 40pg/mL 이상이면 중앙 구획 림프절 전이가 있을 것이 예상되고, 200pg/mL 이상이면 측경부 림프절 전이, 그리고 500pg/mL 이상일 경우 종격동 림프절 전이까지 생각해야 합니다. 엄격한 기준을 적용한다면 400pg/mL일 경우 전신 전이를 의심하고 꼭 전신에 대한 검사를 해야 합니다.

MC 연지's AI style 요약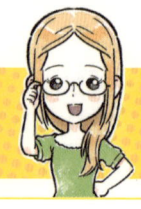

칼시토닌 수치에 따른 수질암의 전이 예측

- 수술 전 칼시토닌 수치
  - 40 pg/mL 이상 - 중앙 구획 림프절 전이
  - 200 pg/mL 이상 - 측경부 림프절 전이
  - 500 pg/mL이상 - 종격동 림프절 전이
  - 400 pg/mL 경우 - 전신 전이를 의심

동반 질환에 대한 검사도 필요합니다. MEN 증후군의 경우 갈색 세포종 검사를 꼭 해야 합니다. 이 병은 혈압이 높아지고 마치 널을 뛰는 것처럼 흔들릴 가능성이 있어서 아주 위험합니다. 미리 파악을 하고 있지 않으면 수술 중에 혈압이 폭발하듯이 높아져서 사망할 수도 있습니다.

수질암은 유두암만큼은 아니지만 다발성으로 발생할 가능성이 있는데 이건 가족형일 경우 100%에 이르고, 산발형은 약 30% 정도 됩니다. 암의 크기가 1㎝ 보다 작을 때도 이미 30% 정도는 림프절 전이가 있고, 크기가 커지면 더 많이 전이가 됩니다. 암이 1~4㎝면 50%에서, 크기가 4㎝ 이상이거나 종양 병기 4기(T4 stage)라면 90% 정도 림프절 전이가 있다고 알려져 있습니다.

MC 연지's AI style 요약

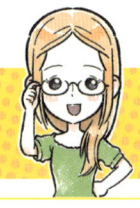

갑상선 수질암 요점 정리

- 일반 갑상선암과 기원이 다르다. 신경계통에서 기원한 암
  - 종양 지표: 칼시토닌, CEA
  - 방사성 요오드 치료에 반응하지 않는다.

- 다발성, 양측성 발생이 흔하고 초기에 전이 발생

- 진단이 어렵다.

- 혈액 검사로 병기를 짐작할 수 있다.
  - 칼시토닌 수치에 따라 전이 여부 판단 가능

- 가족성(유전형) 가능성 20~30%
  - 유전자 상담 필요
  - MEN type 에 따라 동반 질환 검사 필요
  - 가족형 수질암은 좀더 공격적인 성향

- 유전자 돌연변이 검사 필요
  - 예후 판단, 표적치료 등 가능성
  - 산발형에서도 필요

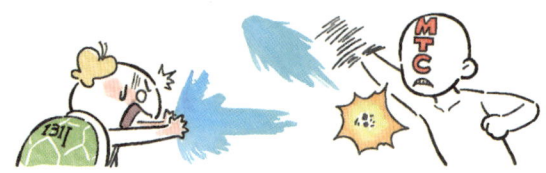

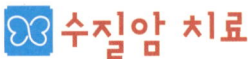# 수질암 치료

MC 연지
진단부터 쉽지 않은 수질암이지만 그래도 치료는 역시 수술이 중요하겠지요?

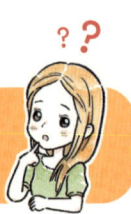

네, 그렇습니다. 워낙 내용이 복잡하고 많지만 요약하자면 다음과 같습니다. 수질암은 분화 갑상선암과 달리 추가 치료의 효과가 거의 없기 때문에 처음부터 확실하게 없애는 것이 가장 좋은 방법입니다. 미리 계획을 잘 세워야 하고, 수술도 정교하고 광범위하게 해야 합니다. 다음은 갑상선 및 내분비 분야의 세계적인 권위자인 호세인 가립(Hossein Gharib)이 발표한 오래 전 논문으로 수질암 치료에 금과옥조처럼 여겨지는 내용입니다.

> "수질암의 생존 여부는 첫 수술이 얼마나 적절하게 이루어졌는지에 따라 결정됩니다. 수술을 언제, 그리고 얼마나 광범위하게 해야 하는지에 대해서는 여전히 의견이 분분합니다.
>
> Survival is dependent on the adequacy of the initial surgical procedures. Timing and extent of surgery remain controversial."
>
> - Gharib H et al. Mayo Clin Proc. 1992 Oct;67(10):934-40.

수질암도 다른 종류의 암과 마찬가지로 영상 검사인 초음파, CT 등의 검사를 통해 암이 퍼진 범위를 파악하고 수술 계획을 세워야 합니다. 수질암에서는 수술 전 종양 지표 수치와 분자 생물학적 분석 내용도 수술 계획에 반영해야 합니다.

수질암에서 수술 전 칼시토닌 수치가 40pg/mL 이상이면 중앙구획 림프절 전이가 있을 것이 예상되고, 200pg/mL 이상이면 측경부 림프절 전이, 500pg/mL이상일 경우 종격동 림프절 전이까지 생각해야 합니다. 엄격한 기준을 적용한다면 400pg/mL일 경우 전신 전이를 의심해야 하고 꼭 전신에 대한 검사를 해야 합니다.

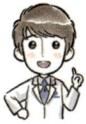

이런 수치를 바탕으로 영상 검사에서 보이지 않더라도 칼시토닌 수치가 200pg/mL을 넘으면 예방적 측경부 청소술Prophylactic Lateral Neck Dissection도 고려해야 합니다. 분화 갑상선암에서는 중앙 구획 청소술은 갑상선 수술에 포함시켜 하더라도 측경부 청소술은 너무나도 큰 수술이기 때문에 전이가 있다는 증거가 있어야 할 수 있습니다. 하지만 달리 추가 치료가 없는 수질암에서는 칼시토닌이 너무 높다면 영상으로 보이지는 않더라도 측경부 전이가 있다고 봐야 하기 때문에 측경부 청소술을 결정을 하게 됩니다.

그런 논리라면 "종격동 청소술도 해야 하는 것 아닌가, 전신 전이는 어떻게 할 것인가" 하는 질문이 있을 수 있습니다. 하지만 종격동 청소술은 매우 큰 수술이어서 칼시토닌 수치만으로 쉽게 시행을 결정하기 힘들고, 나중에 수술 결과를 보고 추가해도 될 것이라고 생각합니다. 전신 전이가 있는 경우라고 하더라도 수질암에서는 최대한 원발암 부위를 제거해 주는 것이 원칙이기 때문에 일단 수술을 하는 것이 옳습니다.

환자의 증례 하나를 소개하겠습니다. 환자는 수술 전에 측정한 칼시토닌 수치가 10000pg/mL 이상이라 병원에 있는 장비로는 측정이 되지 않는 수준이어서, 영상 검사에서는 전이 소견이 없었지만, 수술은 갑상선 전절제, 양측 측경부 청소술을 시행했습니다. 그림 28-2, 표 28-1 수술 이후 칼시토닌 수치를 측정했는데, 3일째 172pg/mL, 3개월이 되자 0pg/mL으로 떨어지고 이후에는 재발이나 전이의 소견 없이 잘 지내고 있습니다.

[그림 28-2] 갑상선 전절제, 양측 측경부 청소술

[표 28-1] 칼시토닌의 변화 The change of calcitonin

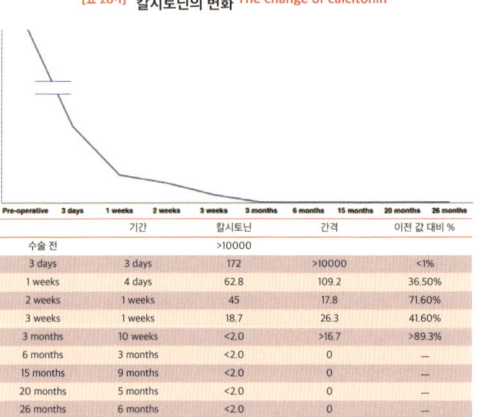

기간		칼시토닌	간격	이전 값 대비 %
수술 전		>10000		
3 days	3 days	172	>10000	<1%
1 weeks	4 days	62.8	109.2	36.50%
2 weeks	1 weeks	45	17.8	71.60%
3 weeks	1 weeks	18.7	26.3	41.60%
3 months	10 weeks	<2.0	>16.7	>89.3%
6 months	3 months	<2.0	0	—
15 months	9 months	<2.0	0	—
20 months	5 months	<2.0	0	—
26 months	6 months	<2.0	0	—

여기서 교훈은 칼시토닌 수치가 너무 높다면 애초에 확실하고 광범위한 수술을 계획해야 한다는 것입니다. 그리고 또 하나는

칼시토닌을 측정하는 적절한 타이밍입니다. 원래 칼시토닌은 반감기가 하루 반(36시간) 정도 되기 때문에 어떤 치료의 효과를 제대로 확인하려면 적어도 2~3달 뒤에 측정해야 한다는 것입니다. 이 케이스는 그런 모범답안 같은 케이스입니다.

수질암 수술 원칙

갑상선 수질암의 치료에 대해서는 과거부터 꾸준히 자료가 모여서 지금은 어느 정도 안정적인 가이드라인이 확립되었습니다. 수술의 원칙은 이렇습니다. 모든 논문에서 다 인정하는 것처럼 처음부터 완벽한 절제가 유일하고도 가장 효과적인 치료법입니다. 「미국 갑상선 학회 2015년 가이드라인」ATA Guideline에 의하면 갑상선은 전절제를 하도록 하고 근처 중앙 구획은 예방적으로 전이의 증거가 없더라도 확실하게 다 청소를 해주어야 합니다.

하지만 측경부 청소술을 하는 것은 논란이 있는데, 치료 목적으로 하느냐, 예방으로 하느냐에 대한 논란입니다. 최근에는 전 세계적인 데이터를 분석해보니, 그렇게 큰 수술을 했는데도 예후를 호전시키는 효과가 그리 크지 않고, 미세한 전이가 일부 남아 있더라도 원격 전이의 위험을 높이지 않는다는 결과가 확인되어 현재는 치료 목적의 측경부 청소술Therapeutic Lateral Neck Dissection을 하는 것을 원칙으로 합니다.

그렇지만 이런 데이터는 전 세계에서 모인 논문들이 모두 우수한 기관의 결과인 것은 아니라는 것과 수술명이 같다고 모두 같은 수술이 아니라는 것을 고려해야합니다. 오랜 경험이 축적된 우수한 기관에서는 나름의 원칙이 있을 수 있습니다. 연세대학의 원칙은 이러합니다. 일반적으로는 림프절 전이 증거가 있을 때 측경부 청소술을 하는 것이 원칙이지만, 수술 전에 측정한 칼시토닌 수치가 너무 높다면 예방적 차원의 수술도 심각하게 고려해야 합니다.

예방적 측경부 청소술의 가이드라인은 이러합니다. 림프절 전이의 증거가 없는 경우에는 병이 있는 쪽 측경부 청소술을 고려해야 합니다. 그 이유는 중앙 구획 림프절 전이가 있다면 약 60% 정도 측경부 전이가 있고, 설사 중앙 구획 림프절 전이가 없더라도 암이 있는 쪽의 측경부 전이는 10% 정도 있기 때문입니다. 그리고 원발암 크기가 1~1.5㎝ 이상이면 측경부 전이 위험이 증가하므로 역시 고려 대상입니다.

양측 측경부 청소술은 다음과 같은 조건일 때 심각하게 고려해야 합니다. 양측에 수질암이 있는 경우, 중앙 구획 림프절 전이가 수술 전 검사에서 10개 이상 보이는 상황, 한쪽 전이가 심한 경우입니다. 그리고 수술 전 칼시토닌 수치가 높은 경우도 해당되는데, 200pg/mL 이상이라고 했지만 요즘은 500pg/mL 이상을 인정하는 경우가 더 많습니다. 반대편에 암은 아닌 것 같지만 림프절이 많이 커져 있는 경우, 재발한 경우, 잔존 암의 의심 소견이 있을 때는 완벽하게 다 들어내는 것이 좋습니다.

MC 연지's AI 요약

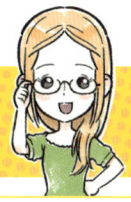

수질암에서 측경부 청소술 Lateral Neck Dissection

- 치료 목적 청소술: 전이 증거가 있는 경우 시행. 대부분의 진료 가이드라인에서 인정됨.

- 예방적 청소술(전이 증거가 없어도 청소술을 시행)의 근거
  - 중앙 구획 림프절 전이 있으면 60%에서 측경부 전이 존재
  - 전이가 없을 경우에도 10%에서 측경부 전이 존재
  - 원발암 크기가 1~1.5cm 이상이면 측경부 전이 위험 증가

- 예방적 양측 측경부 청소술 필요한 경우
  - 양측성 수질암
  - 중앙 구획 림프절 전이 10개 이상
  - 한쪽 측경부 전이가 심한 경우
  - 수술 전 칼시토닌 수치 > 200 pg/mL, 혹은 > 500 pg/mL
  - 반대편 측경부 림프절 의심 소견 Contralateral Lymphadenopathy
  - 잔존암 의심 Suspicion Of Residual Or Persistent Diseases

가족성 수질암의 위험

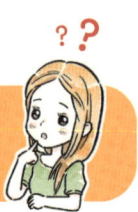

MC 연지
가족형 수질암이 공격적인 패턴을 나타낸다고 했는데 그러면 치료 방침도 달라지나요?

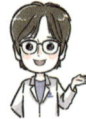
유전성 갑상선 수질암에서는, 특히 공격적인 성향을 보이는 MEN 증후군에서는 빨리 그리고 확실한 범위의 수술을 하도록 권유합니다.

[표 28-2] **MEN2** Multiple Endocrine Neoplasia type 2 **환자의 ATA 위험도 (RET 변이 기준)**

ATA 등급 D (ATA-D) 변이: 가장 높은 위험도
- 코돈[1] 883 및 918
- 가장 어린 발병 연령, 가장 높은 전이 위험 및 질병 특이 사망률과 관련됨.

ATA 등급 C (ATA-C) 변이: 높은 위험도
- 코돈 634

ATA 등급 B (ATA-B) 변이: 낮은 위험도
- 코돈 609, 611, 618, 620 및 630

ATA 등급 A (ATA-A) 변이: 가장 낮은 위험도
- 코돈 768, 790, 791, 804 및 891

출처: MTC guideline of ATA, THYROID, 19, Number 6, 2009

---
[1] 코돈: 유전체의 DNA 또는 RNA 염기 서열에서 세 개의 연속적인 뉴클레오타이드 염기가 하나의 아미노산이나 번역 종료 신호를 지정하는 단위. 코돈은 DNA 또는 RNA 염기 서열에서 단백질 합성에 필요한 아미노산 순서를 결정하는 기본적인 단위라고 이해하시면 됩니다.

「미국 갑상선 학회 2015년 가이드라인」ATA Guideline에서는 표 28-2처럼 MEN2 증후군 그룹에 대한 위험도를 분석했는데 RET 유전자의 돌연변이가 일어난 포인트에 따라 위험도가 이렇게 달라집니다. 가장 위험한 그룹을 D라고 하고 위험도가 높은 순서대로 4가지 그룹으로 분류했습니다. 이런 유전자 변이가 있다면, 어린 나이부터 수질암이 발생하고 전이가 심각하게 많이 일어나면서 사망할 가능성이 매우 높습니다.

[표 28-3] **미국 갑상선 학회(ATA) 위험도 분류 및 예방적 갑상선 절제술 검사 및 치료**

ATA 위험도	RET 검사 시기	첫 경부 초음파 검사 시기	첫 혈청 칼시토닌 검사 시기	예방적 수술 시기
D	가능한 한 빨리, 생후 1년 이내	가능한 한 빨리, 생후 1년 이내	수술하지 않은 경우 6개월	가능한 한 빨리, 생후 1년 이내
C	3~5세 이전	3~5세 이후	3~5세 이후	5세 이전
B	3~5세 이전	3~5세 이후	3~5세 이후	5세 이전 수술 고려. 엄격한 기준 충족 시 5세 이후로 연기 가능.
A	3~5세 이전	3~5세 이후	3~5세 이후	엄격한 기준 충족 시 5세 이후로 연기 가능.

정상 연간 기저 및 자극 유발 혈청 칼시토닌, 정상 연간 경부 초음파, 덜 공격적인 MTC 가족력, 가족 선호도. 가능한 한 빨리 (ASAP).

출처: MTC guideline,THYROID, 19, Number 6, 2009

표 28-3은 유전성 수질암에 대해 언제 검사하고, 어떻게 치료할지를 나타낸 것입니다. 가장 위험한 D그룹은 모든 검사를 1세 이전에 가급적 빨리 하고, 수술도 돌연변이가 발견된 즉시 시행하도록 권유합니다. 그만큼 암이 위험하다는 말입니다. 위험도가 한단계 낮은 그룹에서도 5살 이전에 수술을 하라고 권유하고 있습니다. 가장 위험도가 낮은 A그룹의 경우라면 5살 이후까지 수술을 지연할 수는 있지만 아주 주의 깊게 관찰을 할 것을 권유하고 있습니다.

일반적인 수질암, 즉 산발형 Sporadic Type에는 이런 기준이 없지만, 모든 수질암은 발견된 즉시 수술하는 것이 원칙입니다. 이전에 우리가 다뤘던 능동적인 감시 Active Surveillance 같은 것을 적용하면 안됩니다. 아무리 작은 암이라도 수질암이거나 수질암이 의심되는 상황이라면 주저하지 말고 바로 수술을 받아야 합니다. 수질암은 일반적인 갑상선암과는 달라서 방사성 요오드 치료의 혜택도 받을 수 없기 때문에, 가장 빠르게, 가장 확실한 범위의 수술을 받아야 한다고 계속 강조하고 있습니다.

수질암 수술 후 추적 관찰

수술을 마치고 나면 추적 관찰을 하는데, 혹시라도 재발한다면 그것 역시 빨리 발견해서 바로 없애거나 치료해야 합니다. 칼시토닌과 CEA를 측정하는 혈액 검사가 이런 상황을 가장 정확하게 볼 수 있는데, 초반에는 3~6개월 단위로 하는 것이 좋고, 첫 측정에서 종양 지표가 0이라면 좀 더 기간을 늘려도 됩니다. 이렇게 지속적으로 검사하고 모니터링하는데 종양 지표가 측정이 안되는 경우, 즉 제로라면 10년 생존율이 95% 이상 확보되었다고 볼 수 있습니다.

종양 지표, 특히 칼시토닌 수치에 따라서 영상 진단 검사를 적절하게 시행해 주어야 합니다. 이렇게 해서 무엇이든 발견되면 바로 치료를 계획해야 합니다. 국소 재발 같은 것이 보이면 처음 수술과 마찬가지로 완벽하게 들어내는 것이 유일한 치료법입니다. 그렇게 하기 위해서는 놓치는 것 없이 완벽하게 수술 전 검사로 다 확인하고 계획을 세워야 합니다.

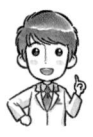
이렇게 해도 재발한 경우에는, 재수술을 잘 하더라도 안타깝게도 ⅓만 완치가 가능합니다. 비록 다른 갑상선암보다 못하지만 ⅓의 가능성은 결코 낮다고만 볼 수는 없습니다. 실망하지 말고 최선을 다해 대책을 세워야 하는 것입니다.

원격 전이가 일어난다면 불행한 경우입니다. 원격 전이는 가장 중요한 사망 원인이고 이런 상황이면 10년 생존율이 10% 정도밖에 되지 않습니다. 전이가 잘 되는 순서는, 다른 갑상선암이 폐로 먼저 가는데 비해 수질암은 간으로 더 많이 가고 다음으로 폐, 뼈 등 순서입니다. 진단 당시에 약 50%에서 이미 원격 전이가 있다는 보고도 있습니다.

전이의 위험이 있거나 의심할 만한 소견이 있으면 영상 진단 검사로 확인하는데 잘 나오지 않는 경우에는 혈중 칼시토닌 수치를 보고 판단하기도 합니다. 5000pg/mL 이상이라면 원격 전이를 의심해야 하는데, 어떤 기관에서는 400pg/mL 이상만 되도 전이를 의심하라고 합니다. 150~400pg/mL 정도라면 목이나 종격동의 림프절 전이가 있다고 봅니다. 이렇게 추적 관찰을 하면서 골치 아픈 경우는 100pg/mL 미만으로 나올 때인데, 병이 어딘가에 분명히 있는데 영상 검사로 발견하기 힘들때 입니다. 그렇더라도 이런 경우에는 여러 가지 검사를 하면서 계속 예의주시를 해야 합니다. 난감한 상황이지만 최근에 새로운 검사가 계속 개발되고 있어서 희망이 있습니다.

^{18}F-DOPA PET, ^{68}Ga-DOTA Peptide PET 같은 검사는 수질암의 분자생물학적 특징을 이용한 영상 진단법인데, 일반적인 PET 스캔에 사용되는 당분(^{18}F-FDG) 대신 수질암 세포에 흡착되는 ^{18}F-DOPA, ^{68}Ga-DOTA Peptide 같은 물질을 이용해 영상을 얻는 검사법입니다. 이 방법은 유럽 암학회(ESMO 2020 guideline)에서 인증되었습니다. 이런 기술 개발이 중요한 이유는, 지금도 사용되고 있지만 더 개발하면 분자생물학적 타겟을 겨냥한 표적 치료로 전환할 수 있기 때문입니다. 이 경우는 치료 약물을 사용하는 것이 아니라 방사능을 이용하는 표적 치료인 것입니다.

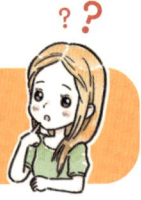

MC 연지
재발이나 전이를 미리 예측할 수 있는 방법이 있으면 좋을 것 같아요.

수질암에서는 미리 나쁜 예후를 짐작할 수 있는 분석이 가능합니다. 불량한 예후를 보일 가능성이 있는 환자에 대해서는 수술 범위도 광범위하게, 그리고 미리 철저한 검사를 할 수 있기 때문입니다. 발견 당시부터 병기가 높거나, 수질암이 갑상선 외부로 침범된 경우, MEN 2B, 산발형 수질암인데도 codon 918 돌연변이가 발견된 경우입니다. 수술 후에는 칼시토닌이 감소되지 않고 지속적으로 나오고, 심지어 두 배로 증가하는 배가 시간이 2년 미만으로 빠른 증가세를 보이는 경우 예후가 좋지 않습니다.

그리고 칼시토닌이 높게 유지되다가 별다른 조치 없이 갑자기 감소하는 경우도 예후가 좋지 않습니다. 칼시토닌이 감소하면 좋은 것이라고 생각할 수 있지만, 이 경우는 치료 효과로 감소한 것이 아니라 암세포의 분화도가 나빠져서 이렇게 된 것이기 때문에 안 좋은 상황으로 봅니다.

그 외에 요즘 새로 등장한 예후 평가 지표가 있는데, 병리적 소견상 종양 괴사Tumor Necrosis, 높은 유사분열 지수High Mitotic Index, 빠른 종양 성장 속도Tumor vol doubling time < 1 year, 혈중 CA19.9이 측정되는 경우에는 예후가 좋지 않으며, 이 지표의 배가 시간이 1년 미만이라면 역시 예후가 불량할 것으로 생각됩니다. 이런 내용은 전문가와 함께 고민하고 상의하면 좋겠습니다.

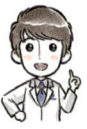

긴 시간 이야기해 온 내용을 요약하자면, 수질암의 치료 원칙은 발견되면 바로 확실하게 다 없애 버려야 한다는 것입니다. 가족형 수질암의 경우에는 위험군 분류를 해서 가장 위험한 그룹은 1살 이전에, 그 외의 그룹도 5살 이전에 빨리 수술해 줘야 합니다. 기본적인 수술 범위는 갑상선 전절제와 중앙 구획 림프절 청소술이고, 측경부 청소술은 다소 논란의 여지는 있지만 전이의 증거가 있을 때 수술하는 것을 추천합니다. 하지만 혈중 칼시토닌 수치에 따라 다른 정책을 적용할 수 있습니다. 수술 후에는 정기적인 검사를 해서 재발이나 전이를 빨리 발견해 조치를 해주어야 합니다. 마지막으로 새로운 표적 치료제도 많이 개발되고 있으니 희망을 가질만 하다고 생각합니다.

MC 연지's AI style 요약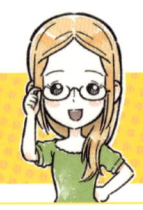

갑상선 수질암 치료 총정리

- 발견 즉시 치료한다.
- 확실한 수술적 제거
- 가족형 수질암은 유전자 분석이 중요
  - 유전자 위험군에서는 1살 미만에 수술 진행
  - 다른 그룹도 5세 미만에 치료하는 것이 유리
- 기본 수술 범위: 갑상선 전절제 + 중앙 구획 림프절 청소술
- 측경부 청소술: 치료 목적의 수술 권장
- 칼시토닌 검사 결과에 따라 치료 방침(수술 범위) 결정
- 칼시토닌 수치에 따라 전이 여부 판단 가능
- 추적 검사로 재발, 전이의 조기 발견, 조기 치료
- 새로운 치료법으로 표적 치료제 개발

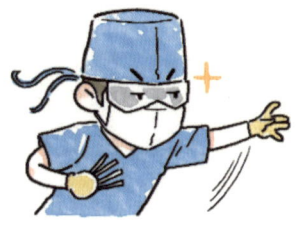 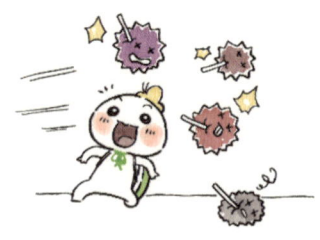

29 갑상선 여포암

여포암의 특징

MC 연지
이번에는 갑상선 여포암에 대해 알아보겠습니다.

갑상선 여포암^{Follicular Thyroid Cancer}과 허틀 세포암^{Hürthle Cell Cancer 혹은 Oncocytic Cell Cancer}에 대해 이야기해보려 합니다.

허틀 세포암^{Hürthle Cell Cancer}는 오랜 기간 동안 논란이 많은 이름이었습니다. 처음 이 암을 발견한 의사의 이름을 따서 지어졌는데 정확한 발음은 U자에 움라우트가 있어서 '휘틀' 세포암인데, 영어권에서 자기네 방식으로 발음하다 보니 허틀, 허슬로 불렀습니다.

이 암의 특성을 잘 모르던 과거에는 여포암의 한 아형(Subtype)이라고 했습니다. 특성이 좀 다르긴 하지만 치료 방법은 비슷한 부분이 많아서입니다.

최근에 갑상선암 분류법이 달라진 부분이 있습니다. WHO 암 분류법이 바뀌게 된 것은 암의 특성을 분자생물학적으로 정확하게 파악하고 분류하자는 의도입니다. 그래서 허틀 세포암(Hürthle Cell Cancer)도 호산성을 띄는 세포로 이루어졌다는 뜻인 호산성 과립 세포암(Oncocytic Cell Cancer)이라고 쓰게 되었습니다. 하지만 이 이름은 아주 새로운 것이 아니고 예전에도 병용해서 쓰기는 했습니다.

여포암은 유두암과 함께 분화 갑상선암으로 불립니다. 갑상선 세포의 특징을 아직 가지고 있어서 요오드를 흡수하고 Tg를 생산한다는 말입니다. 하지만 여포암은 유두암과 많이 다른 암입니다.

우선 남녀 성비가 1:3 정도로 유두암에 비해 낮은 편입니다. 여성에게서 더 많이 생기기는 하지만, 유두암과 비교하면 남성도 상당수 생길 수 있다는 뜻입니다. 유두암보다는 좀 더 고령층에서 잘 생깁니다. 세계적으로는 10~30% 정도의 빈도를 보인다고 하지만 우리나라는 약 10% 미만 정도 발견됩니다.

이 암은 특징은 단일 종양으로 생긴다는 것입니다. 약 50~80% 정도 림프절 전이를 보이는 유두암에 비해, 5~10% 정도의 림프절 전이가 일어납니다. 여포암에서는 림프절 전이가 잘 발생하지 않지만, 전이가 있으면 매우 심각한 상태로 봐야 합니다.

혈행성 전이를 잘 일으켜서, 폐나 뼈 등으로 원격 전이가 많이 일어나는데, 약 30% 정도 됩니다. 심지어 전이가 있는 부위가 먼저 발견되어 그 부분을 조사하다 갑상선 여포암이라고 밝혀지는 경우도 있습니다.

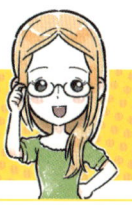

MC 연지's AI style 요약

갑상선 여포암의 특징

- 남녀 비= 1 : 3 (참고: 유두암 1 : 5~6)
- 호발 연령: 50~60대 (참고: 유두암 50대)
- 세계적으로 전체 갑상선암의 10~30% (참고: 한국 10% 미만)
- 단일 병소
- 림프절 전이 : 5~10% (참고: 유두암 50~80%)
- 원격 전이: 30%. 전이 병소로 발견되기도 함.
- 증상이 거의 없음.
- 진단: 초음파, 세침흡인 검사로는 양성과 악성 구분이 어려움.

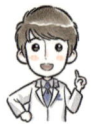
이 암은 진단이 잘 안되는 문제가 있습니다. 증상이 없는 건 유두암과 같은데, 유두암은 특징적인 초음파 모양이 있어서 경험이 있는 의사라면 초음파만 봐도 알아챌 수 있지만, 여포암은 초음파 생긴 모양으로는 감별이 되지 않습니다. 양성 종양과 암의 세포 모양이 동일하기 때문에 세침흡인 검사로도 진단이 잘 안됩니다.

조직을 비교적 많이 채취할 수 있는 코어 생검 Core Needle Biopsy이 일부 도움이 된다고도 하지만, 전체적인 의견으로는 그런 검사도 도움이 되지 않는다고 합니다. 그래서 여포암은 세포 진단이 불가능하다고 정의하고 있습니다.

결국 수술 이후 제거된 갑상선 조직에서 최종적으로 종양 내부에 있는 혈관으로 침범한 정도, 종양 피막으로 침범한 정도를 기준으로 진단을 할 수밖에 없습니다. 종양 덩어리 전체를 살펴서 일일이 이런 침범된 부분을 다 찾아야 한다는 말입니다. 그렇기 때문이 여포암은 동결 절편 검사로도 진단이 어렵습니다. 그래서 요즘 분자생물학적 기법을 동원해서 진단율을 높이자는 연구가 있지만 아직 활용할 만한 수준은 아닙니다. 더구나 이런 검사는 동결 절편 검사 세팅에서는 불가능한 것이 현실입니다.

> **MC 연지**
> 저희가 항상 빠른 진단과 빠른 치료가 가장 좋다고 했는데 진단 자체가 잘 안된다고 하니 큰 문제네요. 그럼 어떻게 해야 돼요?

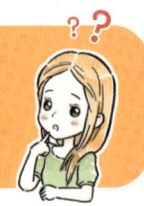

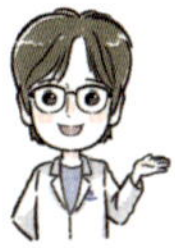

더 큰 문제가 있는데 이 암은 처음부터 암으로 생기는 것이 아닙니다. 그림 28-1처럼 부채살을 펼친 것처럼 나타난다고 생각하면 이해가 빠를 거예요. 하나의 스펙트럼과 같습니다. 처음 시작은 양성 혹인 여포 종양으로 생겨나서 시간이 지나면 최종 포인트가 여포암이라는 것입니다. 그럼 그 중간 어정쩡한 부위는 뭐라고 해야하는지 문제가 있습니다. 그래서 의사들은 이런 표현을 주로 사용합니다. '암이 아니라고 나왔을 때도, 자신이 어디에 있는지 잘 알지 못한다.' 그렇기 때문에 여포성 종양은 암이 아니라고 나와도 수술을 권유하고, 수술 후에 한참 동안 암 수준의 관리를 하게 됩니다.

[그림 29-1] **진단의 딜레마**

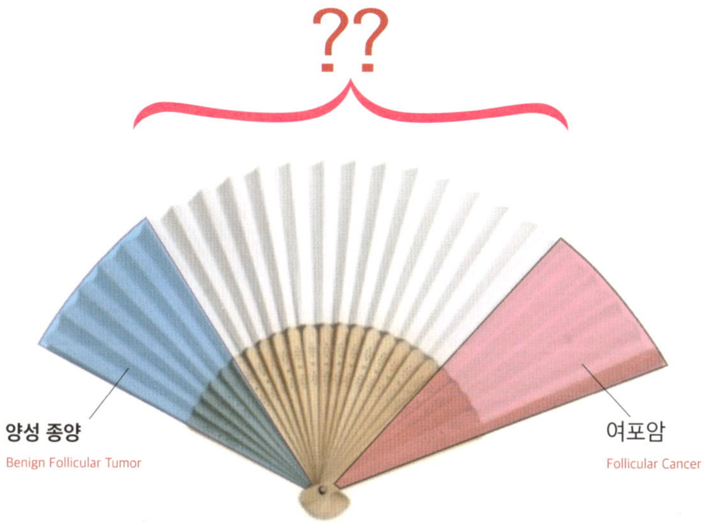

양성 종양
Benign Follicular Tumor

여포암
Follicular Cancer

여포암의 종류

여포암이 진단되려면 종양 내부의 혈관 침범이나 종양 피막으로 침범되어야 합니다. 침범된 정도가 다 다르기 때문에 그 정도에 따라 암의 타입을 구별하게 됩니다. 이 분류도 뭔가 명확하게 구분되기 보다는 그림 29-2과 같이 혈관 침범이 4군데 이상이고 육안적으로도 확인될 만큼 피막 침범이 있으면 광범위 침윤형 Widely Invasive Type 이고, 그보다 정도가 덜하면 최소 침윤형 Minimally Invasive Type 이라고 말하는 것입니다. 경계도 모호하고 구별이 어려울 것 같은데도 굳이 이렇게 구분해서 진단하는 것은 특별한 이유가 있습니다.

[그림 29-2] **여포암의 종류**

최소 침윤형	혈관 침범 < 4개	현미경적 피막 침범
광범위 침윤형	혈관 침범 > 4개	육안적 피막 침범

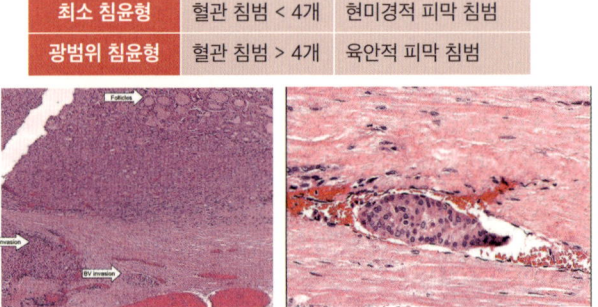

최소 침윤형은 원격 전이도 거의 없고 림프절 전이도 없지만, 광범위 침윤형은 원격 전이가 일어나는 확률이 80% 정도로 주변 기관으로 침범이 잘 일어납니다. 유두암에 비해 림프절 전이는 많지 않지만, 림프절 전이가 있다면 예후는 훨씬 더

불량하고 사망률이 약 20% 정도 됩니다. 그에 비해 최소 침윤형은 적절하게 잘 수술하고 치료하면 거의 유두암 정도의 생존율을 확보할 수 있습니다.

여포암은 두 가지 타입이 서로 다른 특징을 가지고 있어서, 각 유형에 따라 다른 치료를 해야 합니다. 최소 침윤형은 한쪽 갑상선만 절제를 하는데, 혹이 너무 크거나 위험한 예후를 보일 수 있는 조건인 경우에는 전절제를 하기도 합니다. 추가 치료는 최소 침윤형에서는 꼭 필요하지는 않고, 호르몬 요법도 굳이 필요하지는 않다는 것이 최근 추세입니다. 하지만 광범위 침윤형에서는 처음부터 전절제를 해야 하고, 전이가 있는 부분에 대해서는 가능하다면 최대한 절제를 하고, 방사성 요오드 치료 혹은 방사선을 쬐는 치료를 하게 됩니다. 전이 병소에 대한 치료, 즉 수술과 방사선 치료를 해야 하고 전신으로 전이가 발생한 경우에는 전신 치료 방법으로 방사성 요오드 치료를 해야하고, 안되면 표적 치료를 도입하기도 합니다.

더 골치아픈 것은 그림 29-1에서 여포암 영역에 암과 양성 종양 구분이 모호한 것처럼, 이렇게 특성이 다른 두 가지 암 역시 경계가 불분명하고 감별 진단이 어렵다는 것입니다. 초반부는 최소 침윤형 여포암인데, 후반부는 광범위 침윤형 여포암이라는 것입니다. 그렇게 되면 중간 단계, 우리가 흔히 그레이존Gray Zone이라고 부르는 어정쩡한 부분에 있는 환자는 관리가 정말 힘들어집니다. 그러니까 이 암을 대하는 기본적인 방침은 결코 방심하면 안된다는 것입니다.

MC 연지

두 타입이 많이 다르네요. 위험한 암이라는 생각이 드는데 이 암도 역시 추적 관찰이 중요하겠죠?

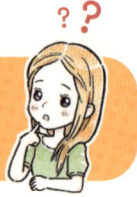

당연히 그렇습니다. 그리고 여포암이 아니고 양성 종양인 여포종양 이라고 나온 경우에도 이런 관리가 필요합니다. 좀 전에 이야기 했듯이 암과 양성 종양의 경계가 불분명하니까요. 유두암의 경우와 마찬가지로 Tg 수치와 Anti-Tg Ab 수치가 중요합니다. 이상적으로는 갑상선 전절제를 한 경우 Tg가 최대한 적게 나와야 하고, 0에 가까울수록 좋습니다. 호르몬 요법을 하지 않는 환자라도 적게 나올수록 좋은데, 「대한갑상선학회 2016년 가이드라인」에는 0.5~1.0 정도가 나오면 재발이 거의 없다고 했습니다.

그외 영상 진단은 유두암과 마찬가지로 초음파와 CT가 중요한데, 여포암에서는 뼈나 폐, 이런 전이를 봐야 하기 때문에 PET 스캔, 전신골주사 Whole Body Bone Scan: WBBS 도 중요합니다.

예후는 적극적으로 잘 치료를 했을 경우에도 10년 전체 생존률은 약 72% 정도 되고, 주변 조직으로 침범 정도가 심하면 겨우 44% 정도 밖에 안됩니다. 55세 이상의 연령, 종양 크기가 4㎝ 이상으로 클 때, 병리 조직상 암등급이 높은 공격적인 암인 경우, 심각한 혈관 침범이나 원격 전이가 있으면 예후가 극히 불량합니다.

호산성 과립 세포암 (허틀 세포암)

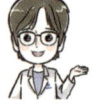

다음으로는 허틀 세포암 Hürthle Cell Cancer 이야기를 해 보겠습니다. 원어식 발음으로는 휘틀이 맞고, 이제는

Oncocytic Cell Cancer라고 바뀌었으며 한국 명칭은 호산성 과립 세포암입니다.

호산성 과립 세포암 Oncocytic Cell Cancer은 여포암과 유사한 부분이 많습니다, 그래서 과거에는 여포암과 한꺼번에 묶여서 취급됐습니다. 다른 부분은 여포암에 비해 남녀 성비가 1:1.5 정도로 차이가 덜 나고, 좀 더 고령층에서 발생합니다. 특징적인 차이는 여포암은 림프절 전이가 많지 않은 반면, 호산성 과립 세포암은 림프절 전이가 많아서 25% 정도 나타납니다. 또 다른 차이는 여포암은 단일 병소로 나타나는 반면, 이 암은 다발성, 양측성으로 나타나기도 해서 주의 깊게 검사하고 수술 계획을 세워야 합니다.

중요한 특징은 여포 세포에서 유래했음에도 불구하고 요오드 흡수가 거의 안됩니다. 그렇게 때문에 방사성 요오드 치료 효과를 보기 어렵습니다. 따라서 진단이 되면 가능한한 광범위 절제를 하는 것이 유리합니다. 그리고 다른 치료가 도움이 안되기 때문에 호르몬을 강하게 써서 TSH를 억압해 주는 것이 좋습니다.

진단은 여포암과 유사한 부분이 많은데 역시 세포로는 검사가 되지 않습니다. 전이가 된 부위 조직 검사로 밝혀지는 경우가 있다는 것도 여포암과 유사한 부분입니다.

예후는 여포암과 거의 비슷한데, 차이점은 추가 치료가 효과를 보지 못하기 때문에 더 안 좋다고 봐야 합니다. 불량한 예후를 나타내는 인자는 여포암과 동일하게 고령의 나이, 4㎝ 이상의 종양, 병리 등급이 높은 암, 그리고 혈관 침범이 심하거나 원격 전이가 있으면 좋지 않습니다.

MC 연지's AI style 요약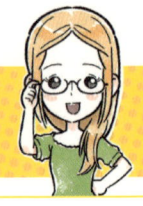

호산성 과립 세포암

과거 Hürthle cell cancer 또는 Oncocytic Cell Cancer라고 불리던 것이 최근 Oncocytic Cell Cancer^{호산성 과립 세포암}으로 통일 됐습니다. 모두 같은 것을 지칭합니다.

여포암과 유사점
- 여포 세포에서 유래
- 암과 양성 종양의 구별이 어렵고, 오래 방치되면 암으로 변함.
- 세포 진단이 어렵다.
- 원격 전이가 흔하다.(30%)

여포암과 차이점
- 남녀 성별 빈도가 차이가 별로 없다. 1:1.5 수준
- 여포암보다 고령층에 발생(50~60대)
- 다발성으로 발생(양측성 30%)
- 림프절 전이가 더 많다.(25%)

치료
- 완벽한 수술적 절제
- 방사성 요오드 치료 효과 없음.
- TSH 억제 요법 강하게 유지

불량한 예후 인자
- 고령: 55세 이상
- 종양 크기 4㎝ 이상
- High Grade Cancer
- 심한 혈관 침범
- 원격 전이 발생

CHAPTER 30 미분화 갑상선암

미분화암의 특징

MC 연지
미분화암은 아주 무서운 암이라고 들었습니다.

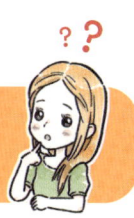

미분화암 Undifferentiated Thyroid Cancer, Anaplastic Thyroid Cancer은 이미 유명한 암입니다. 매우 위험한 암이어서 위험한 암 순위에서 3위 안에 들 정도입니다. 요즘은 많은 연구가 이루어지면서 개선되고 있지만, 과거에는 발견일로부터 평균 6개월 내 사망하는 것으로 알려져 있었습니다.

옛날 드라마나 연극 혹은 영화에서 비극의 주인공이 사망하는 병은 시대에 따라 많은 변화가 있었습니다. 뮤지컬 〈라보엠〉의 주인공 미미는 결핵으로 사망하고, 한때 많은 영화나 드라마의 주인공은 백혈병으로 사망했습니다. 예전 드라마에서 미분화 갑상선암이 등장하는 것을 봤습니다. 예전 같으면 이런 병이 있는지도 몰랐을텐데 이렇게 유명해질 정도로 이 병은 치명적이기 때문이라고 생각합니다.

[그림 30-1] **미분화 갑상선암**

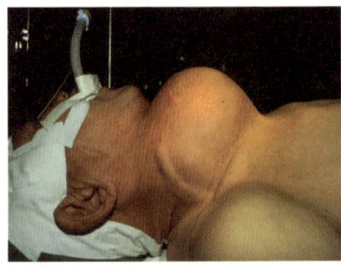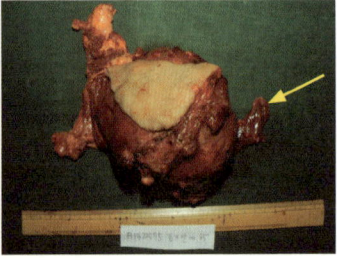

그림 30-1는 전형적인 미분화암의 경과를 보여주는 케이스입니다. 환자는 65세로 젊었을 때부터 목 앞에 혹이 있었는데 사는 게 바쁘고 해서 진단도 받지 않고 그냥 지냈다고 합니다. 그런데 어느 날부터 혹이 갑자기 커지기 시작했고 두 달이 채 되지 않아서 이렇게 감당하지 못할 크기로 자라서 거의 핸드볼만 했습니다. 당시 수술을 한 외과의사는 박정수 교수였습니다. 이런 수술을 하려는 의사는 지금도 드문데 당시에는 정말 어마어마한 수술을 한 거예요. 우여곡절 끝에 이렇게 다 들어냈는데, 화살표 부분이

정상적인 갑상선이니까 이게 얼마나 큰지 짐작이 갈 거예요. 피부층까지 침범돼서 포함해서 넓게 잘라내고 목 옆의 근육과 림프절까지 다 청소한 사진입니다. 수술은 성공적이었지만 며칠 지나지 않아 폐에 전이가 보이기 시작하더니 하루가 다르게 커지면서 결국 환자는 10일만에 호흡 부전으로 사망했습니다.

이 증례의 교훈이 몇 가지 있습니다. 갑상선암을 방치하면 가장 치명적인 미분화암까지 변할 수 있다는 것과 미분화암으로 변해버린 경우에는 아무리 완벽하게 잘 수술하더라도 속수무책이라는 것입니다. 추가 치료도 거의 효과를 볼 수 없고, 진단일로부터 평균 생존 기간이 겨우 6개월 미만이라는 것입니다. 그래서 과거 미분화암에 대한 논문은 모두 어떤 치료를 하더라도 치명적인 결과를 피할 수 없었다는 내용이었습니다. 하지만 요즘은 많은 연구 결과를 바탕으로 새로운 길이 열리고 있습니다.

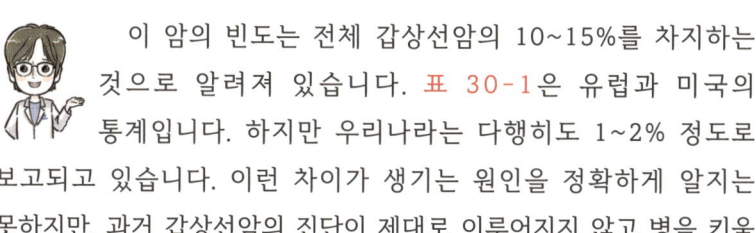

MC 연지
미분화 갑상선암의 특징은 무엇인가요?

이 암의 빈도는 전체 갑상선암의 10~15%를 차지하는 것으로 알려져 있습니다. 표 30-1은 유럽과 미국의 통계입니다. 하지만 우리나라는 다행히도 1~2% 정도로 보고되고 있습니다. 이런 차이가 생기는 원인을 정확하게 알지는 못하지만, 과거 갑상선암의 진단이 제대로 이루어지지 않고 병을 키울 수밖에 없었던 영향이 있다고 생각합니다. 한국은 초음파 기술과 세침흡인 검사의 발달로 다른 나라보다 조기 진단이 가능하기 때문에 미분화암까지 가도록 방치되는 일이 드물기 때문이라고도 볼 수 있겠습니다.

비교적 고령층에 많고, 다른 갑상선암들과 달리 남녀 성별 차이는 거의 없는 것으로 나타납니다. 기존에 가지고 있던 분화 갑상선암, 그리고 진단이 되지 않는 갑상선 종양, 특히 거대 선종과 관련있다고 알려져 있습니다.

비록 발생 원인과 메커니즘이 정확하게 밝혀지지는 않았지만, 거의 정설로 받아들여지는 것은 기존에 있던 분화 갑상선암이 제대로 치료되지 않고 오랜 시간 방치되다 암세포의 분화도가 나빠지면서 발생한다고 보고 있습니다. 이전 시간에도 이야기했지만, 예후가 좋은 유두암이나 여포암 같은 분화 갑상선암이 시간이 지나면서 저분화암으로 바뀌고 더 방치되면 결국 미분화암으로 바뀐다는 것입니다. 처음에는 예후가 좋은 암이었는데 치료 기회를 놓치고 이렇게 된다니 정말 안타까운 일입니다.

표 30-1를 보면 다른 암들은 비슷한 수준에 있는데 미분화암만 최악의 결과를 보이고 있습니다. 유두암과 비교하면 90%와 10% 정도로 그 차이가 매우 큽니다. 그리고 10년 추적 관찰에서 살아남는 확률이 14%라고 되어 있는데, 이 환자들은 2~3년 이후 거의 동일한 것으로 나타납니다. 이것은 초반이 사망하고 살아남은 사람은 끝까지 살 확률이 높다는 뜻입니다. 그러나 학자들은 살아남은 이 14%에 대해 의문을 제기하기도 합니다.

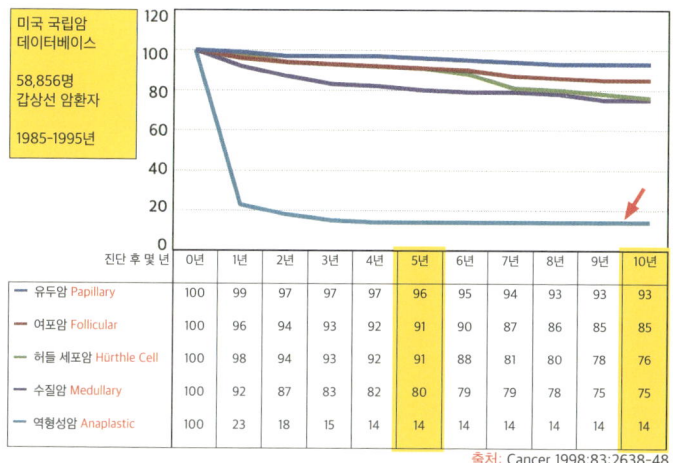

[표 30-1] 갑상선암의 종류에 따른 생존률

미국 국립암 데이터베이스
58,856명 갑상선 암환자
1985-1995년

진단 후 몇 년	0년	1년	2년	3년	4년	5년	6년	7년	8년	9년	10년
유두암 Papillary	100	99	97	97	97	96	95	94	93	93	93
여포암 Follicular	100	96	94	93	92	91	90	87	86	85	85
허들 세포암 Hürthle Cell	100	98	94	93	92	91	88	81	80	78	76
수질암 Medullary	100	92	87	83	82	80	79	79	78	75	75
역형성암 Anaplastic	100	23	18	15	14	14	14	14	14	14	14

출처: Cancer 1998;83:2638-48

미분화암은 이렇게 오래 살 수 없다는 지적입니다. 이 환자들은 잘 치료해서 그런 것이 아니라, 처음부터 미분화암 진단이 틀려서 그렇다고 합니다. 특히 갑상선 림프암이나 특수한 세포형을 가지는 다른 암은 미분화암과 헷갈릴 수 있기 때문입니다.

미분화암의 치료 원칙

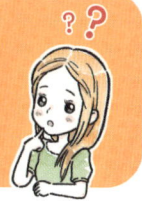

MC 연지
갑상선암은 수술을 할 수 있다면 희망을 가질 수 있다고 했는데요. 앞의 증례에서 보면 수술을 완벽하게 했는데도 사망했습니다. 치료 원칙이 있나요?

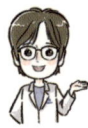
"미분화암은 치료 원칙이나 가이드라인이 없어서 답답하다는 말"을 많이 합니다. 위험한 병이라는 설명은 많은데 정작 어떻게 치료해야 하는지 정보가 없습니다.

그림 30-2를 보면 이유를 알 수 있습니다. 「미국 갑상선 학회 2015년 가이드라인」ATA Guideline에 나온 내용입니다. 미분화암은 아무리 크기가 작아도 진단 즉시 바로 4기에 해당하는데, 심한 정도에 따라 Stage 4A, 4B, 4C로 분류됩니다. 치료에 대해 많이 써놓긴 했지만, 내용은 가능성이 있는 모든 치료를 열거한 수준에 불과합니다. 항암 치료, 방사선 치료, 수술이라고 써 놓긴 했는데, 본문에는 이런 말을 써 두었습니다.

"미분화암의 표준적인 치료는 없다.
There is no standard treatment for anaplastic thyroid cancer."

[그림 30-2] **미분화암 환자 관리를 위한 미국 갑상선 협회 가이드라인**

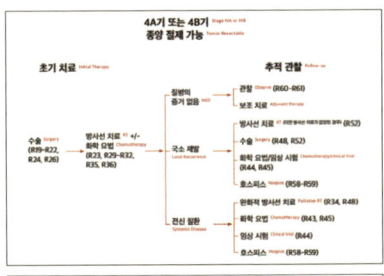
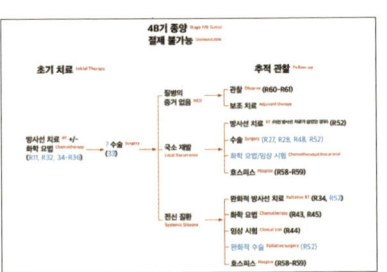
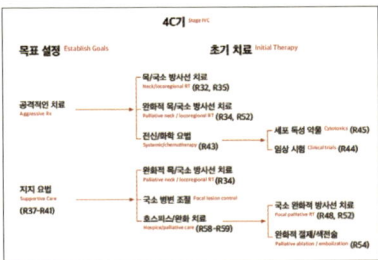
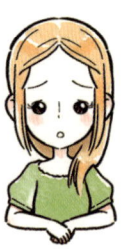

결국 정해진 원칙은 없다는 말이 되겠습니다. 그러니 사람들이 답답해 하는 것이 충분히 이해가 됩니다.

미분화암의 새로운 프로토콜

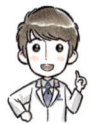
이런 상황에도 의학계에서 많은 연구가 진행 중이고, 대안을 준비하고 있습니다. 강남세브란스병원에서 그동안 노력해온 성과를 말씀드리겠습니다.

2015년에는 미분화암에 대한 새로운 치료를 도입했는데 적극적인 다학제 치료를 미분화암에 적용을 할 수 있었습니다. 이 시기에 새로운 약물 치료와 방사선 치료를 병합하는 새로운 프로토콜이 설립되었습니다.

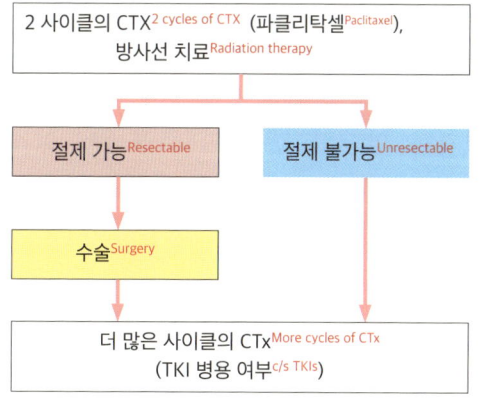

[그림 30-3] **연세대학교 의료원의 치료 프로토콜** Treatment protocol of YUMC

46명 환자의 미분화암에 대해 탁솔 계통의 파클리탁셀^{Paclitaxel}이라는 항암제를 도입했습니다. 치료 프로토콜은 이러합니다. 그림 30-3 방사선 치료와 함께 2번의 사이클을 치료한 후 영상 검사로 판단을 해서, 만약 반응이 좋아서 수술이 가능한 경우에는 수술을 하고, 수술이 가능하지 않은 경우에는 더 치료를 합니다. 추가 치료는 기존 파클리탁셀로 치료를 더 하거나 표적 치료를 추가해서 항암 효과를 극대화시키는 방법을 사용했습니다.

그 결과 46명 중에서 14명이 성공적으로 수술을 해서 완벽하게 다 절제를 할 수 있었고, 생존율을 37%까지 높일 수 있었습니다. 실패한 환자들을 다 포함해도, 전체적으로 환자들의 평균 생존 기간을 증진시킬 수 있었습니다.

하지만 이 결과는 2018년까지의 데이터이기 때문에 치료 방법의 한계가 있었습니다. 이후에 새로운 치료법과 검사가 개발되면서 다시 한 번 변화가 생깁니다. 그림 30-4 이 시기에 소라페닙^{Sorafenib}과 렌바티닙^{Lenvatinib}이 나와서 이를 치료에 적용할 수 있게 되었고, 환자에게 차세대 염기 서열 검사법^{NGS}을 적용하면서 치료 프로토콜이 변하게 되었습니다.

결과는 영향력 있는 의학 저널에 발표되었습니다. 그림 30-5이 논문의 내용을 보면 전체적인 치료 성적의 향상이 있었고, 전이가 없는 군에서 생존율이 좋았습니다. 특히 항암 치료와 방사선 치료를 한 후 수술로 암을 완벽하게 들어낼 수 있었던 경우에 생존율이 좋아져서 2년 이상 생존한 경우가 42%로 그렇지 못한 군에 비해 월등히 좋았습니다.

[그림 30-4] 미분화암 치료 프로토콜

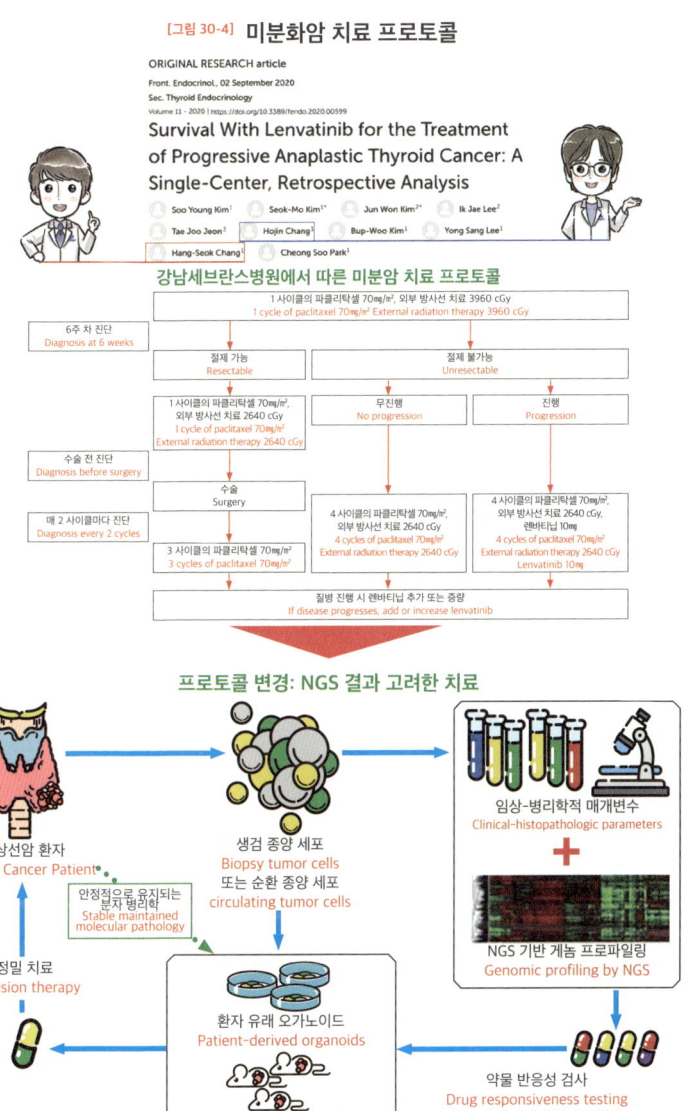

미분화암의 새로운 프로토콜 - 409

[그림 30-5] MDPI의 저널 Cancers에 소개 된 연구 결과

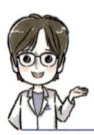
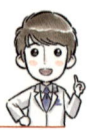
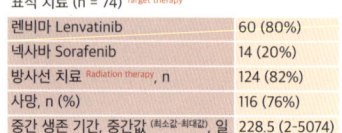

cancers
Article
Prognosis of Anaplastic Thyroid Cancer with Distant Metastasis

Jin Seok Lee [1], Jun Sung Lee [1], Hyeok Jun Yun [1], Seok Mo Kim [1,*], Hojin Chang [1], Yong Sang Lee [1], Hang-Seok Chang [1] and Cheong Soo Park [2]

특성	
성별 (n = 152)	
남성	66 (43%)
여성	86 (57%)
나이, 평균 ± 표준 편차, 나이	64 ± 11.44
종양 크기, 평균 ± 표준 편차, 나이	4.9 ± 2.23
T4 병기	119 (74%)
N1 병기 (림프절 전이)	128 (84%)
M1 병기 (원격 전이)	88 (58%)
수술 (n = 104)	
절제 생검 Excisional biopsy	16 (15%)
종양 감축 수술 Debulking	39 (38%)
완전 절제 Complete resection	49 (47%)
화학 요법 (n = 124) Chemotherapy	
파클리탁셀 Paclitaxel	105 (85%)
기타	19 (15%)

표적 치료 (n = 74) Target therapy	
렌비마 Lenvatinib	60 (80%)
넥사바 Sorafenib	14 (20%)
방사선 치료 Radiation therapy, n	124 (82%)
사망, n (%)	116 (76%)
중간 생존 기간, 중간값 (최소값-최대값), 일	228.5 (2-5074)

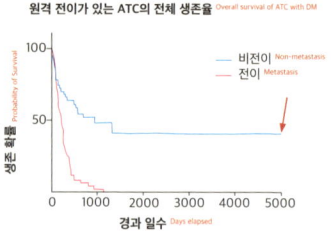

원격 전이가 있는 ATC의 전체 생존율 Overall survival of ATC with DM

[그림 30-6] 완전 절제 Complete resection vs 비완전 절제 Non-complete resection

수술 Operation	104 (68%)
절제 생검 Excisional biopsy	16 (15%)
종양 감축 수술 Debulking	39 (38%)
완전 절제 Complete resection	49 (47%)
비수술 Non-Operation	48 (32%)

	CR (n = 49)	Non-CR (n = 103)	p-value
중간 생존 기간, 일 Median survival, days	662 (10-5074)	225 (2-2106)	0.0002
1년 초과 생존 Survival > 1 year	27/48 (0.56)	22/92 (0.24)	< 0.0001
2년 초과 생존 Survival > 2 years	18/43 (0.42)	8/86 (0.09)	< 0.0001

정리하면 미분화암은 전이가 없는 경우나, 있더라도 수술적 제거가 가능한 경우 적극적인 수술을 하는 것이 좋습니다. 하지만 지나치게 광범위한 수술, 즉 기도나 식도를 자르거나 하는 수술은 부작용과 수술 후 장애가 큰 반면 생존율 자체에는 크게 도움이 되지 않습니다. 과도한 림프절 청소술, 특이 전이의 증거가 없는데 예방적으로 하는 것은 권장하지 않습니다. 항암 치료, 표적 치료를 포함한 전신 치료는 적극적으로 먼저 시행하는 것이 맞고 빠르면 빠를수록 좋습니다.

추가로 최근 발전한 내용을 좀더 말씀드리겠습니다. 갑상선암에서 종양 표지자를 분석해서 여러 가지 약을 단독 혹은 조합해서 쓸 수 있습니다. 최근의 논문을 보면 미분화암 중에서도 BRAF 돌연변이가 있는 암은, 이 부분을 공격하는 두 가지 약제를 적용해 놀라운 효과를 보였다는 보고가 있었습니다. 12개월 동안 병이 더 이상 진행되지 않았고 Progression Free Survival 전체 생존율이 90%, 79%, 80%로 나왔습니다. 유명한 MD 앤더슨 암센터 MD Anderson Cancer Center에서 나온 논문에서는, 두 가지 약의 조합을 사용했던 환자 100%가 항암치료 후에 수술적 제거가 가능했고, 1년 생존율이 83%였다고 보고되었습니다.

다음으로 소개하고 싶은 것은 돌연변이인 NTRK 유전자 융합 NTRK Gene Fusion이라는 표적에 대한 효과가 탁월한 라로트렉티닙 Larotrectinib이란 약을 이용해 상당한 효과를 보였습니다. 비록 이 논문의 케이스 수가 많지는 않지만 정말 희망적으로 보입니다. 향후 충분히 적용 가능한 약으로 판단됩니다. 논문으로 알 수 있는 또 다른 점은 MD 앤더슨 암센터라는 세계 최고의 암센터에서도 겨우 몇 명 정도의 증례밖에 모으지 못했습니다. 미분화암은 요즘처럼 조기 진단을 해서 분화 갑상선암을 빨리 치료하는 분위기에서는 줄어들 수 밖에 없습니다. 전 세계적으로도 겨우 10케이스 정도면 아주 큰 규모의 환자 데이터라고 볼 수 있습니다.

미분화암은 정해진 치료법이 딱히 없다고 했습니다. 정해진 치료법이 없다는 말은, 정해진 틀이 없어서 뭐든 적극적으로 적용하고 적절한 변형도 가능하다는 말입니다. 앞으로도 연구를 계속해서 더 좋은 치료법이 개발될 것입니다.

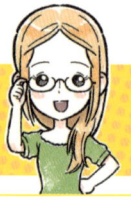

MC 연지's AI style 요약

미분화암의 치료 원칙

- 아직 전 세계적으로 공통된 진료 가이드라인은 없다.
- 수술이 가능하면 수술할 것
  - 원격 전이가 없거나 수술이 가능한 상태 Without Distant Metastasis and Resectable
  - 기관 Trachea, 식도 Esophagus, 주요 혈관 Major Vessel 등의 과도한 광범위 절제 Radical Resection 는 추천되지 않음.
  - 과도한 예방적 림프절 청소술 Prophylactic Node Dissection 은 추천되지 않음.
- 항암, 표적 치료 등 전신 치료 Systemic Therapy : 빨리 할수록 좋다.
- 다학제 치료법, NGS, 정밀 의학 등 모든 방법을 동원한 총력전을 펼칠 것.

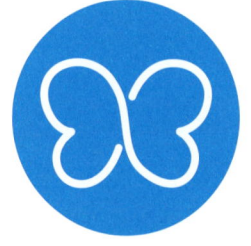

갑상선 브로스 부록

강남세브란스병원
갑상선 암센터 교육 자료

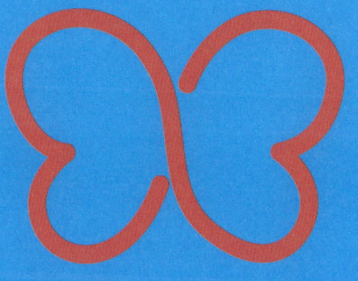

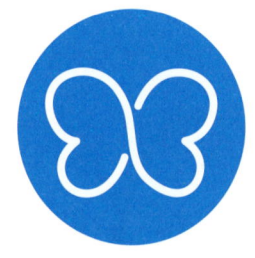

강남세브란스병원 갑상선암센터

갑상선암은 우리나라 암 생존자 수 1위의 암으로 여러 암 중에서도 비교적 진행 속도가 느리고 우수한 치료 효과와 높은 생존율을 보이고 있습니다.

국내 갑상선암 치료를 선도해 온 강남세브란스 갑상선암센터는

- 세계적으로 인정받는 우수한 갑상선 전문 의료진
- 빠른 진단과 치료를 제공하는 원스톱 진료 시스템
- 효과적인 수술 후 추적 관리 시스템과 다학제간 협동 진료
- 갑상선암 환자를 위한 교육 프로그램
- 외래에서 상담과 교육을 제공하는 갑상선암 코디네이터
- 입원 후에 간호와 교육을 제공하는 갑상선암 전담 간호사
- 환우들의 정보교환 및 나눔의 장 인터넷 카페 '거북이 가족'의 체계적이고 차별화된 시스템을 제공하고 있습니다.

세계적인 갑상선암 치료기관으로 발돋움하는 강남세브란스 갑상선암센터를 찾아주셔서 감사드리며 언제나 최선을 다해 노력할 것을 약속드립니다.

갑상선암은?

갑상선은 목 앞부분에 어른의 엄지손가락만한 크기로 좌우에 각각 하나씩 있으며 갑상선 호르몬을 생산하여 우리 몸의 신진대사가 원활하게 돌아가도록 하는 일을 합니다. 갑상선암의 종류에는 크게 유두암, 여포암, 수질암, 미분화암의 4가지가 있으며, 우리나라는 온순하고 치료 경과가 좋은 유두암이 95% 이상으로 대부분을 차지하고 있습니다. 갑상선암의 가장 좋은 치료는 수술로써 암을 완벽하게 제거하는 것입니다.

갑상선 절제술 환자를 위한 진료 과정

	입원일	수술일
		수술 전
활력징후	• 키, 체중 측정 • 체온, 맥박, 호흡, 혈압 측정	• 체온, 맥박, 호흡수, 혈압 측정
식이	• 일반식 상식 • 자정부터 금식 (물도 안됨)	• 금식
검사 및 처치	• 의료진 순회 및 면담 • 항생제 피부 반응 검사	• 의료진 순회
투약		• 자가 혈압약 • 수액 주사 • 수술실에서 항생제
교육 및 활동	☐ 담당 간호사로부터 입원 생활 안내를 받습니다. ☐ 담당 의사로부터 수술에 대한 전반적인 설명을 듣습니다. ☐ 수술 전후 주의사항에 대해 간호사로부터 설명을 듣습니다. ☐ 환자와 보호자는 수술 신청서를 작성합니다. ☐ 보험용 진단서는 퇴원 후 외래 방문일에 발급 가능합니다.	☐ 수술실 직원이 환자를 모시고 수술실로 이동합니다. (걸어가거나 휠체어, 침대 등 이용가능) ☐ 수술실은 2층에 있으며 환자가 수술 준비실에 입실 후 보호자는 병실로 올라와서 대기합니다. ☐ 수술 진행 상황을 단계별로 알 수 있도록 대표 보호자께 핸드폰 문자로 보내드립니다.

※ 상기 내용은 환자분의 상태에 따라 달라질 수 있습니다.

수술일 수술 후	수술 후 1~2일	퇴원일 (수술 후 3일)
• 체온, 맥박, 호흡수, 혈압 측정		
• 고칼슘 연식(죽) ➡ 상식 • 찬물, 아이스크림	• 고칼슘 연식 또는 상식	
• 혈액 검사 • 의료진 순회 • 배액주머니 관리	• 배액주머니 제거	• 의료진 순회
• 수액 • 항생제 • 진통제 (필요시) • 진해, 거담제 (필요시) • 진토제 (필요시) • 가글약 (필요시)	• 갑상선 호르몬제 • 칼슘약 (손발 저릴 때 주사제 추가) • 진통제 (필요시) • 가글약 (필요시)	
☐ 수술이 종료되면 회복실에서 1시간 정도 안정 후 직원이 병실로 모시고 올라옵니다. (보호자 병실대기) ☐ 기침금지 ☐ 반좌위 자세 ☐ 수술이 모두 종료된 후 오후 회진 시 주치의를 만나실 수 있습니다. ☐ 아래 증상이 있으면 바로 담당 간호사 혹은 의사에게 이야기해 주세요. 　- 목이 붓는다. 　- 호흡이 곤란하다. 　- 손발이 저리다.	☐ 목 운동 시작 ☐ 병동 산책 ☐ 보호자는 뒷목과 어깨를 가볍게 마사지해 주세요.	☐ 지속적인 목 운동 ☐ 퇴원 후 주의사항 　- 일상 생활은 지장이 없으나 과로하지 않도록 합니다. 　- 무거운 물건을 드는 것은 당분간 피합니다. 　- 상처는 소독할 필요 없이 퇴원 시 상태로 외래 예약일에 내원합니다. ☐ 퇴원 후 투약, 외래 방문일 등에 대해 담당 간호사로부터 설명을 듣습니다. ☐ 원무과 수납 후 간호사실에서 퇴원약을 수령하여 퇴원합니다.

갑상선 수술 후의 목운동

모든 운동은 천천히, 그러나 가능한 최대로 하며 움직인 다음 약 3초간 정지 후 원래 자세로 돌아온다. 최소 하루에 3회 이상 하는 것이 좋다. 수술 다음날부터 5개월 이상 시행한다.

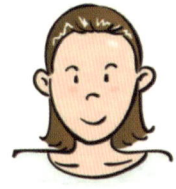 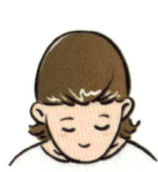 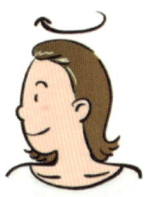 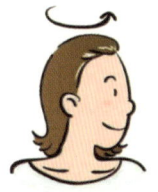

① 목과 어깨를 충분히 이완시킨다.
② 어깨를 고정한 채로 고개를 숙인다.
③ 어깨를 고정한 채로 우측을 본다.
④ 어깨를 고정한 채로 좌측을 본다.

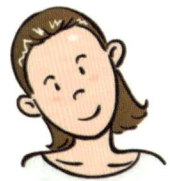 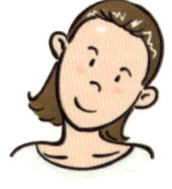 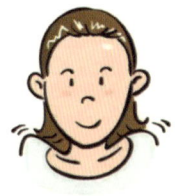 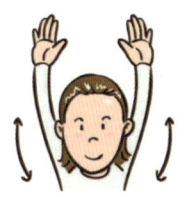

⑤ 고개를 우로 기울인다.
⑥ 고개를 좌로 기울인다.
⑦ 어깨를 앞뒤로 돌린다.
⑧ 팔을 위아래로 움직인다.

420 - 갑상선 브로스 : 강남세브란스병원 갑상선 암센터 교육 자료

갑상선 수술 후 부작용

(1) 수술 부위의 출혈

대부분 소량으로 저절로 멈추지만 100명에 1명 정도는 체질상 혈관이 약하여 실핏줄이 터지거나 복용하고 있던 혈액 순환제 등 약물 때문에 피가 잘 멈추지 않아 고인 피를 제거하는 시술이 필요할 수 있습니다. 수술 직후에는 기침을 심하게 하지 마세요. 배액관(피주머니)을 가지고 계신 분들은 배액관으로 피와 체액이 나오게 되며 배액관이 당겨지거나 빠지지 않도록 주의하세요.

▶ 목이 많이 부어오르거나, 호흡이 곤란하면 의료진에게 바로 말씀해 주셔야 합니다.

(2) 목소리 변화

수술 후 성대 조절 신경(목소리 지배신경)의 일시적인 피곤 현상으로 목소리가 변하거나 잘 안 나올 수 있습니다. 하지만 대부분 일시적인 현상으로 수주~수개월 내에 회복됩니다. 지속적으로 회복이 안 되면, 교수님 상담 후 성대 성형술을 고려할 수 있습니다.

▶ 수술 후에는 말을 아끼고 쉬는 것이 좋습니다.

(3) 손발 저림 현상(저칼슘혈증)

수술 후 손발이 저리거나 입 주위가 얼얼한 증상이 생길 수 있습니다. 이 증상은 대부분 부갑상선의 일시적인 혈액 순환 장애로 나타납니다.

대부분 일시적 저칼슘혈증으로 6개월~1년 이내에 정상으로 돌아오며 1% 정도의 환자는 영구적으로 칼슘 보충이 필요할 수도 있습니다.

▶ 처음에는 손발을 자주 주물러주시고, 증상이 심해지면 말씀해 주세요. 저린 증상은 칼슘약 복용으로 호전될 수 있습니다.

(4) 전신 마취 후 호흡기 합병증

전신 마취 시 기관 삽관으로 인해 수술 후 기침, 가래, 피 섞인 가래, 쉰 목소리 증상이 발생할 수 있으며 시간이 지나면 자연적으로 증상이 완화됩니다. 또 전신 마취 후에는 고열이나 폐렴 등의 호흡기 합병증이 올 수 있습니다.

▶ 상체를 올린 반좌위 자세를 취하고 심호흡을 1시간에 5번 정도 크게 해주셔야 합니다.

(5) 수술 부위의 통증과 불편감

수술 후 긴장으로 인해 머리, 목, 어깨 통증이 있을 수 있습니다. 갑상선이 위치한 목은 감각이 예민하므로 수술 후 불편감이 발생합니다.

'음식 삼킬 때 목이 아파요'

'목이 많이 당겨요'

'가래가 걸려있는 느낌이 들어요'

'수술 부위 주변 감각이 이상해요. 내 살 같지가 않아요'

'목 주위가 붓고 시멘트 바른 것처럼 딱딱해지는 느낌이 나요' 등의 증상을 호소할 수 있습니다. 이러한 대부분의 증상은 흔한 현상으로 일시적으로 나타나는 증상입니다. 시간이 지나 이런 증상은 서서히 사라지며 환자 분마다 수술 범위에 따라 그 기간은 차이가 있습니다. 특히 측경부 림프절 청소술까지 받은 분은 불편감이 몇 년 동안 지속되기도 합니다. 이는 근본적인 감각 문제이며 문제가 있는 것은 아닙니다.

▶ 수술 후 다음 날부터 목 운동과 마사지를 시행하는 것이 좋습니다. 보호자는 뒷목과 어깨를 가볍게 주물러 주시고 통증이 심하면 말씀해 주세요.

수술 후 식이

- □ 수술 전후 술, 담배는 피해 주세요. 수술 직후에는 차가운 음료나 아이스크림이 좋습니다.
- □ 물 같은 액체를 마실 때 사래가 들리면 고개를 숙이고 빨대를 사용하여 드시면 사래를 피할 수 있습니다.
- □ 갑상선암 환자의 치료를 위하여 제한하거나 주의해야 할 음식은 없습니다.
- □ 요오드가 든 음식(김, 미역, 다시마 등 해조류) 모두 괜찮습니다. 요오드 치료가 예정되어 있다면 요오드 치료 전 2주간만 요오드 제한 식이를 하면 됩니다. 걱정 말고 편히 드세요.

- 부갑상선 기능 저하증으로 칼슘 수치가 낮아진 경우는 고칼슘식이가 좋습니다.
- 측경부 림프절 청소술까지 받으신 경우 외래 진료 시까지 저지방식이를 권장합니다.

퇴원 후 주의할 점

- 샤워는 퇴원 3일 후부터 가능하며, 사우나와 찜질은 3개월 후에 가능합니다.
- 퇴원 후 1개월 정도는 격렬한 운동이나 무거운 물건을 드는 것은 삼가는 것이 회복에 도움이 됩니다. 얼굴이 붉어질 정도로 무거운 물건을 들거나 고개를 숙이게 되면 수술 부위의 작은 혈관이 터질 수 있습니다.
- 수술 후 일상생활은 지장이 없으나 과로하지 않도록 하며 가볍게 평지를 걷는 운동이 좋습니다.

갑상선 호르몬제 복용

- 갑상선암 수술 후에는 갑상선 호르몬제(신지로이드, 신지록신)를 복용할 수 있습니다.

- 갑상선 호르몬제는 호르몬을 보충하기 위해서도 복용하지만 갑상선암의 재발을 방지하는 효과를 위해서도 복용합니다.
- 용량에 따라 매일 아침 식전 30분 또는 아침 식전, 저녁 식전에 나누어 복용하세요. 다른 약과 같이 복용하면 흡수가 잘 안되므로 다른 약은 신지로이드 복용 1시간 후에 섭취하세요.

상처 관리

- 녹는 실이므로 실밥 제거는 하지 않습니다.
- 퇴원 3일 후에 상처의 큰 테이프는 제거해도 됩니다. 그 안에 작은 테이프가 위아래로 붙여져 있는데 작은 테이프는 유지하신 상태로 외래에 오시면 됩니다. 별도의 상처 소독이나 테이프를 붙이실 필요는 없습니다. 외래 내원시 흉터 완화를 위한 제품을 설명해 드립니다.
- 상처 부위가 젖은 경우에는 타월로 물기를 닦아주시고 작은 테이프가 떨어지기 시작하면 떼셔도 되지만 일부러 제거하지는 마십시오.
- 강남세브란스 피부과에서는 갑상선암 수술 환자 흉터의 레이저 치료를 전문적으로 시행하고 있습니다. 레이저 치료를 원하시는 분들은 수술 후 4~8주 사이 본원 피부과를 예약하셔서 진료를 보면 됩니다.

갑상선 절제술 후 상처 관리

■ **퇴원 시**

배액관 제거
실밥 제거 없음(녹는 실)
살색 테이프 부착

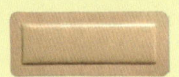

■ **퇴원 후 3일**

살색 테이프 제거
상처 위 흰색 테이프는 유지
샤워 가능 추가

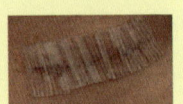

■ **외래까지**

소독 불필요
상처 부위 자외선 차단
외래 내원 시 흉터 완화 위한 연고 및 테이프 처방

※ 흰색 테이프는 샤워 시 자연스럽게 떨어질 때까지 두시면 됩니다.
※ 흰색 테이프는 제거된 후 추가로 붙이지 않습니다

퇴원 후 치료 계획

□ 퇴원 후 첫 외래는 퇴원 후 2주경 내원하시게 됩니다.

□ 퇴원 후 외래 통원에 의한 경과 관찰을 통해 상처의 상태와 갑상선 호르몬 밸런스를 확인함과 동시에 재발 여부와 경과를 지켜봅니다. 갑상선암은 온순한 성질이 많으므로 매주, 매월 병원에 오실 필요는 없습니다. 그러나 성장이 늦은 거북이암이라도 잊어버릴 즈음에 재발할 수도 있으므로 기본적으로 평생 경과 관찰에 신경을 써야 합니다.

□ 재발 여부를 확인하기 위한 추적 검사로는 촉진, 혈액 검사, 초음파, CT, PET-CT 등을 시행하며 추가적인 검사를 시행할 수도 있습니다.

방사성 요오드 치료

□ 방사성 요오드 치료는 수술로써 암세포를 모두 제거한 후 남아 있을지 모르는 미세한 암세포를 없애는 것입니다.

□ 수술 후 먹는 방사성 요오드 치료는 주치의의 별도 지시가 있은 후 필요한 경우에 합니다. 퇴원 후 외래에 오시면 조직 검사 결과 확인 후 교수님의 종합적인 평가를 통해 치료 여부와 용량이 결정됩니다.

□ 갑상선 반절제를 하신 분들은 방사성 요오드 치료를 받지 않습니다.

□ 저용량 방사성 요오드 치료는 외래에서 진행이 되며 고용량 방사성 동위원소 치료는 입원(1박2일~3박4일)이 필요합니다. 첫 방사성 요오드 치료는 수술 후 약 1개월~3개월 내에 이루어지게 되며 용량에 따라 치료 시기는 차이가 있습니다.

🦋 일상 생활 (아래 내용은 퇴원일 기준입니다)

☐ 입원과 수술로 인하여 체력이 저하되어 있습니다. 본인의 체력에 맞추어 일상 생활로 서서히 복귀하십시오.

☐ 수술 내용과 연령에 따라 다소 개인차가 있지만 보통 1~2주 정도 지나면 일상 생활로 복귀가 가능합니다.

항목		경과 안정기간 1주	2주	3주	4주	주의점
일상생활		■				☐ 1주간은 턱을 들어올리지 않도록 하십시오. ☐ 약 1년은 상처가 햇볕에 직접 노출되지 않도록 하는 것이 좋습니다.
식생활		■				☐ 식사 제한은 없습니다. ☐ 음주는 가능하면 피하도록 해 주십시오.
업무	학업 업무	■				☐ 책상에서는 본인의 체력에 맞추어 무리하지 않고 시작해 주십시오.
	육체 노동				■	☐ 약 4주 간은 육체 노동을 피하는 것을 권장합니다. ☐ 업무의 내용에 따라 다르므로 의사에게 확인해 주십시오.
스포츠		■	■	■		☐ 속보는 2주, 골프 라운딩은 1개월, 수영은 3개월 후부터 하십시오. ☐ 퇴원 후 처음 외래 진찰 시 의사에게 확인해주십시오.
자전거· 차량운전			■	■	■	☐ 좌우의 안전 확인이 확실하게 가능하여 자신감이 붙고 나서 운전해 주십시오. ☐ 장거리나 익숙하지 않은 길의 운전은 2~4주 정도 피해주십시오.
화물의 운송			■	■	■	☐ 무거운 물건, 장시간 수하물을 옮기는 경우에는 목에 무리가 갈 수 있으므로 피해 주십시오. ☐ 얼굴이 붉어질 정도의 무거운 물건을 들어올리는 것은 피해주십시오.
비행(항공)			■	■	■	☐ 가까운 일본, 동남아권의 저공비행은 2주 후에 가능하나, 유럽 등의 고공 비행은 기압 차이로 인해 1개월 이후가 안전합니다. 상처의 치유도에 따라 이전에도 허용되는 경우가 있습니다.
상처	샤워	■				☐ 퇴원 3일 후부터 샤워는 허용합니다.
	목욕				■	☐ 퇴원 4주 후부터 일반 목욕은 허용하나 사우나, 찜질은 3개월 후에 가능합니다.

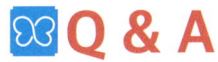 # Q & A

MC 연지
갑상선을 수술하게 되면 어떤 문제가 생길 수 있나요?

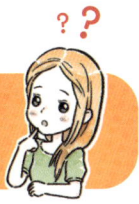

갑상선은 갑상선 호르몬을 생성하는 장기이므로, 갑상선 절제술 후 갑상선 기능 저하증이나 갑상선 기능항진증의 증상을 경험하게 될 수 있습니다. 수술 후 정기적인 혈액검사를 통해 적절한 갑상선 호르몬을 약으로 보충하게 되며 의사의 지시대로 용량에 맞춰 복용해야 합니다.

갑상선 기능 항진증	갑상선 기능 저하증
더위를 잘 탄다.	추위를 잘 탄다.
피부가 촉촉하다.	피부가 건조하다.
체중이 빠진다.	체중이 늘고 얼굴이 붓는다.
맥박이 빠르다.	맥박이 느리다.
설사	변비
성격이 급하다.	행동이 느리다.
생리량 감소	생리량 증가
일시적 탈모	일시적 탈모
피로가 심하다	피로가 심하다.

MC 연지
갑상선암은 어떻게 퍼지며, 재발도 되나요?

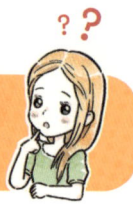

갑상선암은 우선 갑상선 안에서 여기저기 암세포가 확산되고 다음으로 갑상선 피막을 뚫고 나오며 갑상선 주위 림프절(50~80%), 옆목 림프절 (10~20%)로 퍼지고 약 10%에서는 폐, 뼈 등으로의 원격 전이를 보입니다. 암의 진행 정도에 따라 1기에서 4기까지 나누는데 연령이 어릴수록 늦게 퍼지고 치료 결과가 좋습니다. 갑상선암도 첫 수술이 가장 중요하며 첫 수술이 완벽하지 않으면 재발률이 높습니다. 갑상선암 재발을 방지하고 재발된 경우 적절한 치료를 위해 주기적인 관리 및 투약이 매우 중요합니다.

MC 연지
갑상선암 환자는 임신할 수 없나요?

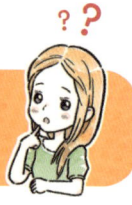

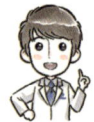

갑상선 기능에 심한 이상이 있을 때는 임신이 어렵습니다. 하지만 갑상선암 환자가 수술을 포함한 적절한 치료를 받은 후에는 대부분 갑상선 기능이 정상이므로 임신과 크게 관련이

없습니다. 꼭 기억할 것은 임신을 하게 되면 병원에 내원하여 갑상선 호르몬의 조절이 필요합니다. 또 한 가지, 방사성 요오드 치료를 받는 기간에는 임신을 하지 않도록 주의하셔야 합니다. 방사성 요오드 치료 후 6개월 이내에는 임신을 피하는 것이 좋습니다.

MC 연지
갑상선암도 유전되나요?

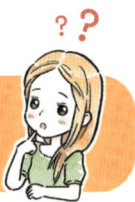

갑상선 수질암 환자의 약 25%는 유전되는 병으로 되어 있습니다. 갑상선암 중 우리나라에서 가장 흔한 유두암은 약 5%의 가족성을 보이고 있지만, 가족성향을 보이는 경우도 있기 때문에 가족 중에 한 사람이 암에 걸리면 나머지 가족은 검사를 해볼 필요가 있습니다.

갑상선암은 치료와 관리가 적정하게 시행되었을 경우에는 대부분 좋은 예후를 보입니다. 과학적으로 갑상선암이 발생하고 재발하는 확실한 이유를 알 수는 없지만, 갑상선암은 재발해도 다른 암과는 달리 적절한 치료를 받는다면 완치될 가능성이 가장 높은 암입니다. 갑상선암 진단을 받으면 적극적으로 치료를 받겠다는 의지와 희망을 가지는 것이 가장 중요합니다.

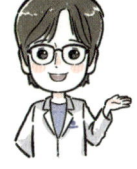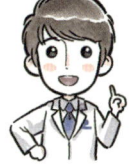

갑상선 브로스

초판 1쇄 발행 | 2025년 8월 1일
지은이 | 장항석, 장호진, 장연지
펴낸이 | 장호찬
펴낸곳 | 어위키

출판 등록 | 제2015-000191호
주소 | 04033 서울특별시 마포구 양화로 113, 3층(서교동, 순흥빌딩)
전자우편 | editor@awikee.com
홈페이지 | awikee.com

편집 | 김보미
디자인 | 장호찬
일러스트 | Zan-Zacques H.

가격 | 27,500원

ISBN | 979-11-93992-78-4

ⓒ 장항석, 장호진, 장연지, 어위키, 2025

어위키는 롱테일㈜의 출판 브랜드입니다.
이 도서는 대한민국에서 제작되었습니다.
이 도서는 저작권법에 따라 보호를 받는 저작물이므로 무단 전재와 무단 복제를 금합니다.
이 도서의 전부 혹은 일부 내용을 사용하려면 반드시 사전에 저작권자와 어위키의 서면 동의를 받아야 합니다.
잘못된 책은 구입하신 서점에서 교환해 드립니다.